R. K. Liedtke · Wörterbuch der Arzneimitteltherapie

Wörterbuch der Arzneimitteltherapie

Klinische Pharmakologie für Mediziner und Pharmazeuten

Herausgegeben von
Rainer K. Liedtke

Unter Mitarbeit von
E. Glaser · G. Hitzenberger · R. Hürmer †
K. Karzel · J. Koehler · R. K. Liedtke

2., erweiterte Auflage
Mit 60 Abbildungen

Gustav Fischer Verlag
Stuttgart · New York · 1985

CIP-Kurztitelaufnahme der Deutschen Bibliothek
Wörterbuch der Arzneimitteltherapie: Klin. Pharmakologie für Mediziner u. Pharmazeuten / hrsg. von Rainer K. Liedtke. Unter Mitarb. von E. Glaser . . . – 2., erw. Aufl. – Stuttgart; New York: Fischer, 1985.
1.Aufl. u. d. T.: Wörterbuch der klinischen Pharmakologie
ISBN 3-437-10959-6
NE: Liedtke, Rainer K. [Hrsg.]; Glaser, Ernst [Mitverf.]

Wollgrasweg 49, D-7000 Stuttgart 70 (Hohenheim)

Satz und Druck: Gulde Druck GmbH, Tübingen
Einband: Friedrich Pustet, Regensburg
Printed in Germany

ISBN 3-437-10959-6

Autoren

Dr. med. Rainer K. Liedtke
Grünwald-München

Dipl.-Math., Dr. Dr. Ernst Glaser
München

Prof. Dr. med. Gerhard Hitzenberger
Wien

Dr. med. Richard Hürmer †
Regensburg

Prof. Dr. med. Karlfried Karzel
Bonn

Apoth. u. Dipl.-Chem. Dr. Johannes Koehler
Regensburg

Vorwort

Im neueren wissenschaftlichen Schrifttum über pharmakotherapeutische Probleme findet sich eine zunehmende Anzahl von Begriffen und Abkürzungen, denen Mediziner und Pharmazeuten verschiedentlich hilflos gegenüberstehen. Dies kann entweder darin begründet sein, daß bestimmte Abkürzungen für den Leser neu sind, oder über die Begriffsinhalte keine ausreichende Kenntnis besteht. Da das Gebiet der klinischen Pharmakologie zudem das Ergebnis eines interdisziplinären Zusammenwirkens, insbesondere von Pharmakologie und Pharmazie, Biochemie, Statistik und klinischer Medizin darstellt, welche sich ihrerseits noch in weitere Subdisziplinen, z.B. unter anderem Pharmakokinetik, aufgliedern, und jeweils fachspezifische Begriffe einbringen, ist der Überblick noch schwieriger. Dies bedeutet letztlich, daß für den praktizierenden Therapeuten bei der Anwendung von Arzneistoffen, die Kenntnis rein klinischer Fakten nicht mehr ausreicht, und für den rationalen Einsatz von Medikamenten eine verständnismäßige Zuwendung zu den mitbeteiligten Hilfswissenschaften erforderlich ist.
Das vorliegende Buch soll ihm hierbei eine Hilfestellung geben und auf gezielte Anfrage möglichst kurze Antworten mit Hintergrundinformationen liefern. Dabei wird sich aber, je nach Kenntnisstand des Lesers innerhalb der einzelnen Fachgebiete, nicht immer ganz vermeiden lassen, daß in verschiedenen Fällen der Informationsgewinn unterschiedlich ausfällt. Zwar wurde versucht, möglichst alle wesentlichen und häufig gebrauchten Begriffe der klinischen Pharmakologie aufzunehmen, eine allseitig zufriedenstellende Vollständigkeit dürfte jedoch schwerlich zu erreichen sein. Die Begriffe spiegeln zudem nur den derzeitigen Stand wider, welcher durch die teilweise sehr schnelle Weiter- und Neuentwicklung sowie Änderungen des Methodenverständnisses einer permanenten Revision unterzogen wird. Andererseits wurde auf Schilderungen unnötigen Ballastes, z.B. Darlegung inzwischen obsoleter Rezepturanweisungen verzichtet. Übergänge finden sich noch dort, wo an sich überkommene Begriffe wie z.B. Abklingquote im Rahmen der Glykosidtherapie, etc., die noch häufig im Sprachgebrauch sind, obgleich derartige Formulierungen inzwischen durch exaktere Termini abgelöst wurden verzichtet. Bei im klinischen Gebrauch verwandten, mehrdeutigen Abkürzungen oder Begriffen wurde, in der Regel, nur der klinisch-pharmakologisch relevante angegeben. So ist z.B. der Begriff Compliance der Lungenphysiologie in keiner Weise mit jenem der Pharmakotherapie vergleichbar. Da viele wichtige Abkürzungen und Termini der klinischen Pharmakologie dem angloamerikanischen Schrifttum entstammen, und sich teilweise auch in unserem Sprachraum eingeführt haben, ist ihre Anwendung bzw. Erklärung enthalten, da oft eine zutreffende oder bessere Übersetzung nicht vorhanden ist.

Für die tatkräftige Hilfe bei der redaktionellen Zusammenstellung dieses Buches bin ich insbesondere meinen Mitarbeitern, Fr. Hanne Andersen, Frl. Lieselotte Stein und Frl. Ingrid Zubler zu Dank verbunden. Mein Dank gilt auch Frl. Jolanthe Haas, welche einen Teil der enthaltenen Abbildungen nach unseren Vorlagen zeichnete oder ausgestaltete. Herrn Bernd von Breitenbuch vom Gustav Fischer Verlag sei für die stets gewährte freundliche und interessierte Unterstützung gedankt.

Regensburg, im Oktober 1979 R. K. Liedtke

Vorwort zur 2. Auflage

Bereits nach relativ kurzer Zeit kann das Wörterbuch der Arzneimitteltherapie (ehemals Wörterbuch der klinischen Pharmakologie) in zweiter Auflage erscheinen. Die bisherige positive Akzeptanz ermutigt, den eingeschlagenen Weg fortzusetzen, so daß für die Neuauflage keine wesentlichen konzeptionellen Änderungen vorgenommen werden mußten.
Durch zahlreiche Textmodifikationen, Ergänzungen und Aufnahme von über 100 neuen Begriffen, wurden Umfang und Text des Buches jedoch erweitert und vervollständigt. Wie bei der ersten Auflage, erfolgte keine Übernahme von Literaturangaben oder Definitionen ohne erneute Überprüfung durch die Autoren. Vielmehr handelt es sich auch hier, weit überwiegend, um interdisziplinär abgestimmte, Um- oder Neuformulierungen.
Der schmerzliche Verlust unseres Kollegen Dr. med. Richard Hürmer, Regensburg, führte zu einer Änderung des Autorenstabes. Durch die Mitwirkung von Herrn Prof. Gerhard Hitzenberger, Wien, konnte die fachliche Basis des Buches erweitert werden.
Auch für die zweite Auflage sei dem Gustav Fischer Verlag, insbesondere Herrn Bernd von Breitenbuch, für die Aufgeschlossenheit und stetige Hilfe gedankt.
Wir erhoffen uns auch für diese Auflage konstruktive Anregungen und Kritik, ohne die Verbesserungen schwerlich denkbar sind. Allen Lesern und Benutzern des Buches sei hierfür gedankt.

Grünwald-München, im Juni 1984 R. K. Liedtke

Tabelle häufig gebrauchter Symbole der Statistik und Pharmakokinetik

[A]	Konzentration des Reaktionspartners A
α	Irrtumswahrscheinlichkeit Verteilungskoeffizient zur Beschreibung von Mehr-Kompartimentmodellen (Hybridkonstante)
c_o, a	(fiktive) Anfangskonzentration
c_{max}	Maximalkonzentration
χ^2	Chi-Quadrat, statistische Testgröße
Cl	Clearance
Cl_{tot}	totale Clearance
$\frac{d}{dt}$	Differentialoperator (Differentiation nach der Zeit)
$\int \ldots dt$	Integraloperator (Integration nach der Zeit)
D	Dosis Testgröße des Kolmogoroff-Smirnov-Tests
E(X)	Erwartungswert der Zufallsvariablen X
F	Testgröße des F-Tests
f(x)	Wahrscheinlichkeitsdichte einer stetigen Zufallsvariablen
F(x)	Summenhäufigkeitsfunktion/Verteilungsfunktion einer stetigen Zufallsvariablen
f_i, h_i	Häufigkeiten (in der i-ten Klasse)
H_0	Nullhypothese
h	Intervallbreite bei mathematischen Berechnungsverfahren (z. B. Integration mittels Trapezregel)
I	sicheres Ereignis
k_a	Invasions(geschwindigkeits)konstante
k_e	Eliminations(geschwindigkeits)konstante
n, N	Anzahl von Meßpunkten (Individuen)
$\binom{n}{k}$	Binomialkoeffizient zur Berechnung der Binomialverteilung
p	Wahrscheinlichkeit Signifikanzbereich
q	Wahrscheinlichkeit, daß ein Ereignis nicht eintritt $= 1-p$
R_i	Ranggrößen bei statistischen Tests
r	Korrelationskoeffizient

S	Summe der Abweichungsquadrate
s, σ	Standardabweichung, Wurzel aus der Varianz (SD)
s^2, σ^2	Varianz
$s_{\bar{x}}$	mittlerer Fehler des Mittelwertes (SEM)
t	Zeit
	Testgröße des Student-t-Tests
t_{max}	Zeitspanne bis zum Erreichen der Maximalkonzentration
τ	Länge der Dosierungsintervalle bei Mehrfachdosierung
t_{50}, $t_{50\%}$, $t_{1/2}$	Halbwertszeit
U_1,U_2	Testgrößen des U-Tests
V	Variationskoeffizient
V_d	Verteilungsvolumen
$V_{\%}$	relativer Variationskoeffizient
V_B	Blutvolumen
v	Geschwindigkeit
V_{RG}	Reaktionsgeschwindigkeit
W_+, W_-	Testgrößen des Wilcoxon-Tests
X	Zufallsvariable
x	Merkmalswert einer zufälligen Variablen
$\bar{x}$, μ	(arithmetischer) Mittelwert
$\bar{x}_G$	geometrischer Mittelwert
$\bar{x}_H$	harmonisches Mittel
$\tilde{x}$	Median
z	Zufallsvariable der Standardnormalverteilung
$\emptyset$	unmögliches Ereignis

A

A: Adrenalin, physiologischer Mediator des sympathischen Nervensystems. Führt zur Stimulierung von → α- und → β-Rezeptoren.

aa: (**a**na partes **a**equales). Zu gleichen Teilen. Rezepturanweisung. Alle für eine Arzneimischung eingesetzten Wirkstoffe sind in gleichen Gewichtsanteilen zu verwenden.

Abhängigkeit: → Arzneimittelabhängigkeit.

Abklingquote: überwiegend noch im Bereich der Herzglykosidtherapie eingesetzter Begriff, welcher den täglichen Wirkungsverlust durch → Exkretion und → Metabolismus in % der im Körper vorhandenen wirksamen Menge angibt. Sollte zugunsten der pharmakokinetischen Begriffe → Eliminationskonstante bzw. → $t_{50\%}$ verlassen werden.

Absorption: häufig synonym mit → Resorption gebraucht. Von manchen Autoren wird jedoch unterschieden zwischen Absorption als Aufnahme eines Pharmakons in bestimmte Schichten einer Barriere (z.B. der Haut) und Resorption als → Permeation des Stoffes durch die gesamte Barriere mit anschließendem Eintritt in Blut- oder Lymphgefäße.

Absorptionskonstante: → Invasionskonstante, → Resorptionskonstante

a.c.: (**a**nte **c**enam); vor dem Essen, Rezeptanweisung.

A.C.: → Applikationskoeffizient.

ACh: **A**cetyl**ch**olin, physiologischer Mediator des parasympathischen Nervensystems, im ZNS und an der muskulären Endplatte.

ACTH: **A**dreno**c**ortico**t**ropes **H**ormon.

Acylierung: Ersatz eines H-Atoms in einer organischen Verbindung durch einen Acylrest (Rest R–CO– einer Carbonsäure); ist als Biotransformationsreaktion den → Syntheseprozessen zuzurechnen. Als Substrate für diese Reaktion kommen mit einer Aminogruppe ausgestattete aromatische oder heterocyclische Ringe in Frage, die auf diese Weise in Säureamide überführt werden. Die katalysierenden Enzyme finden sich vorwiegend in der Leber, in geringerem Ausmaß auch in der Niere. Die Acylgruppe, die beim letzten Reaktionsschritt unter dem Einfluß einer Transferase mit der Aminogruppe gepaart wird, muß in vorangehenden Schritten aktiviert werden.

1. Aktivierung (Bildung des Donators Acyl-Coenzym A).

$$R{-}COOH + ATP \rightarrow R{-}\overset{O}{\overset{\|}{C}}{-}AMP + P{-}P$$

$$R{-}\overset{O}{\overset{\|}{C}}{-}AMP + CoA \rightarrow R{-}\overset{O}{\overset{\|}{C}}{-}CoA + AMP$$

2. Transferreaktion

$$R'{-}NH_2 + R{-}\overset{O}{\overset{\|}{C}}{-}CoA \xrightarrow[\text{ferase}]{\text{Trans-}} R'{-}\overset{H}{\overset{|}{N}}{-}\overset{O}{\overset{\|}{C}}{-}R + CoA$$

Der Vorgang kann auch so ablaufen, daß ein Pharmakon in Form einer Carboxylsäure nach Bildung eines Acyl-Coenzym A-Komplexes mit einem endogenen Amin reagiert.
Auf diese Weise wird z. B. Salicylursäure unter Bindung an Glycin in Salicylursäure überführt.

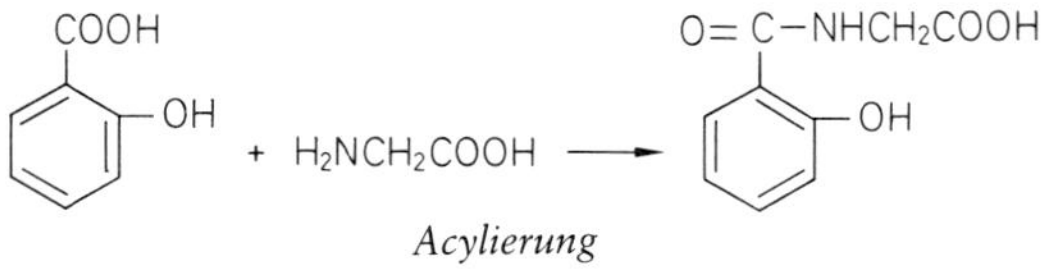

add., (**adde**): füge hinzu, Rezepturanweisung.

Addition: → Synergismus.

Additiver Effekt: → Synergismus.

Adenylcyclase: Enzym, katalysiert die Bildung von 3,5'-AMP (→ cAMP).

ADH.: Antidiuretisches Hormon (= Vasopressin).

Adherence: inhaltlich identischer Begriff wie → Compliance.

ADI: (**A**cceptable **d**aily **i**ntake). Höchstzulässige Tagesdosis für Schadstoffe in der Umwelt (in mg/kg Körpergewicht).

Adjuvantien: → Hilfsstoffe.

ADME: Zusammengesetzte Abkürzung der engl. Begriffe → Absorption, → Distribution, → Metabolism, → Excretion.
ADME-Untersuchungen bezeichnet man auch als → Pharmakokinetik. Erweiterung des Systems durch Einbeziehung des Freisetzungsverhaltens (Liberation) des Wirkstoffs aus der Arzneiform. (LADME)

Adsorbentien: Stoffe, die infolge ihrer großen Oberfläche oder der großen Zahl freier, chemisch aktiver Endgruppen andere Stoffe binden können. Führen häufig durch → Interaktionen zu Beeinträchtigung der → Resorption anderer Arzneimittel.

Adsorption: Bindung eines Pharmakons an biologische (z. B. Hautelemente) oder chemische (z. B. Kohlepartikel im Magen-Darmtrakt) Strukturen.

Adverse effects: Unerwünschte → Nebenwirkungen.

Aerosole: Kolloiddisperse Verteilung eines Feststoffes (Staub) oder einer Flüssigkeit (Nebel) in einem Gas, meist Luft. Teilchengröße: kleiner als 5 µm. Neuerdings werden auch gröbere Systeme (Sprays) als Aerosole bezeichnet.
→ Tröpfchengröße.

Affinität: Maß für das Bestreben von Atomen, Molekülen usw., sich miteinander zu vereinigen; auf die → Rezeptorhypothese bezogen: die Neigung eines Pharmakons, sich an spezifische oder unspezifische → Rezeptoren zu binden. Die Affinität ist reziprok proportional der Tendenz zur Dissoziation des Pharmakon-Rezeptor-Komplexes. Diese Tendenz findet in der → Dissoziationskonstante ihren numerischen Ausdruck, einer Größe mit der Dimensionierung einer Konzentration. Die Affinität kann daher als Kehrwert der Dissoziationskonstante $= \frac{1}{K_a}$ wiedergegeben werden bzw. bei Verwendung logarithmischer Konzentrationsskalen als $\log \frac{1}{K_a} = -\log K_a = pK_a$. Der mit – 1 multiplizierte Logarithmus der molaren Konzentration, welche der Dissoziationskonstante des Pharmakons entspricht, kann somit als Affinitätsmaß dienen.
Experimentell ergeben sich bei der Ermittlung von Konzentrations-Wirkungsbeziehungen Hinweise auf die Affinität eines Stoffes zu einem spezifischen Rezeptor: Die Affinität ist um so größer, je niedriger die Konzentration ist, die benötigt wird, um einen definierten Effekt auszulösen.

Affinitätskonstante: Kenngröße für die Neigung eines Pharmakons mit spezifischen Rezeptoren zu reagieren. Sie ergibt sich aus den Konzentrations- bzw. Dosis-Wirkungsbeziehungen und kann bei ähnlich wirkenden

Stoffen erheblich variieren, so daß diese einen definierten Effekt in unterschiedlichen Konzentrationen auslösen. Als Maß für die → Affinität eines Pharmakons zu einem Rezeptor kann die → ED 50 dienen; die ED 50 ist der Affinität reziprok proportional.

Agglomeration: Zusammenballung zweier oder mehrerer Partikel zu größeren unregelmäßigen Gebilden, die durch relativ schwache Cohäsionskräfte zusammengehalten werden.
Agglomerate können spontan oder durch gezielte Maßnahmen, z. B. Druckeinwirkung, entstehen und durch Ultraschall, Zusatz von → Tensiden o. ä. getrennt werden.

Aggregation: Räumliche Anhäufung von Atomen oder Molekülen durch → Cohäsion. Die Aggregation gleichartiger Moleküle wird als → Assoziation bezeichnet.

Agonisten: Rezeptor-Aktivatoren, Stoffe, die sowohl → Affinität zu einem spezifischen → Rezeptor als auch → Wirkaktivität besitzen, die demnach befähigt sind, die rezeptorspezifische Wirkung auszulösen.

Aktiver Bestandteil: → wirksamer Bestandteil.

Aktiver Transport: Transportmechanismen für Arzneimittel, welche nicht den physiko-chemischen Gesetzmäßigkeiten des → Passiven Transportes folgen. Form des sogenannten → Carrier-Transportes.
Der aktive Transport läßt sich charakterisieren durch:
1. Der transportierte Stoff passiert die Membran gegen ein Konzentrationsgefälle und/oder bei Ionen einen elektrochemischen Potentialgradienten.
2. Der Transportmechanismus wird in der Regel bei einem bestimmten Anreicherungsgrad unterbrochen.
3. Der Mechanismus ist, in der Regel, für eine bestimmte Struktur spezifisch.
4. Werden zwei Stoffe durch den gleichen Mechanismus transportiert, hemmt der eine den Transport des anderen kompetitiv.
5. Der Transportmechanismus wird durch → Stoffwechselinhibitoren nicht kompetitiv gehemmt.

Aktivierung: Metabolische Umwandlung eines in inaktiver Form in den Organismus gelangten Stoffes in eine biologisch wirksame Verbindung. Handelt es sich bei dem entstehenden Biotransformationsprodukt um eine toxische Verbindung, spricht man von Giftung.

Akute Toxizität: → Toxizität.

Alkalisierung: Verschiebung des pH-Wertes in den basischen (pH7–pH 14) Bereich, kann Auswirkungen auf die Verteilung von Pharmaka mit dem Charakter organischer Elektrolyte zwischen zwei durch eine biologische Barriere voneinander getrennten Kompartimenten haben; hat vor allem für die renale Exkretion Bedeutung (→ tubuläre Rückresorption; → Dissoziationskonstante).

Allgemeine Pharmakologie: → Pharmakologie.

Allgemeintherapie: → Therapie, systemische.

Allosterischer Effekt: Veränderung der räumlichen Struktur von → Rezeptoren, ohne daß das Pharmakon direkt am Rezeptor, sondern in der näheren oder weiteren Umgebung des Rezeptor-Areals angreift, so daß eine Hemmung oder Aktivierung der Pharmakon-Rezeptor Reaktion zustande kommt.
Die allosterischen Reaktionsstellen besitzen selbst keinen Rezeptorcharakter. Da sie andererseits auf einen übergeordneten Rezeptor einwirken, werden sie als → Rezeptoren zweiter Ordnung bezeichnet.

Allosterische Rezeptoren: → Rezeptoren.

Allotropie: Chemische Elemente können in mehreren Erscheinungsformen (Modifikationen) auftreten, die sich chemisch und physikalisch unterschiedlich verhalten. Bekanntestes Beispiel ist das Element Kohlenstoff: seine allotropen Modifikationen sind Ruß, Graphit und Diamant (→ Monotropie).

Alpha-Phase: (α-Phase) → Plasmahalbwertzeit.

α-Rezeptoren: → Rezeptoren des sympathischen Nervensystems, welche primär die vasomotorische Wirkung der Catecholamine Noradrenalin und Adrenalin vermitteln. Eine selektive Hemmung der α-Rezeptoren ist durch α-Rezeptorenblocker z. B. Phenoxybenzamin möglich. Siehe auch → β-Rezeptoren.

AMG: → Arzneimittelgesetz.

Amp.: (Ampulle) → Darreichungsform.

Anfangsdosis: (Initialdosis) Erste Dosis zu Beginn einer Therapie mit → Mehrfachdosierungen. Es kann sich um eine → Sättigungsdosis (→ Ladungsdosis) handeln, die unmittelbar zur therapeutisch angestrebten Wirkstoffkonzentration führt. In der Folge wird die Therapie mit der → Erhaltungsdosis fortgeführt. Die Initialdosis kann aber auch der Erhaltungsdosis entsprechen (→ Kumulationskurve).

Anfangskonzentration: Konzentration eines Stoffes in dem betrachteten → Kompartiment eines biologischen Systems *unmittelbar nach Applikation* der Substanz. Bei intravenöser Gabe entspricht z. B. die Anfangskonzentration eines Pharmakons im Kompartiment Blut der injizierten Dosis pro Volumeneinheit des Blutverteilungsraumes. Bei oraler Gabe ist die Anfangskonzentration demgegenüber im gleichen Kompartiment noch Null.

Anfangskonzentration, fiktive: Konzentration einer Substanz in einem → Kompartiment, die sich ergeben würde, wenn die Dauer des → Invasionsprozesses der Substanz gleich Null wäre, d. h. die insgesamt in das betrachtete Kompartiment übergetretene Stoffmenge unmittelbar nach Applikation in dem betrachteten Kompartiment zur Verfügung gestanden hätte. Die fiktive Anfangskonzentration c_0 berechnet sich als Quotient aus der applizierten Dosis (D) und dem → Verteilungsvolumen (V_d): $c_0 = D/V_d$ (→ Bateman-Funktion).
Bei direkter Applikation eines Pharmakon in das untersuchte Kompartiment (z. B. i. v. Applikation bei Betrachtung des Kompartiments Blut) entspricht die fiktive Anfangskonzentration der → Anfangskonzentration.

Angriffsort: mittel- oder unmittelbarer Reaktionsort der Pharmaka. Die Reaktion kann hierbei extracellulär (z. B. Darminhalt, Blutplasma, → ECF) oder intracellulär (z. B. genetisches Zentrum, endoplasmatisches Reticulum, Mitochondrien, Membranstrukturen, intracelluläre Enzyme) erfolgen.

Anisohydrie: → Isohydrie.

Anisotonie: → Isotonie.

Antagonismus: Zusammentreffen von gegensätzlich wirkenden Stoffen im Körper (Wirkungsabschwächung), Gegenteil zu → Synergismus.

Antagonismus, chemischer: Wechselwirkung (→ Interaktion) zwischen zwei Stoffen, die unabhängig von einem → biologischen System (z. B. auch in vitro) ablaufen kann und zu einem Reaktionsprodukt mit verminderter biologischer Aktivität führt (z. B. Neutralisation, Komplex-, → Chelatbildung).

Antagonismus, funktioneller: Wechselwirkung zwischen zwei → Agonisten, die an unterschiedlichen, das gleiche Effektorsystem gegensätzlich beeinflussenden Rezeptoren angreifen, z. b. Antagonismus von Parasympathomimetika und β-Sympathomimetika an der Bronchialmuskulatur.

Antagonist, kompetitiver: Rezeptorenblocker, Stoff, der → Affinität zu einem spezifischen Rezeptor (→ Rezeptoren) aber keine → intrinsische Aktivität besitzt; die Wirkung dieser Art Antagonisten beruht auf einer Konkurrenz zwischen Antagonist und → Agonist um einen Rezeptor, zu dem beide → Affinität haben; d.h., der reine kompetitive Antagonist, der keine intrinische Aktivität besitzt, kann seine Wirkung nur in Gegenwart des Agonisten entfalten (vgl. → Antagonist, partieller; → kompetitive Hemmung).

Antagonist, partieller: Stoff mit hoher → Affinität zu einem spezifischen → Rezeptor aber unvollständiger → intrinsischer Aktivität, kann auch als partieller → Agonist bezeichnet werden. Je nach Wirkungsbedingungen und Ausgangslage der Rezeptoren können diese mehr oder weniger stark aktiviert oder blockiert werden (vgl. → kompetitive Hemmung).

Antagonismus, physiologischer: Wechselwirkung zwischen zwei → Agonisten, die an zwei voneinander unabhängigen Rezeptor-Effektor-Systemen angreifen, woraus eine gegenseitige Wirkungsabschwächung resultiert, z.B. Wirkung von Parasympathomimetika und Sympathomimetika an der Pupille: Acetylcholin verursacht eine Kontraktion der musculi constrictores pupillae (Miosis), Noradrenalin eine Kontraktion der musculi dilatatores pupillae (Mydriasis).

Antagonismus, pharmakologischer: Konkurrenz von zwei, meist strukturverwandten Stoffen (z.B. Pharmakon und physiologischer Mediator) um den gleichen Rezeptor; in gleichem Sinn gebraucht wie → Antagonismus, kompetitiver (vgl. → kompetitive Hemmung).

Antioxidantien: Stoffe, welche die oxidative Veränderung eines anderen Stoffes verzögern oder verhindern.

Anwendungseinschränkungen: → Kontraindikationen.

Apolare Bindung: Form der Nebenvalenzbindung, die auf der Wirkung der → Van-der-Waals-Kräfte beruht. Sie kann sich ausbilden, wenn in einem apolaren Molekül oder Molekülteil bei Annäherung eines anderen Moleküls eine Verformung der Elektronenhülle auftritt, so daß das apolare Molekül ein Dipolmoment erhält. Apolare Bindungen liegen häufig Pharmakon-Rezeptor-Wechselwirkungen zugrunde. Sie weisen eine vergleichsweise geringe Bindungsfestigkeit auf, so daß hieraus resultierende Wirkungen leicht reversibel sind. Die Größe der van-der-Waals-Kräfte kann jedoch erheblich variieren. So ist die Polarisierbarkeit eines apolaren Moleküls und die relative Größe der van-der-Waals-Kräfte z.B. dem Atomgewicht der Atome bzw. der Größe der fraglichen Gruppen des Moleküls proportional.

Die relative Polarisierbarkeit, bezogen auf $-H = 1$, beträgt z.B. für $-CH_3 = 5.5$, $-C_2H_5 = 10$, $-C_6H_5 = 24.8$ $-C_{10}H_7 = 41.7$.

Applikation: Verabreichung von Arzneimitteln durch Aufbringen auf Körpergrenzflächen oder Einbringen in das Körperinnere.

1. *Körpergrenzflächen*
1.1 Haut (→ cutane Applikation)
1.2 Schleimhäute
1.2.1 Magen-Darm (Mundhöhle bis Rectum; → orale Applikation, → buccale Applikation, → rectale Applikation)
1.2.2 Luftwege (Nasenhöhle bis Alveolen, → bronchiale Applikation, → pulmonale Applikation)
1.2.3 Conjunctiva
1.2.4 Urogenitaltrakt (Vagina, Urethra, Blase)

2. *Körperinneres*
2.1 *Ohne* Resorption
2.1.1 Intravasal (→ Injektion, intravenöse, intraarterielle, intracardiale)
2.1.2 Intraspinal
2.1.3 Intraarticulär
2.2 *Mit* Resorption
2.2.1 Intracutan
2.2.2 Subcutan
2.2.3 Intramusculär

Applikation, intermittierende: Wiederholte Gabe gleicher Einzeldosen eines Arzneimittels in gleich langen → Dosierungsintervallen; von einigen Autoren mit eingeschränkter Bedeutung gebraucht für ein → Dosierungsschema mit repetitiven Einzelgaben, bei dem die Applikationsintervalle so lang gewählt sind, daß praktisch keine Reste von der vorangehenden Dosis im Organismus mehr vorhanden sind, wenn die nächste Dosis verabreicht wird.

Applikation, kontinuierliche: Verabreichung eines Arzneimittels in Form eines konstanten → Dosisstroms als Infusion; von einigen Autoren mit erweiterter Bedeutung für ein → Dosierungsschema mit wiederholten Einzeldosen gebraucht, bei dem sich jede erneute Dosis auf erhebliche Restmengen der vorangehenden Dosis aufpflanzt.

Applikationsintervall: → Dosierungsintervall.

Applikationskoeffizient: Der Applikationskoeffizient (A.C.) gibt das Mengenverhältnis zweier Dosen an, welche auf unterschiedlichem Wege appliziert, zur Erzeugung einer Wirkung gleicher Intensität notwendig sind.

Er bezieht sich somit immer auf den Vergleich zweier unterschiedlicher Zufuhrwege. Beispiel: A.C. i.v./s.c. = 0.5: Zur Erzielung der gleichen Wirkintensität, welche mit einer i.v. Injektion erreicht werden kann, ist die doppelte Dosis s.c. zu applizieren.

6–APS: 6–**A**mino**p**enicillan**s**äure. Ausgangsprodukt der halbsynthetischen Penicillinderivate.

Aq.: (**Aq**ua), Wasser.

art.: **art**eriell.

Arzneiform: → Darreichungsformen.

Arzneimittel: Der Begriff des Arzneimittels ist im Paragraphen 2 des → Arzneimittelgesetzes definiert.
Arzneimittel sind Stoffe und Zubereitungen aus Stoffen, die dazu bestimmt sind, durch Anwendung am oder im menschlichen oder tierischen Körper

1. Krankheiten, Leiden, Körperschäden oder krankhafte Beschwerden zu heilen, zu lindern, zu verhüten oder zu erkennen,
2. die Beschaffenheit, den Zustand oder die Funktionen des Körpers oder seelische Zustände erkennen zu lassen,
3. vom menschlichen oder tierischen Körper erzeugte Wirkstoffe oder Körperflüssigkeiten zu ersetzen,
4. Krankheitserreger, Parasiten oder körperfremde Stoffe abzuwehren, zu beseitigen oder unschädlich zu machen oder
5. die Beschaffenheit, den Zustand oder die Funktion des Körpers oder seelische Zustände zu beeinflussen.

Arzneimittelabhängigkeit: Drang oder Zwang zur Einnahme von Arzneimitteln ohne direkte medizinisch-therapeutische Indikation. Das Ausmaß des Einnahmeverlangens läßt sich unterteilen in *Gewohnheitsbildung* und *Sucht*. Die Gewohnheitsbildung ist charakterisiert durch die psychische, aber nicht zwanghafte Neigung den Stoff einzunehmen, und beeinhaltet in der Regel keine progrediente Tendenz zur Dosissteigerung. Körperliche Entzugssymptome finden sich meist nicht. Stoffe, welche zur Gewohnheitsbildung führen: Amphetamine, verschiedene Hypnotika, z.B. Barbiturate.
Bei der Arzneimittelsucht findet sich ein zwanghaft gesteigertes, auch körperlich bedingtes, Einnahmeverlangen mit progredienter Dosissteigerung (→ Gewöhnung). Abruptes Absetzen führt zu körperlichen Entzugserscheinungen. Stoffe: Opiate, verdächtig sind auch verschiedene starke Analgetika mit Morphincharakter (Ausweichpräparate). Grenzen zwischen Gewohnheitsbildung und Sucht oft fließend. Übergang nicht selten (Alkoholismus).

Aufgrund von Abgrenzungsschwierigkeiten zwischen Sucht *(drug addiction)* und Gewohnheitsbildung *(drug habituation)* bzw. des Vorkommens fließender Übergänge, wird von der → WHO der Begriff der Abhängigkeit *(drug dependence)* als alleiniger Terminus empfohlen, da er sowohl die psychische als auch die physische Komponente enthält. Dabei soll die Art der Abhängigkeit mit einem Zusatz über den Pharmakontyp versehen werden, z. B. Abhängigkeit vom Morphintyp (drug dependence of morphine type), – Barbiturattyp, – Cocaintyp, – Amphetamintyp, – Cannabistyp. Die Arzneimittelabhängigkeit, im Sinne der WHO, ist definiert als ein Zustand, welcher durch wiederholte Verabreichung eines Arzneimittels auf einer periodischen oder kontinuierlichen Basis entstanden ist, dessen Charakteristik in bezug auf das involvierte Agens variiert und durch den besonderen Typ des Arzneimittels für jeden speziellen Fall klar bezeichnet werden muß. Für die einzelnen Typen der Abhängigkeit, z. B. Abhängigkeit vom Morphintyp, existieren besondere Beschreibungen der Charakteristik.

Arzneimittelallergie: Auslösung von allergischen Körperreaktionen nach → Applikation von Arzneimitteln. Ablauf und pathophysiologische Konsequenzen einer Arzneimittelallergie entsprechen grundsätzlich den durch andere Allergene hervorgerufenen Reaktionen des Sofort- oder Spättyps. Bei der Erzeugung der Antigen-Antikörper-Reaktion besitzt das Pharmakon, oder einer seiner Metaboliten, die Funktion eines Haptens und bildet mit einem Protein ein vollwertiges Antigen. Verschiedentlich ist nicht der Wirkstoff, sondern ein → Hilfsstoff der → Spezialität der Auslöser.
Klinisch-statistisch besonders bedeutungsvoll: Penicillinallergien.

Arzneimittelgesetz (AMG): Gesetz über den Verkehr mit Arzneimitteln, bezweckt «im Interesse einer ordnungsgemäßen Arzneimittelversorgung von Mensch und Tier für die Sicherheit im Verkehr mit Arzneimitteln, insbesondere für die Qualität, Wirksamkeit und Unbedenklichkeit der Arzneimittel ... zu sorgen». Seit dem 1. Januar 1978 gilt das Gesetz zur Neuordnung des Arzneimittelrechts (zweites AMG, Bundesgesetzblatt I, S. 2445 vom 24. 8. 1976), geändert durch das Erste Gesetz zur Änderung des Arzneimittelgesetzes (BGBl. I, S. 169 vom 24. 2. 1983).

Arzneimittelinteraktionen: → Interaktionen.

Arzneimitteltoxikologie: Lehre von den Schadwirkungen (unerwünschten → Nebenwirkungen bei bestimmungsgemäßem Gebrauch sowie Intoxikationen infolge Überdosierung) der Arzneimittel auf biologische Organismen. Zur Arzneimitteltoxikologie gehört auch die vorklinische Prüfung neuer Arzneimittel hinsichtlich Verträglichkeit und potentieller Nebenwirkungen im Tierversuch.
→ Toxikologie, → Toxizität.

Arzneispezialität: → Spezialität.

Arzneistoff: Wirksamer Inhaltsstoff (→ wirksamer Bestandteil) eines → Arzneimittels.

ASS: Acetylsalicylsäure.

Assoziationskonstante: Kenngröße für die Bindung eines Substrates an ein Protein, z. B. bei der Bindung von Pharmaka an Rezeptor- oder Plasmaproteine oder bei der Bildung von Antigen-Antikörperkomplexen. Die Reaktion zwischen Substrat und Protein gehorcht dem Massenwirkungsgesetz:

$$C_F + P_F \underset{k_2}{\overset{k_1}{\rightleftharpoons}} C_P$$

Für den Gleichgewichtszustand gilt:

$$K = \frac{k_1}{k_2} = \frac{C_P}{C_F \cdot P_F} = \frac{C_P}{C_F\,(nP - C_p)}$$

wobei:

K	=	Assoziationskonstante
C_F	=	Konzentration (molar) des freien Substrates
C_P	=	Konzentration (molar) des proteingebundenen Substrates
n	=	Zahl der Bindungsstellen pro Mol Protein
P	=	molare Proteinkonzentration
P_F	=	freie Proteinbindungsstellen
k_1, k_2	=	Geschwindigkeitskonstanten für Assoziation bzw. Dissoziation

Die Assoziationskonstanten von Seren und insbesondere von unterschiedlichen Antiseren können erheblich variieren. Dieser Faktor spielt u. a. bei der immunologischen Bestimmung von Pharmaka in Körperflüssigkeiten sowie bei der therapeutischen Anwendung spezifischer Antikörper gegen Fremdstoffe eine Rolle (vgl. → Affinität, → Plasmaproteinbindung).

AUC: (**A**rea **u**nder the **c**urve), → Integral der Blutspiegelkurve.

Auflösung: Zerteilung von Partikeln eines Arzneimittels in Moleküle oder Ionen und deren homogene Verteilung im Lösungsmittel. Die Lösung eines Arzneistoffes in der Magen-Darmflüssigkeit stellt eine wesentliche Voraussetzung für dessen → Resorption dar (→ Lösungsgeschwindigkeit).

Auflösungsgeschwindigkeit: → Lösungsgeschwindigkeit.

Aufsättigung: Therapiephase, bei welcher höhere Anfangsdosen zur schnelleren Erreichung eines therapeutischen Wirkspiegels eingesetzt werden. Eine Aufsättigung erfolgt z. B. bei Stoffen mit hoher Proteinbindung (Absättigung der Proteine z. B. bei Sulfonamiden) oder Stoffen mit langer → Eliminationshalbwertzeit; anschließend wird die Therapie mit → Erhaltungsdosen fortgesetzt.

Ausscheidung: → Exkretion.

Austauschdiffusion: Sonderform des → Carriertransportes.
Bei der Austauschdiffusion (exchange diffusion) soll ein Carrier ein Substratmolekül von einer Membranseite zur Gegenseite transportieren, dort freisetzen und gleichzeitig an der Freisetzungsstelle wieder ein anderes Molekül binden, welches dann in der Gegenrichtung transportiert wird usw.

Austauschtransfusion: Verfahren zur beschleunigten Elimination von Giftstoffen; kommt vor allem zur Behandlung schwerer Intoxikationen mit Stoffen in Frage, deren bevorzugte Verteilungsphase der Gefäßraum ist bzw. deren Giftwirkungen in erster Linie das Blut betreffen (z. B. Methämoglobinbildner).

Auswaschperiode: → wash-out-period.

Autoinduktion: → Enzyminduktion.

Availments: → Gesetz der korrespondierenden Teilflächen.

Azoreduktase: in Leber und anderen Geweben vorkommendes Enzym, das Azoverbindungen (R–N = N–R) in primäre Amine überführt (→ Reduktion).

B

Barrieren, biologische: Biologische Schranken, die ein Pharmakon auf dem Weg vom Applikations- zum Wirk- bzw. Eliminationsort passieren muß: z.B. Schleimhäute im Gastrointestinal-, Respirations- und Urogenitaltrakt, Kapillarwände, Haut, Blut-Hirn- und Blut-Liquorschranke, Placentaschranke. Biologische Barrieren üben Selektions- und Schutzfunktionen aus und regulieren die Aufnahme von Fremdstoffen in den Organismus, in umschriebene Organe, Gewebe oder Zellen.

Bateman-Funktion: Mathematische Beschreibung einer → Konzentrations-Zeit-Kurve. Die Bateman-Funktion beschreibt mit

$$c = c_o \frac{k_a}{k_a - k_e} \left(e^{-k_e \cdot t} - e^{-k_a \cdot t}\right)$$

wobei c_o = → fiktive Anfangskonzentration
k_a = → Invasions(geschwindigkeits)konstante
k_e = → Eliminations(geschwindigkeits)konstante

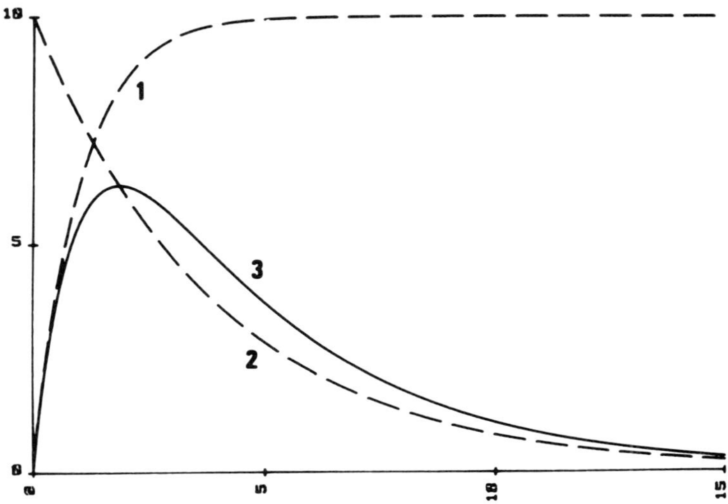

Batemanfunktion: Schematische Darstellung des Blutspiegelverlaufes nach einmaliger Applikation eines Werkstoffes in ein dem Blut vorgeschaltetes Kompartiment (3). Der Verlauf entspricht einer mathematischen Resultante aus rein exponentieller Invasion (1) und rein exponentieller Elimination nach i.v. Gabe (2).
(Ordinate: Wirkstoffkonzentration im Blut, Abszisse: Zeit)

innerhalb der → Kompartimentmodelle das → Ein-Kompartiment-Modell nach dem Schema

$$\text{Dosis} \xrightarrow{k_a} D_B \xrightarrow{k_e} \text{Urin}$$

mit D_B = Wirkstoffkonzentration im Blut.

Beipackzettel: → Packungsbeilage.

Benetzbarkeit: Fähigkeit eines Stoffes sich mit einer Flüssigkeitsschicht zu überziehen.
Tropft eine Flüssigkeit auf einen Feststoff, dann bildet sie bei guter Benetzbarkeit einen Film, bei schlechter Benetzbarkeit bleibt sie als Tropfen darauf liegen. Physikalische Ursache ist die Oberflächenspannung der Flüssigkeit oder des Feststoffes sowie die Grenzflächenspannung zwischen Feststoff und Flüssigkeit.
Physikalischer Meßwert ist der Randwinkel zwischen der Flüssigkeit und dem benetzten Feststoff.

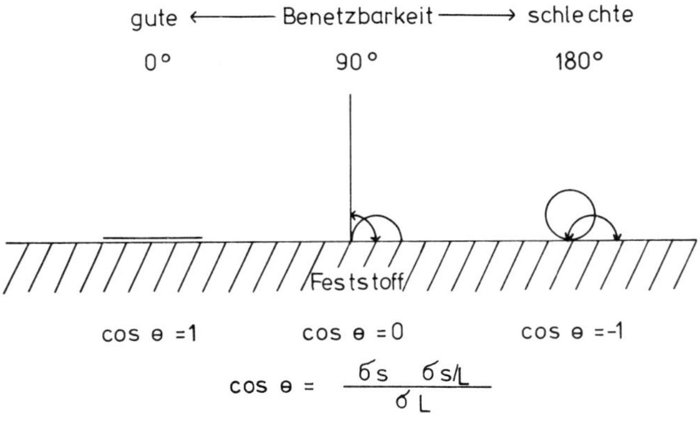

Benetzbarkeit

Beta-Phase: (β-Phase) → Plasmahalbwertzeit.

β-Rezeptoren: → Rezeptoren, welche physiologischerweise die Effekte adrenerger Mediatoren vermitteln. Pharmakologische Differenzierung in β_1- (vor allem am Herzen) und β_2-Rezeptoren (vor allem glatte Muskulatur der Gefäße und Bronchien). Die β-Rezeptoren können spezifisch durch nicht-physiologische Stoffe aktiviert (z. B. Isoproterenol) oder gehemmt (β-Rezeptoren-Blocker) werden. Die β-blockierenden Stoffe besitzen therapeutische Bedeutung vor allem im Rahmen der antihypertensiven, antiangiösen und antiarrhythmischen Behandlung. Die Arzneimittel dieser Gruppe lassen sich systematisch noch in jene mit → ISA (→ intrinsic activity) und ohne ISA unterteilen.

Betäubungsmittel (BtM): im → Betäubungsmittelgesetz und in der → Betäubungsmittel-Verschreibungs-Verordnung gebrauchter Begriff, der sich dort und im allgemeinen Sprachgebrauch nicht nur auf «betäubend» wirkende Stoffe bezieht, sondern solche Pharmaka umfaßt, bei deren Anwendung die Gefahr der Ausbildung einer → Abhängigkeit besteht.

Betäubungsmittelgesetz: (BtMG), Gesetz über den Verkehr mit → Betäubungsmitteln (BtM), z. Z. gültig in der Fassung vom 28. 7. 1981 (Bundesgesetzblatt Teil I, S. 681), geändert durch die 1. Betäubungsmittelrechts-Änderungsverordnung (BGBl. I Nr. 36 S. 1081 vom 8.8. 1984), listet die Stoffe, bzw. Stoffzubereitungen auf, die → BtM im Sinne des Gesetzes sind, und regelt den Verkehr (Einfuhr, Durchfuhr, Ausfuhr, Gewinnung, Herstellung, Verarbeitung, Vertrieb, Erwerb und Vernichtung) mit diesen Stoffen. Auf den Bestimmungen des BtMG basiert die → BtMVV.

Betäubungsmittel-Verschreibungs-Verordnung (BtMVV): derzeit gültig ist die Neufassung vom 16. 12. 1981, die im Bundesgesetzblatt Teil I, Seite 1427 verkündet und durch die 1. BtMÄVO (BGBl. I Nr. 36 S. 1081 vom 8.8. 1984) geändert worden ist. Sie regelt das Verschreiben, die Abgabe und den Nachweis des Verbleibs von → Betäubungsmitteln (BtM). Nach der BtMVV dürfen BtM nur auf einem dreiteiligen amtlichen Formblatt und nur dann verschrieben werden, wenn die Anwendung am oder im menschlichen Körper begründet ist. In der Verordnung in der o. e. Fassung sind die BtM, die verschrieben werden dürfen, mit ihren Tageshöchstmengen aufgeführt. Eine Anlage zum BtMG enthält über 100 weitere BtM, die nicht verschrieben werden dürfen.

BHS: → Blut-Hirn-Schranke.

b.i.d.: (bis in die), zweimal täglich, Rezeptanweisung.

Biliäre Exkretion: → Exkretion, biliäre.

Bindung: → Proteinbindung, → Plasmaproteinbindung, → chemische Bindung.

Binomialverteilung: Diskrete → Häufigkeitsverteilung. Läßt ein Versuch nur zwei Ergebniswerte zu, wie ja/nein, richtig/falsch, zu groß/zu klein usw., so läßt sich eine Folge solcher Versuche durch eine Binomialverteilung darstellen. Dann bezeichnet p die → Wahrscheinlichkeit für das Eintreten des Ereignisses und $q = 1 - p$ die Wahrscheinlichkeit dafür, daß das Ereignis nicht eintritt. Tritt bei n Versuchen das gewünschte Ereignis k mal ein, dann lautet die Binomialverteilung

$$P_{n,k} = \binom{n}{k} p^k q^{n-k}$$

Der Ausdruck $\binom{n}{k}$ wird als Binomialkoeffizient bezeichnet und berechnet sich aus

$$\binom{n}{k} = \frac{(k+1)(k+2)\ldots(n-1)\,n}{2 \cdot 3 \ldots (n-k)}$$

wobei für $n = k = o$ und $n = k$ gilt: $\binom{o}{o} = \binom{n}{n} = 1$. Die Binomialverteilung gibt also die Wahrscheinlichkeit $P_{n,k}$ an, ein gewünschtes Ereignis bei n Versuchen genau k mal zu erhalten, wenn ein einzelner Versuch dieses Ereignis mit der Wahrscheinlichkeit p liefert.
Die Wahrscheinlichkeitsverteilung läßt sich zum Beispiel für $n = 20$ Versuche mit der Wahrscheinlichkeit $p = 1/3$ dann graphisch folgendermaßen darstellen (Abb.).

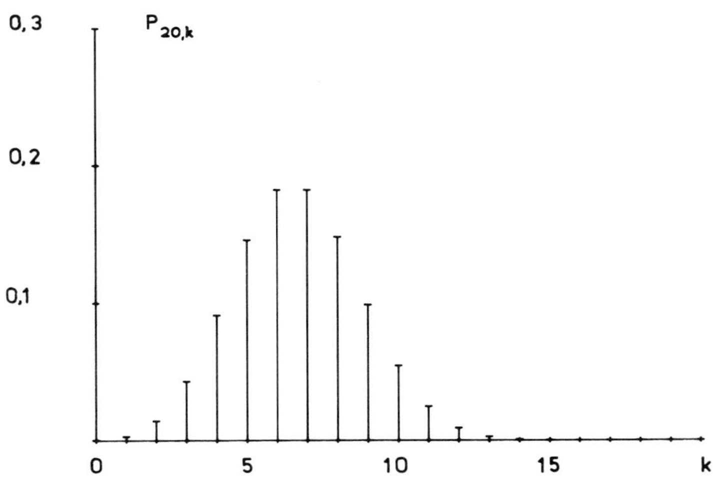

Binomialverteilung, Binomialstatistik eines Ereignisses mit der Wahrscheinlichkeit $p = 1/3$ aus 20 Versuchen.

Zu erwähnen ist, daß für eine zunehmende Anzahl von Versuchen bei gleicher Einzelwahrscheinlichkeit p die Wahrscheinlichkeit für das Nichteintreten des gewünschten Ereignisses sich immer mehr auf einen festen Wert k konzentriert. Die Binomialverteilung wird enger und $P_{n,k}$ nimmt kleinere Werte an, da die Summe aller Wahrscheinlichkeiten $P_{n,k}$ definitionsgemäß gleich Eins ist. Der → Mittelwert der Verteilung berechnet sich nach

$$\bar{x} = n \cdot p$$

und die → Varianz gemäß

$$s^2 = n \cdot p \cdot q.$$

Bioavailability: → Bioverfügbarkeit.

Biologisches System: lebensfähiges Gebilde (Organismus), das bei Kontakt mit einer definierten Dosis eines Stoffes (Pharmakon) eine bestimmte biologische Wirkung zeigen kann. Andererseits können Biosysteme (z.B. der menschliche Organismus oder die bakterielle Darmflora) Pharmaka durch → Biotransformation chemisch umwandeln.

Biopharmazeutische Faktoren: Die den Blutspiegelverlauf repräsentierende → Zeitkonzentrationskurve kann durch die sogenannten biopharmazeutischen Faktoren, d.h. den Wirkstoff modifizierende chemische, physikalisch-chemische und verfahrenstechnische Faktoren, infolge der Beeinflussung einer oder mehrerer pharmakokinetischer Teilprozesse so verändert werden, daß es zu klinisch relevanten Effekten, z.B. unterschiedlicher Wirkungsintensität, veränderter Wirkdauer oder Geschwindigkeit des Wirkeintrittes kommt. Als Grundvoraussetzung muß jedoch stets eine Korrelation zwischen Blutkonzentration und biologischer Wirkung gegeben sein.

Als wesentliche biopharmazeutische Faktoren kommen insbesondere folgende Beeinflussungsmöglichkeiten in Frage:

1. Chemische Abänderung des als Säure oder Base vorliegenden Arzneistoffes durch Salz-, Ester- oder Komplexbildung.
2. Ausstattung des Arzneistoffes mit unterschiedlichen physikalischen oder physikalisch-chemischen Eigenschaften, Modifikation der kristallographischen Struktur, Unterschiede in der Partikelgröße.
3. Herstellungsverfahren und Zusammensetzung der Arzneiform, Einfluß der Hilfsstoffe.
4. Unterschiede in der Arzneiform oder dem Verabreichungsmodus, z.B. Tablette, Dragee, Kapsel, Saft, Suppositorien etc.
5. Wirkstoffinteraktionen bei Kombinationspräparaten.

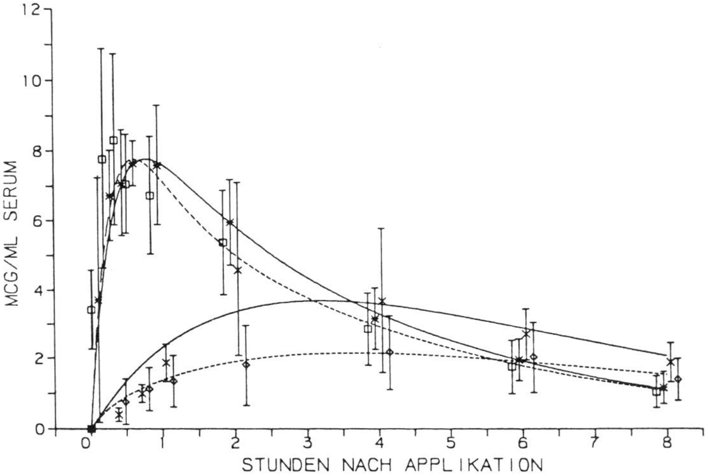

Biopharmazeutische Faktoren: Einfluß der Arzneiform auf die Zeit-Konzentrations-Kurve. Vergleich d. Serumspiegel nach Verabreichung von 1000 mg Paracetamol in Form von Tabletten (*), Saft (□), Suppositorien (×, ◇)
(n. Liedtke, R. K. et al. Arzneim. Forsch. 29, 1607 [1979])

Biopharmazie (Biopharmazeutik): Pharmazeutische Fachrichtung, die sich mit dem Einfluß der Arzneiform (→ Galenik), auf die Pharmakodynamik und Pharmakokinetik des Arzneistoffes beschäftigt. Neben den physikalisch-chemischen Eigenschaften des aktiven Bestandteils werden auch alle anderen Komponenten einer galenischen Zubereitung ebenso wie potentielle exogene Einflüsse (z.B. Hitze, Kälte, Feuchtigkeit, Licht) auf diese in die biopharmazeutischen Untersuchungen einbezogen. S. a. → Biopharmazeutische Faktoren.

Biotransformation: (Metabolisierung), chemische Umwandlung von Fremdstoffen (z.B. Arzneimitteln, Giften) durch ein biologisches System. Biotransformation eines Stoffes kann 1) in einer Aktivierung bzw. Giftung, 2) einer Inaktivierung bzw. Entgiftung, 3) einer Verbesserung der Exkretionsfähigkeit resultieren. Letzte Konsequenz der → Metabolisierungsreaktionen ist fast immer eine → Elimination, bzw. → Evasion des Fremdstoffes durch a) totalen Abbau der Verbindung und Verbrennung im Intermediärstoffwechsel, b) Abbau mit verbesserter Ausscheidungsfähigkeit der Metabolite, c) Konjugation mit endogenen Stoffen (Synthese) mit verbesserter Ausscheidungsfähigkeit der Syntheseprodukte. Metabolisierungsreaktionen können nicht-enzymatisch ablaufen (z.B. unter dem Einfluß von Ma-

gensäure), werden meist aber enzymatisch gesteuert (→ Metabolisierende Enzyme). Dabei werden lipophile Verbindungen in der Regel in polare, stärker hydrophile und somit besser ausscheidungsfähige Metabolite umgewandelt.
Bei der Biotransformation von Pharmaka sind häufig mehrere Reaktionsschritte hintereinandergeschaltet, z.B. ein Oxidations- und ein Syntheseprozeß, wobei der erste Schritt die Voraussetzung für den Ablauf des zweiten Schrittes schaffen kann.
Bei der schrittweisen Umwandlung kann aus einem in aktiver oder auch inaktiver Form zugeführten Stoff zunächst ein primärer aktiver Metabolit entstehen, der dann in sekundäre bzw. tertiäre meist inaktive Metabolite übergehen kann; ebenso kann eine aktive Verbindung unmittelbar in einen inaktiven Metaboliten umgewandelt werden. Bei der Biotransformation mancher Pharmaka werden mehrere Stoffwechselwege nebeneinander beschritten.

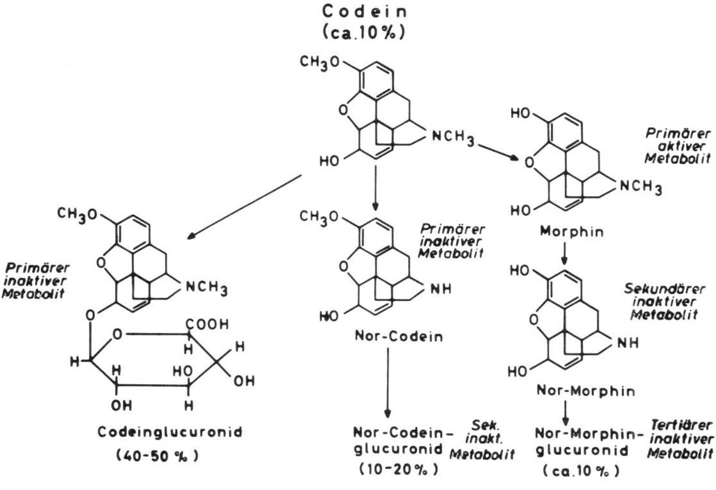

Biotransformation: Biotransformation des Codeins. Drei Stoffwechselwege mit 1, 2 bzw. 3 Reaktionsschritten laufen nebeneinander ab, in einem Fall unter Bildung eines primären aktiven Metaboliten (Morphin). Die in Klammern aufgeführten Zahlenwerte entsprechen dem in der jeweiligen Form (unverändert bzw. Metabolit) im Harn nachweisbaren prozentualen Anteil der verabreichten Codeindosis.

Bioverfügbarkeit: Anteil in Prozent des aktiven Wirkstoffes, der bei Verabreichung einer Arzneiform unverändert im Blut erscheint. Die Bioverfügbarkeit eines i.v. injizierten Arzneimittels ist definitionsgemäß 100%. Die absolute Bioverfügbarkeit bezieht sich auf die nach der Injektion im Kreis-

lauf befindliche Wirkstoffmenge; bezieht man auf eine Standardformulierung, spricht man von relativer Bioverfügbarkeit.
Die nach oraler Applikation im Blut befindliche Wirkstoffmenge ist nicht unbedingt dem absorbierten Teil der Dosis gleichzusetzen, da bereits bei Passage der Leber eine mehr oder weniger ausgeprägte Metabolisierung eintreten kann (→ First Pass Effect).
Trägt man die Plasmakonzentration gegen die Zeit auf, so ist die Fläche unter der Kurve (→ AUC) ein Maß für die Wirkstoffmenge im Blut. Zur Bestimmung der Bioverfügbarkeit können daher die Flächen unter den Blutspiegelkurven, die mit verschiedenen Formulierungen erhalten werden, herangezogen werden.

Blindstudie: Untersuchungstechnik im Rahmen der → klinischen Prüfung, erfolgt als Einfach- oder Doppelblindstudie:
Einfach-Blindstudie: Hierbei weiß der Patient nicht, ob er mit dem Prüfpräparat oder dem Vergleichspräparat behandelt wird. Der Sinn der einfachen Blindstudie liegt dabei in der Ausschaltung einer psychogenen Beeinflussung der Reaktion durch den Patienten, aufgrund dessen Erwartungshaltung. Die Veränderung von Versuchsergebnissen durch psychische Beeinflussung, besonders bei Studien zum Einfluß von → Placebo untersucht, kann als gesichert gelten.
Doppelblindstudie: Weder Patient noch Prüfer (außer dem nicht direkt beteiligten Prüfungsleiter) wissen, ob Testsubstanz oder Vergleichssubstanz gegeben wird. Da auch eine Beeinflussung der Reaktion des Patienten durch die vorliegende Erwartungshaltung des Prüfers festgestellt werden konnte, soll hierdurch dieser Einfluß neutralisiert werden. Zudem bewirkt diese Maßnahme auch eine Elimination potentieller, positiver oder negativer, Vorurteile des Prüfers gegenüber einer der Therapien, die sich bei dessen Beurteilung jener therapeutischen Parameter niederschlagen könnten, welche auch subjektiven Einflüssen unterliegen. Die Anwendung von Blind- und Doppelblindtechniken muß somit insgesamt bei der Beurteilung jener Therapien als methodisch notwendige Voraussetzung betrachtet werden, bei denen entweder psychogene Störfaktoren die pharmakologische Reaktion überlagern können, und/oder die zur Verfügung stehenden Bewertungskriterien von seiten des Prüfers weitgehend subjektiv interpretiert werden können.

Blockbildung: (engl. block division, planned grouping) Zufällige Zusammenfassung von Versuchseinheiten zu homogenen Behandlungsgruppen. Es erhöht sich hierdurch die Genauigkeit bei blockinternen Vergleichen, systematische Fehler werden ausgeschlossen.

Blutfluß: → Hämodynamische Faktoren.

Blut-Hirnschranke: die Blutkapillaren im ZNS umgebende biologische → Barriere, deren morphologisches Substrat aus einer lückenlosen Gliazellschicht besteht. Diese bedingt, daß für die Passage von Pharmaka durch hydrophile Poren nicht die relativ großen Poren der Kapillaren, sondern die wesentlich kleineren der Gliazellmembran maßgeblich sind. Dementsprechend stellt die Blut-Hirnschranke für den Austausch lipophiler Pharmaka kein wesentliches Hindernis dar, während sie die Passage lipidunlöslicher, hydrophiler Stoffe begrenzt. Nur kleinmolekulare lipidunlösliche Verbindungen können durch die Membranporen der Gliazellen in das Nervengewebe eintreten. Durch pathologische Zustände können die Permeationsbedingungen im Bereich der Blut-Hirnschranke verändert werden: Entzündungsprozesse können die Schrankenfunktion als solche beeinträchtigen, während Acidosen oder Alkalosen abhängig vom Säure-/Basencharakter und pK_a-Wert des Pharmakons dessen Ionisationsgrad verschieben und somit über eine Veränderung der Lipid- bzw. Wasserlöslichkeit dessen Permeationsfähigkeit beeinflussen können.

Blut-Liquorschranke: Biologische → Barriere, deren morphologisches Substrat aus dem einschichtigen kubischen Epithel besteht, das die Kapillaren des Plexus chorioideus umgibt; es gelten ähnliche Permeationsgesetzmäßigkeiten wie für die → Blut-Hirnschranke. Dementsprechend begrenzt die Barriere insbesondere den Übertritt lipidunlöslicher größerer Moleküle (M. G. > 100) aus dem Blut in den Liquor cerebrospinalis. Bei intrathecaler Applikation von Pharmaka ist zu berücksichtigen, daß die Selektions- bzw. Schutzfunktion der Blut-Liquorschranke umgangen wird.

Blutspiegel: Gebräuchliche Bezeichnung für Wirkstoffkonzentrationen in Blut. Blutspiegelkurven stellen → Konzentrations-Zeit-Kurven dar.

Blutströmungsrate: Geschwindigkeit der Blutperfusion eines Organs, meist ausgedrückt in ml/100 g Organgewicht/min. Die Blutströmungsraten der Organe können in Abhängigkeit vom Funktionszustand des Herz-Kreislauf-Systems, von körperlicher Belastung, von pathologischen Zuständen des Organismus oder einzelner Organe (z.B. Schock, Hyperthermie, Herzinsuffizienz, Niereninsuffizienz) erheblich differieren. Die Blutströmungsraten der entsprechenden Organe sind von erheblicher Bedeutung für die → Resorption, → Verteilung und Elimination und somit für das Wirksamwerden von Pharmaka. Für die Blutstörmungsraten einiger Organe des gesunden erwachsenen Menschen werden folgende Werte angegeben (in ml/min/100 g Gewebe): Lungen 400, Nieren 350, Leber 85, Gehirn 55, Skelettmuskel 5, Fettgewebe 3. Diese Durchschnittswerte können bei körperlicher Belastung in bestimmten Organen (z.B. der Skelettmuskulatur) um ein Vielfaches überschritten werden. Beginnend mit dem 25. Lebensjahr nehmen die Blutströmungsraten altersabhängig ab.

Blutvolumen: (V_B), intravasales Volumen in l; zusammengesetzt aus dem → Plasmavolumen und dem Blutzellvolumen. Das Blutvolumen (V_B) kann aus dem Hämatokrit (H) und dem Plasmavolumen (V_p) nach der Formel

$$V_B = V_P \cdot \frac{100}{100-0.87\,H}$$

berechnet werden. (Der Korrekturfaktor 0.87 berücksichtigt das bei der Hämatokritermittlung zwischen den Erythrocyten verbliebene Plasma sowie die Differenz zwischen Körperhämatokrit und venösem Hämatokrit.) Die vom Alter und Geschlecht abhängigen Normwerte des Blutvolumens betragen für Erwachsene 6,5–7,1% und für Neugeborene ca. 10% des Körpergewichtes. Die Ermittlung des V_B ist ferner mit → Isotopentechniken möglich: Bestimmung des Erythrocytenvolumens mittels Cr^{51}-Markierung, des Plasmavolumens mittels J^{131}–markierten Serumalbumins.
Das Blutvolumen stellt auf Grund seiner cellulären und nicht-cellulären Komponenten keinen in sich einheitlichen Verteilungsraum für Pharmaka dar. Der Plasmaanteil des Blutvolumens (→ Plasmavolumen) dient einzelnen Fremdstoffen temporär als Verteilungsraum; er spielt darüber hinaus als Teilphase des → Extracellulärraumes eine Rolle.

BMR (**b**asic **m**etabolism **r**ate): Grundumsatz.

Bolusinjektion: sehr rasche intravenöse Injektion; bedingt, daß das applizierte Pharmakon während der ersten Kreislaufpassage nur mäßig verdünnt wird, d.h. zunächst als Bolus zirkuliert und somit in hoher Konzentration an lebenswichtige Organe mit entsprechenden Folgen für deren Funktion gelangen kann. Andererseits werden intravenöse Kurznarcotica bewußt in Form von Bolusinjektionen verabreicht, wodurch es wegen der reichen Blutversorgung des Zentralnervensystems vorübergehend zu einer selektiven Anreicherung in diesem Organ kommt.

BP: (**b**lood **p**ressure), arterieller Blutdruck.

BPM: (**b**eats **p**er **m**inute), Schläge pro Minute, Herzfrequenz.

Bronchiale Applikation: Verabreichung eines Arzneimittels per Aerosolinhalation, wobei durch die pharmazeutische Zubereitungsform gewährleistet sein muß, daß das Mittel ausschließlich oder überwiegend im Bronchialbaum oder in umschriebenen Abschnitten desselben niedergeschlagen wird. Diese Applikationsmethode dient der lokalen Therapie von Bronchialerkrankungen (z.B. Asthma bronchiale, Bronchitis).

Bruchfestigkeit: Widerstandsfähigkeit einer festen pharmazeutischen Darreichungsform (Tablette, Zäpfchen) gegen mechanische Beanspruchung wie Druck, Schlag, Biegen, Brechen, Roll- und Schüttelbewegungen. Die Bruchfestigkeit muß eine einwandfreie Weiterverarbeitung (z.B. Dragierung von Tabletten) und Verpackung gewährleisten. Die Bruchfestigkeit wird im Rahmen der Qualitätskontrolle in speziellen Apparaten getestet und nach DIN 51030 in kg/cm^2 = 98 100 Pa (Pascal) angegeben.

BtM: → Betäubungsmittel.

BtMÄVO: Betäubungsmittelrechts-Änderungsverordnung.

BtMVV: → Betäubungsmittel-Verschreibungsverordnung.

Buccale Applikation: Modus der Arzneimittelapplikation, bei dem → Buccal- bzw. → Sublingualtabletten in einer Backentasche oder unter der Zunge (sublinguale Applikation) deponiert und die Inhaltsstoffe über die mit mehrschichtigem Plattenepithel ausgekleidete, gut permeable und gut durchblutete Mundschleimhaut aufgenommen werden. Wichtigster Resorptionsmechanismus ist die → Membrandiffusion. Der Milieu-pH-Wert in der Mundhöhle weicht mit 6,6–6,9 nur wenig vom Blut-pH ab, so daß auf dieser Basis nur geringgradige Stoffverteilungsasymmetrien möglich sind (→ Nicht-ionische Diffusion). Die verfügbare Resorptionsfläche ist relativ klein. Dennoch ist mit dieser Applikationsart häufig ein rascher Wirkungseintritt verbunden, weil eine resorptionsverzögernde Vermischung des Pharmakons mit Speisebrei und die gleichfalls verzögernd wirkende Passage des Magens unterbleiben. Weitere Vorteile sind, daß das Pharmakon nicht dem Magen-Darm-Milieu (z.B. Säure-, Enzymeinwirkung) ausgesetzt wird und daß das von der Mundschleimhaut abgeführte Blut nicht über den Pfortaderkreislauf dem Leberfilter zugeleitet wird.

Buccal-Tabletten: → Sublingual-Tabletten.

BUN: (**b**lood **u**rea **n**itrogen). Harnstoff-Stickstoff im Blut.

BV: → Blutvolumen.

BVV: → Betäubungsmittel-Verschreibungs-Verordnung.

C

c: Konzentration eines Stoffes (Menge/Volumen) z. B. mol/l.

cAMP: Cyclisches **A**denosin**m**ono**p**hosphat. Regulationsstoff, welcher als sogenannter «second messenger» bei zahlreichen, hormonellen Effekten als Vermittler oder Verstärkerstoff vorkommt.

Cancerogenität: Eigenschaft von Stoffen, krebserzeugend zu wirken. Cancerogenität konnte auch bei verschiedenen Arzneistoffen nachgewiesen werden. Ein klassisches Beispiel ist die therapeutische Anwendung von Arsen in der Dermatologie, welche zur Auslösung von Tumoren führte. Auch verschiedene Cytostatika, insbesondere aus der Gruppe der alkylierenden Stoffe, besitzen cancerogene Eigenschaften. Da diese Mittel verschiedentlich auch bei nichttumorösen Erkrankungen, z. B. Rheuma, therapeutisch eingesetzt werden, ist dieser potentielle Effekt kritisch in Erwägung zu ziehen. Die Cancerogenität von Pharmaka kann auch endogen, erst nach Bildung verschiedener Metabolite, auftreten, z. B. bei Muttersubstanzen für N-Nitrosoverbindungen. So konnte in Tierversuchen nachgewiesen werden, daß z. B. aus aminophenazonhaltigen Arzneimitteln, in Gegenwrt von Nitriten, Nitrosamine entstehen können, die mit zu den stärksten krebserzeugenden Stoffen gehören. Solch ein Vorgang wäre auch im menschlichen Magen möglich, wenn derartige Arzneimittel z. B. gemeinsam mit gepökelten Lebensmitteln verabreicht werden.
In der nachfolgenden Tabelle (n. Schmähl), sind Arzneimittel aufgeführt, die aufgrund von experimentellen Befunden oder kasuistischen Beiträgen, als potentielle Carcinogene für den Menschen gelten, doch sind die Angaben in den Spalten *möglich* und nicht *abschätzbar*, nur mit sehr großer Vorsicht zu betrachten und bisher keinesfalls definitiv.

sicher/ wahrscheinlich	möglich	unwahrscheinlich/ nicht abschätzbar
alkylierende Substanzen	Adriamycin	Anabolika
(Lost-Derivate,		
zum Beispiel:	Antimetabolite	Cantharidin
Cyclophosphamid,	Chloramphenicol	Chinolin-Derivate
Äthylenimine,	Griseofulvin	Cyclamat
zum Beispiel:		
Thiotepa, Triazene,	halogenierte Paraffine	Absinthii Herba
Nitrosoharnstoffe)		
	Hydantoin-Derivate	Hexamethylentetramin
Arsen		
Diäthylstilböstrol	Nitrofuran-Derivate	Eisen-Dextran
(transplazentar)		

Procarbazin	Östrogene	Isonicotinsäurehydrazid
	Phenacetin	Lactame
	Phenylbutazon	Lysergide
	Streptozotocin	Metronidazol
	Teersalben	Niridazol
	Thiouracile	Polyvinylpyrrolidon und ähnliche Plasma-expander
	Urethan	Kaliumperchlorat
		Pronethalol
		Rauwolfia-Derivate
		Saccharin
		Safrole
		Spironolacton
		Tannin (oral)

Carrier (Träger): Bezeichnung für eine stoffübertragende Verbindung, z.B. in Form enzymähnlich wirkender (hypothetischer) Membranbestandteile, die Transportfunktionen ausüben. Der Carrier bildet mit einem in freier Form nicht permeationsfähigen Substrat einen passagefähigen Komplex, aus dem nach Abschluß des Transportvorganges beide Partner wieder freigesetzt werden. – Ferner wird der Begriff Carrier für Lösungsmittel oder Lösungsvermittler gebraucht (z.B. Dimethylsulfoxid, CH_3-SO-CH_3), welche die Permeation eines in ihnen gelösten Stoffes durch biologische Barrieren ermöglichen oder beschleunigen (→ Sorptionsvermittler).

Carriertransport: Form des spezifischen, transmembranalen Transportes, bei dem ein hydrophiler Stoff an einer Membranseite mit einem Membranbestandteil (→ Carrier, Träger) einen Komplex bildet, in dieser Form zur anderen Membranseite befördert und dort wieder freigesetzt wird. Carriermechanismen spielen sowohl beim → aktiven Transport als auch bei Sonderformen des → passiven Transportes, wie → Austauschdiffusion und → erleichterte Diffusion, eine Rolle.

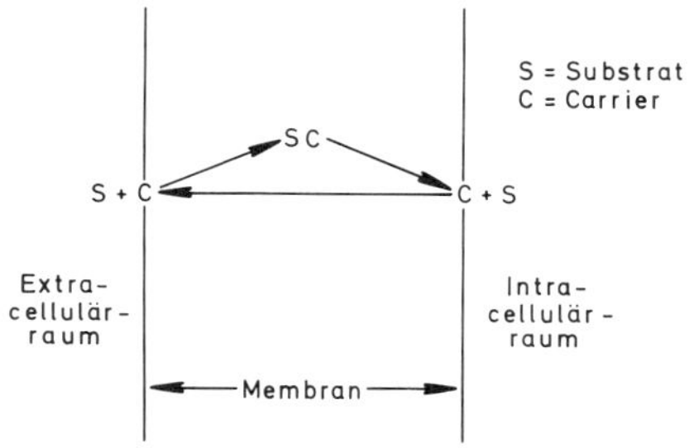

Carriertransport: Schematische Darstellung des Carriertransportes.

Carry-over-Effekt: Übertragungseffekt durch Nachwirkungen vorausgegangener Therapien.
Der Carry-over-Effekt ist inhaltlich weitgehend gleich dem → Hang-over-Effekt, wobei letzterer im allgemeinen Sprachgebrauch mehr als eine Müdigkeitsresidue bei Beruhigungs- und Schlafmitteln betrachtet wird.
Bei → klinischen Prüfungen ist dem Carry-over-Effekt, insbesondere im Rahmen von → Cross-over-Studien Rechnung zu tragen und durch eine → Wash-out-Periode auszuschalten, da es anderenfalls zu Wirkungsverzerrungen bzw. klinischen Mißdeutungen kommen kann.

Catecholamine: Sammelbezeichnung für N-haltige Brenzkatechinderivate. Die wichtigsten Catecholamine sind Dopamin, Adrenalin und Noradrenalin.

CCK: Cholecystokinin (= Pankreozymin).

ChE: Cholinesterase.

Chelatbildung: selektive Bindung polyvalenter Metallionen an geeignete organische Moleküle (z. B. D-Penicillamin, Äthylendiamintetraessigsäure = EDTA) unter Entstehung von Ringsystemen, z. B.

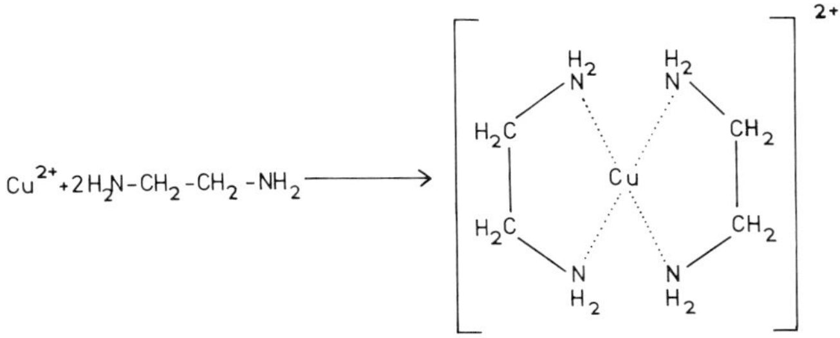

Chelatbildung

Das Prinzip der Chelatbildung wird zur Therapie von Schwermetallvergiftungen genutzt: Bindung des Metalles mit verbesserter Ausscheidungsfähigkeit des Komplexes. – Weiterhin kann Chelatbildung die Ursache von Wechselwirkungen zwischen zwei Pharmaka oder zwischen einem Pharmakon und Körper- bzw. Nahrungsbestandteilen sein (z. B. Chelatbildung von Tetracyclin mit Erdalkalimetallionen im Darm mit konsekutiv gehemmter Tetracyclinresorption). – Enzymatisch gesteuerte Reaktionen können ebenfalls durch Chelatbildner beeinflußt werden, da zahlreiche Enzyme auf Metalle als Cofaktoren angewiesen sind.

Chemische Bindung: Art des Zusammenhalts von Atomen in einem Molekül (einer chemischen Verbindung) bzw. von Molekülen untereinander. Die chemische Bindung zwischen Pharmakon und biologischem Reaktionspartner (Rezeptor) stellt eine grundlegende Voraussetzung für die Auslösung biologischer Wirkungen dar. Als Bindungsarten kommen in Frage die → covalente Bindung, die verschiedenen Formen der → Ionenbindung und der → Dipolbindung, die → Wasserstoffbrückenbindung, die → hydrophobe Wechselwirkung und die → apolare Bindung. Die einzelnen Bindungsarten unterscheiden sich, abgesehen vom Bindungsmechanismus, auch in ihrer Bindungsfestigkeit voneinander. Dies hat Konsequenzen für die Wirkungsdauer. Die vergleichsweise feste covalente Bindung führt zu irreversiblen oder schwer reversiblen Effekten und würde somit ungünstige Voraussetzungen für pharmakodynamische Wirkungen schaffen. Dagegen ermöglichen die geringeren Bindungsfestigkeiten der anderen vorgenannten Bindungsarten die erwünschte Reversibilität der Wirkung. Häufig basiert die Reaktion zwischen Pharmakon und Rezeptor auf mehreren Bindungsarten, die an verschiedenen Stellen zum Tragen kommen.

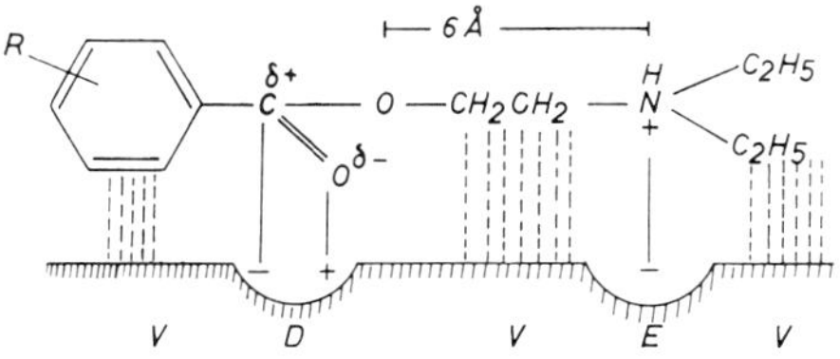

Chemische Bindung: Hypothetische Pharmakon-Rezeptor-Bindung. V = Van-der-Waals-Bindungskräfte; D = Dipol-Dipol-Bindung; E = Ionenbindung. (n. Büchi,, I., Perlia, X.: Arzneim. Forschung. 10, 1 [1960]) Jehr mehr Bindungsstellen einer Pharmakon-Rezeptor-Beziehung zugrunde liegen und je stabilere Bindungsarten verwendet werden, um so fester wird die Bindung, um so länger die Wirkungsdauer sein.

Chemische Struktur: Anordnung der Atome und Atomgruppen in einem Molekül; übergeordnet den Begriffen Konstitution, Konfiguration, Konformation. Für selektive (strukturspezifische) Wirkungen von Pharmaka sind neben Form und Größe des Moleküls vor allem folgende Strukturfaktoren verantwortlich: Art des Grundmoleküls (z.B. bestimmtes Ringsystem); Art und Anzahl von Substituenten; räumliche Anordnung von Atomen, Atomgruppen bzw. Substituenten. Nach der Rezeptortheorie muß eine möglichst enge strukturelle Komplementarität zwischen Pharmakon und biologischem Partner (Rezeptor) bestehen, damit beide miteinander reagieren können. Dies bedingt, daß z.B. Isomere (→ Isomerie) einer Verbindung erhebliche quantitative und qualitative Wirkungsunterschiede zeigen können.

Chemotherapie, regionale: → Regionale Chemotherapie.

Chi-Quadrat-Test: Statistisches → Testverfahren zur Prüfung einer bestimmten Hypothese bezüglich der → Häufigkeitsverteilung einer → Stichprobe. Dazu wird die → Stichprobe in k Klassen eingeteilt. Bezeichnet man die beobachtete absolute Häufigkeit in der i-ten Klasse (i = l bis k) mit f_i und die hypothetische absolute Häufigkeit mit h_i; dann berechnet sich die Testgröße aus

$$\chi^2 = \sum_{i=1}^{k} \frac{(f_i - h_i)^2}{h_i}$$

Die empirische Verteilung weicht nicht signifikant von der theoretisch angenommenen Verteilung ab, wenn der Prüfquotient kleiner als der Tafelwert ist. Dieser hängt nur von der Irrtumswahrscheinlichkeit und der Zahl der Freiheitsgrade (= k minus Anzahl der schon vorab geschätzten Parameter wie Mittelwert, Varianz usw.) ab und ist statistischen Tabellenwerken zu entnehmen. Ist die Klassenzahl k groß, so sollte darauf geachtet werden, daß wenigstens vier Meßpunkte je Klasse vorliegen. Gegebenenfalls werden zwei oder mehr Klassen zusammengefaßt.
In dieser Schreibweise erfaßt der Chi-Quadrat-Test sowohl diskrete als auch stetige Verteilungsprüfungen. Andere Tests, die auf der Chi-Quadrat-Verteilung beruhen sind die → Vierfeldertafeln oder allgemeiner die → Kontingenztafeln.

Chronische Toxizität: → Toxizität.

Chronopharmakologie: praktische Anwendung der Pharmakotherapie auf der Grundlage → zirkadianer Rhythmen.
So ließ sich nachweisen, daß die Wirksamkeit und Toxizität von Pharmaka häufig davon abhängt, zu welchem Zeitpunkt innerhalb der 24-Stunden-Phase (= Zirkadianperiode) diese verabreicht werden.
Bei → LD 50-Untersuchungen zeigten sich deutlich unterschiedliche Absterberaten der Tiere je nach Verabreichungszeitpunkt; derartige Effekte wurden u.a. für Hypnotika, → β-Rezeptoren-Blocker, Kardiaka, Antidiabetika und Zytostatika ermittelt. Bei dem Lokalanästhetikum Lidocain fand sich im Humanversuch bei → intracutaner Applikation während der Morgenzeit eine Wirkdauer von durchschnittlich 20 Minuten, während nachmittags eine mittlere Wirkdauer von 52 Minuten erreicht wurde. Ähnliche Ergebnisse liegen für einige Analgetika vor, wobei offensichtlich auch eine tagesrhythmisch unterschiedliche → Placebowirkung eine zusätzliche Rolle spielt. Bei tierexperimentellen → Teratogenitätsstudien mit Zytostatika zeigte sich ebenfalls in Abhängigkeit vom Verabreichungszeitpunkt eine unterschiedliche Anzahl von Mißbildungsausprägungen.

Auch für das pharmakokinetische Verhalten verschiedener Pharmaka liegen offensichtlich zirkadian bedingte unterschiedliche Ergebnisse vor. Die tageszeitabhängigen pharmakologischen Wirkunterschiede werden derzeit weniger auf die Reaktionslage des vegetativen Nervensystems als mehr auf die quantitative und qualitative chemisch und morphologisch, zirkadianperiodisch verlaufende, Umorganisation der Ziel- und Metabolisierungsorgane zurückgeführt.
Die Einbeziehung des Zeitfaktors in die Therapie, im Sinne einer **Chronotherapie,** stellt somit auf der Basis des zirkadianen Verhaltens des Organismus eine weitere potentielle Optimierungsmöglichkeit für die Pharmakotherapie dar.
Ein signifikantes und bereits mit Erfolg angewandtes Therapieverfahren ist die Chronotherapie maligner Tumoren.

Chronotherapie: → Chronopharmakologie.

cis-trans-Isomerie: → geometrische Isomerie.

Cl: → Clearance. Plasmavolumen in ml, welches innerhalb einer Minute von einem bestimmten Stoff befreit wird.

CLAS: Clinical laboratory automation system. Computerisierte Auswertung von Laborwerten.

Clearance: Elimination eines Stoffes, gemessen an dem pro Zeiteinheit (min) von einem Stoff befreiten («geklärten») Plasmavolumen in ml. Der Clearancebestimmung werden Plasma-, nicht Blutkonzentrationen zugrunde gelegt. Zudem sollte eine ggf. vorhandene Plasmaproteinbindung des Stoffes bei der Ermittlung berücksichtigt werden (→ Clearance, renale).

Clearancedepression: Absinken der → Clearance; kann bei der Elimination von Stoffen auftreten, die durch aktive → tubuläre Sekretion ausgeschieden werden. Da die tubuläre Sekretion ein → aktiver Transportvorgang mit limitierter Kapazität ist, kann es bei Anwesenheit mehrerer, mit Hilfe des gleichen Carriersystems beförderter Stoffe zu einer Kompetition um den Transportmechanismus mit konsekutiver Reduktion der Clearance einzelner Stoffe kommen.

Clearance, endogene: → Clearance eines endogenen Stoffes, z. B. Creatinin. Wird ein endogener Stoff renal ausgeschieden, so kann seine renale Clearance (Cl_{ren} in ml/min) nach der Gleichung

$$Cl_{ren} = \frac{c_u \cdot V_u}{c_p}$$

c_u = Stoffkonzentration im Urin (mg/ml)
c_p = Stoffkonzentration im Plasma (mg/ml)
V_u = pro min ausgeschiedenes Urinvolumen (ml/min)
berechnet werden, sofern sich der fragliche Stoff im Fließgleichgewicht befindet, seine Plasmakonzentration sich während der meist 12- oder 24stündigen Versuchsdauer also nicht ändert.
Besondere Bedeutung hat die endogene renale Creatinin-Clearance als Kenngröße für die Ausscheidungsfunktion der Niere erlangt. Endogenes Creatinin wird normalerweise nahezu ausschließlich durch glomeruläre Filtration ausgeschieden; tubuläre Sekretion und Rückresorption spielen praktisch keine Rolle. Die Creatinin-Clearance ist somit auch ein wichtiges Beurteilungskriterium für die Elimination von Pharmaka, die vorwiegend oder ausschließlich in unveränderter Form durch glomeruläre Filtration ausgeschieden werden. Bei niereninsuffizienten Patienten kann die Dosierung nierengängiger Arzneimittel mit engem Dosierungsspielraum (z.B. Digoxin) an der Creatinin-Clearance ausgerichtet werden.

Clearance, extrarenale: Kenngröße für die nicht-renalen Eliminationsvorgänge, die sich aus der Differenz zwischen → totaler und einer im gleichen Versuch bestimmten → renalen bzw. korrigierten renalen Clearance nach der Gleichung

$$Cl_{extraren.} = Cl_{tot} - Cl_{ren.}$$

ergibt.

Clearance, hepatische: (Cl_{hep}) Kenngröße für die Eliminationsleistung der Leber, definiert als das pro Zeiteinheit durch die Leber von einem Stoff befreite Blutvolumen. Die Leberclearance wird vom → Extraktionskoffizienten (E) und der Blutströmung durch die Leber (Q) bestimmt:

$$Cl_{hep} = Q \cdot E.$$

Bei einem maximalen Extraktionsanteil von $E = 1$ entspricht die hepatische Clearance der Blutströmung durch die Leber (hämodynamisch kontrollierte Clearance). Umgekehrt wird die Leberclearance bei einem kleinen Extraktionskoeffizienten durch Veränderungen der Leberdurchblutung nur geringgradig oder gar nicht beeinflußt.

Clearance ratio: Verhältnis zwischen der → Clearance eines Stoffes und dem glomerulären Filtrationsvolumen. Eine Clearance ratio < 1 deutet demnach an, daß ein Teil des glomerulär filtrierten Stoffes in den Tubuli rückresorbiert worden ist, ein Verhältniswert > 1, daß der Stoff zusätzlich zur glomerulären Filtration tubulär sezerniert worden ist.

Clearance, renale: Kenngröße für die Eliminationsleistung der Niere, gemessen am Plasmavolumen in ml, das pro Zeiteinheit in min durch die Nierentätigkeit von einem bestimmten Stoff befreit wird. Die Bestimmung der renalen Clearance erfolgt durch Ermittlung der Konzentration des Stoffes im Urin und Plasma sowie des Urinvolumens nach der Gleichung

$$Cl_{ren} = \frac{c_u \cdot V_u}{c_p}$$

Cl_{ren} = renale Clearance (ml/min)
c_u = Stoffkonzentration im Urin (mg/ml)
c_p = Stoffkonzentration im Plasma zur Halbzeit der Urinsammelperiode (mg/ml)
V_u = pro min ausgeschiedenes Urinvolumen (ml/min).

Die renale Clearance ist eine Resultante aus der → glomerulären Filtration und ggf. ablaufender aktiver → tubulärer Sekretions- und passiver oder aktiver → tubulärer Rückresorptionsprozesse. Bei Stoffen, die ausschließlich durch glomeruläre Filtration eliminiert werden (z.B. Inulin), entspricht die renale Clearance annähernd der glomerulären Filtrationsrate von etwa 120–130 ml/min/1,73 m^2 Körperoberfläche. Tritt zur glomerulären Filtration eines Stoffes ein aktiver tubulärer Sekretionsprozeß hinzu, kann dessen Clearance über diesen Wert ansteigen (z.B. bei Penicillin), während ein zusätzlicher Rückresorptionsvorgang ein Absinken unter den genannten Clearancewert zur Folge hat (z.B. bei Sulfonamiden).
Stoffe, die an Plasmaproteine gebunden werden, weisen ebenfalls einen niedrigeren Clearancewert auf, als aufgrund ihrer Gesamtkonzentration zu erwarten wäre. In diesem Fall muß in vorstehende Gleichung zur Berechnung der Clearance ein Korrekturfaktor für die Plasmaproteinbindung eingeführt werden:

$$Cl_{ren} = \frac{c_u \cdot V_u}{c_p \left(\frac{100 - p}{100} \right)}$$

p = Proteinbindung des Stoffes in %.
Übrige Symbole s. o.

Clearance-Selbstdepression: Absinken der renalen Clearance von Stoffen, die durch aktive → tubuläre Sekretion ausgeschieden werden, wenn die tubuläre Transportkapazität überschritten wird. Da die tubuläre Sekretion als aktiver Transportvorgang eine begrenzte Kapazität (Transportmaximum) aufweist, kann es beim Anstieg der Plasmakonzentration tubulär sezernierter Stoffe über das dem Transportmaximum entsprechende Maß zu einem Abfall der Clearancewerte kommen, d.h. zu Werten, die nicht die tatsächliche Exkretionsleistung widerspiegeln.

Clearance, totale: Kenngröße für die Elimination eines bestimmten Stoffes aus dem Organismus beim Zusammenwirken aller in Frage kommenden Mechanismen (renale, biliäre, pulmonale, cutane Exkretion, Metabolisierung). Bei einem → Ein-Kompartiment-Modell ergibt sich die totale Clearance nach der Gleichung

$$Cl_{tot} = \frac{k_e \cdot V_d}{60}$$

Cl_{tot} = totale Clearance eines Stoffes (ml/min)
k_e = Eliminationsgeschwindigkeitskonstante (h^{-1})
V_d = Verteilungsvolumen (ml).

c_{max}: maximale Plasmakonzentration, die zum Zeitpunkt → t_{max} nach Applikation eines Pharmakons erreicht wird (Gipfelpunkt der Plasma-Konzentrations-Zeit-Kurve). c_{max} ist abhängig von der Dosis, dem Applikationsweg, den Resorptions-, Verteilungs-, und Eliminationsvorgängen sowie bei → Mehrfachdosierung von der Anzahl der vorausgegangenen Gaben. Als $(c_1)_{max}$ wird hierbei die Maximalkonzentration nach der ersten Gabe, als $(c_\infty)_{max}$ diejenige während der Phase des Fließgleichgewichts zwischen Invasion und Elimination bezeichnet (→ Kumulationskurve).
Das Verhältnis von $(c_1)_{max}$ zu $(c_\infty)_{max}$ ist für die praktische Pharmakotherapie wichtig; es ist abhängig von der Relation zwischen Applikationsintervall und Eliminationshalbwertszeit.
Erfolgt bei multipler Dosierung die Applikation z.B. in Übereinstimmung mit der Halbwertszeit $[(c_\infty)_{max}/(c_1)_{max} = 2]$, so ist mit zweifacher Kumulation zu rechnen.
(→ Kumulationsgrenzwert)

Coergismus: Zusammenwirken von zwei oder mehreren Pharmaka im Organismus, wobei diese gleichzeitig (Kombination) oder aufeinanderfolgend (Sukzession) anwesend sein können. Coergismus kann sich in Veränderungen der Wirkungsintensität, gelegentlich auch der Wirkungsqualität äußern. Abhängig davon, ob gleichsinnig oder gegensinnig wirkende Stoffe aufeinandertreffen, kann es zu → Synergismus oder → Antagonismus kommen. Einer Aussage über die Art des Coergismus muß eine Analyse der jeweiligen → Dosis-Wirkungskurven zugrunde gelegt werden. Ein Hilfsmittel zur Beurteilung von Coergismen stellt das → Isobologramm dar.

Cohäsion: → Intermolekulare Anziehungskraft.

Compliance: Einwilligung, Einverständnis. Aus dem anglo-amerikanischen Schrifttum übernommener Begriff zur Charakterisierung der Befolgung ärztlicher Ratschläge und Anordnungen.

Die Compliance beinhaltet sowohl aktive Handlungen des Patienten als auch Unterlassungen. Dazu gehören insbesondere die regelmäßige Einnahme von Medikamenten, Einhaltung von Diätvorschriften, Erscheinen zu Kontrolluntersuchungen, Änderungen der Lebensgewohnheiten. Die Befolgung der Ratschläge und Informationen, also Compliance, ist Voraussetzung des therapeutischen Erfolges. Nach genaueren Untersuchungen dieser Fragestellung hat sich jedoch herausgestellt, daß eine Compliance, je nach Krankheitsbild bei 30–70% der Patienten *nicht* vorliegt (hohe Rate z. B. bei Hypertonikern). Man spricht bei diesem Verhalten auch von einer sogenannten Non-Compliance. Ursachen für das Ausmaß der Non-Compliance werden vor allem in der Länge der Therapie, Zahl der verordneten Medikamente, Häufigkeit der Einnahmen und Nebenwirkungen, gesehen.

Compliance

fördernd		hemmend
groß	Leidensdruck	gering
kurz	Therapiedauer	lang
gut	Therapieeffekt	gering
gering	Nebenwirkungen	zahlreich
gering	Anzahl der Einzeldosen	hoch
Einzel-therapie	Anzahl der Therapien	Mehrfach. therapie
positiv	Einstellung des Patienten zur Therapie (Akzeptanz)	negativ
positiv	Einstellung des Patienten zum Behandler	negativ
	Verständlichkeit der ärztlichen Anweisungen	gering
gut	Verständlichkeit der Arzneimittelinformation	gering
gut	(Beipackzettel)	

Compliance: Hauptfaktoren mit förderndem oder hemmendem Einfluß

COMT: Catechol-**o**-**m**ethyl-**t**ransferase.
Enzym, welches Noradrenalin zu Normethadrenalin inaktiviert.

Content Uniformity: Einheitlichkeit des Wirkstoffgehalts einer Arzneiform. Bei der Produktion von Arzneimitteln muß sichergestellt sein, daß jede einzelne Tablette, Ampulle, jedes Zäpfchen, etc. innerhalb enger Grenzen die gleiche Wirkstoffmenge enthält. Früher war es häufig nicht möglich, den Wirkstoffgehalt einer einzelnen Tablette analytisch zu bestimmen, da die Analysenmethoden nicht empfindlich genug waren, so daß man sich mit den Durchschnittswerten aus z.B. 10 Tabletten begnügen mußte. Hohe Schwankungen von Tablette zu Tablette konnten hierdurch nicht erkannt und die Ursache nicht abgestellt werden. Moderne Analysenmethoden und Geräte erlauben es nunmehr, auch sehr geringe Mengen exakt zu bestimmen und so die Einheitlichkeit des Wirkstoffgehalts zu gewährleisten.

Controlled clinical trial: → kontrollierte klinische Arzneimittelprüfung.

COPP: Cyclophosphamid + Oncovin + Procarbazin + Prednisolon. Cytostatische Kombinationstherapie, welche bei Lymphomen eingesetzt wird.

Covalente Bindung (Atombindung, Elektronenpaarbindung): chemische Bindungsart, bei der ein oder mehrere Elektronenpaare gleichzeitig zu zwei Atomen gehören. Die covalente Bindung verfügt über eine hohe Bindungsfestigkeit, kommt häufig in organischen Verbindungen vor, spielt bei der Reaktion zwischen Arzneimittelmolekülen und biologischen Partnern nur eine untergeordnete Rolle. Auf covalenter Bindung basierende Wirkungen von Arznei- oder Giftstoffen sind wegen der hohen Bindungsintensität häufig irreversibel oder schwer reversibel. Die schwer reversible Wirkung der Insekticide vom Alkylphosphattyp beruht z.B. auf covalenter Bindung dieser Stoffe an Cholinesterase.

cpd. (Compound): Verbindung.

cpm (**c**ounts **p**er **m**inute): Zählungen pro Minute. Begriff der Nuklearmedizin. Gibt die Anzahl der technisch gemessenen Impulse eines radioaktiven → Isotops/Minute an und ist nicht identisch mit der tatsächlichen Isotopenzerfallsrate (→ dpm), da aufgrund von Störeffekten der Meßtechnik nicht alle Impulse erfaßt werden können. Die Umrechnung von cpm in dpm ist mit Hilfe von Standards bekannter Zerfallsraten möglich.

cps (**c**ycles **p**er **s**econd): = Hertz (Hz).

CPZ: häufig gebrauchte Abkürzung für das Phenothiazinderivat Clorpromazin.

Cr: Creatinin.

Creatinin-Clearance: → Clearance, endogene.

Cremes: → Emulsionen, die mehr Wasser als Fett enthalten und deshalb besonders weiche Konsistenz haben, sog. O/W-Emulsionen (Fett bzw. Öl in Wasser-Emulsionen).

Cross-Contamination: Wechselseitige Verunreinigungen eines Arzneimittels durch Wirkstoffe eines anderen Arzneimittels während der Herstellung. Besonders wichtig ist die Vermeidung einer Cross-contamination mit Spuren von Antibiotika, z.B. Penicillin, da hierdurch bei Patienten die Bildung resistenter Erregerstämme und Überempfindlichkeiten gegen diese Wirkstoffe verursacht werden können.

Cross-over-Technik (Überkreuzverabreichung): Untersuchungstechnik im Rahmen der → klinischen Prüfung. Hierbei erfolgt, an ein gleiches Patientenkollektiv, sequentiell alternierend und für gleiche Zeiträume die Verabreichung von zwei zu vergleichenden Therapien. Um zu vermeiden, daß die vorhergehende Therapie die nachfolgende beeinflußt (therapeutische Wechselwirkung), muß zwischen die beiden Behandlungsphasen eine dem Wirkungsmechanismus des verabreichten Stoffes adäquate Neutralisationsperiode (→ wash-out-period) eingelegt werden. Um diesen Effekt abzuklären, können auch zwei Gruppen gebildet werden, wobei eine Gruppe in der Reihenfolge Therapie A–Therapie B, die zweite Gruppe in der Reihenfolge Therapie B–Therapie A, behandelt wird. Der Cross-over-Versuch ist somit letztlich ein intraindividueller Vergleich, bei dem jeder Patient jede Behandlung erhält und als eigene Kontrolle dient. Bei gleichzeitiger Untersuchung zweier parallel behandelter Kollektive ist darüber hinaus auch für jede Behandlungsphase ein Gruppenvergleich möglich. Die Durchführung der Cross-over-Technik kann auch in Form einer → Blindstudie erfolgen. Die Anwendung dieser Versuchsmethodik ist jedoch auf jene Erkrankungen begrenzt, bei denen ohne Behandlung eine Persistenz der pathologischen Symptomatik besteht, z.B. rheumatische Erkrankungen, Hypertonie, Rhythmusstörungen, Angina pectoris, chronische Schmerzzustände etc. Bei Therapien mit curativen Effekten, z.B. antibiotische Behandlung eines akuten Infektes, ist dieser Prüfmodus nicht anwendbar.
Wird nur von einer Therapie auf eine zweite umgeschaltet (Schema: Therapie A–Therapie B oder umgekehrt), handelt es sich um einen sogenannten Einweg-Cross-over-Versuch (engl. one-way-cross-over). Erfolgt hingegen ein weiterer Wechsel, entweder auf die vorhergehende Therapie (Schema: A–B–A oder B–A–B) oder eine dritte Therapie (Schema: A–B–C) handelt es sich um einen Zwei-Weg-Cross-over (engl. two-way-cross-over). Der Cross-over-Vergleich wird häufig auch im Rahmen von Phase I-Untersuchungen (→ klinische Prüfung, Phase I), z.B. zur Ermittlung pharmakokinetischer Daten bei unterschiedlichen Applikationsformen (vergleichende → Bioverfügbarkeit) eingesetzt. Eine spezielle Form der Cross-over-Untersuchung ist gegeben, wenn nach einer initialen Behandlungsphase, ohne zwischengeschaltete wash-out-Periode eine zweite Therapie hinzugefügt wird. In dieser Form läßt sich die superponierende Wirkung der zweiten Therapie auf die erste untersuchen. Im praktischen Bereich könnte so zum Beispiel der Einfluß einer zusätzlichen Diuretikagabe bei einer bestehenden

antihypertensiven Monotherapie mit z. B. → β-Rezeptoren-Blockern untersucht werden. Das Behandlungsschema wäre hier:
Phase I, Therapie A, Phase II, Therapie A + B oder umgekehrt. Auch hier ist ein direkter Vergleich zweier parallel, in umgekehrter Reihenfolge behandelter Gruppen möglich, z. B. Gruppe I: A–A+B, Gruppe II: B–B+A.

CSM-Test: (Convexity-Symmetrie-Maximum number of outcomes test, Barnard-Test). Test zum Vergleich der Häufigkeitsanteile von Alternativmerkmalen in einer Vierfelder-Tafel mit einem erwartungsgemäßen Häufigkeitsanteil.

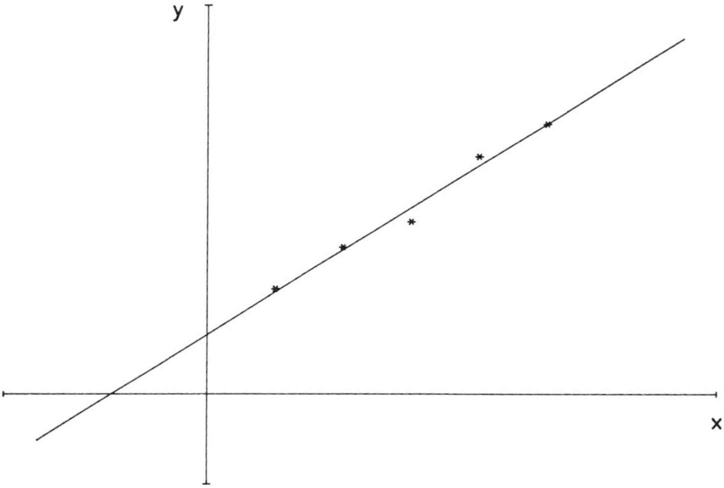

Curve fitting: Graphische Darstellung von Meßwertpaaren (x, y) und die durch Curve fitting gewonnene Ausgleichsgerade.

c · t-Kurve: → Konzentrations-Zeit-Kurve
→ Zeit-Konzentrations-Kurve

CTC: häufig gebrauchte Abkürzung für **C**hlor**t**etra**c**yclin.

Curve fitting: Bestmögliche Anpassung einer Kurve oder eines Funktionsmodells an praktisch gegebene Daten. Curve fitting kann empirisch bei Schaubildern mit Bleistift und Lineal oder mittels Computer durch systematische Variation der Veränderlichen der betrachteten Ausgleichsfunktion erfolgen. Mathematisch gesichert bestimmt man die beste Lösung an Hand der Fehlerausgleichsrechnung. Diese beruht auf Optimierungsverfahren, von denen das Prinzip des → Minimums der Summe der Abweichungsquadrate die wohl bekannteste Methode darstellt.

Cutane Applikation: Aufbringen von Pharmaka auf die Hautoberfläche; dient in erster Linie der Lokaltherapie bei dermatologischen Indikationen, ferner der Behandlung hautnaher Krankheitsherde (z.B. Bursitis, Tendovaginitis, Hämatom) sowie gelegentlich der Auslösung reflektorischer Wirkungen an inneren Organen unter Nutzung des Prinzips der Headschen Zonen. Darüber hinaus spielt die Haut als Applikationsort für systemisch wirkende Pharmaka keine große Rolle, wenngleich es z.Z. Bestrebungen gibt, geeignete → Therapeutische Systeme («Delivery-Systeme») für diesen Zweck zu entwickeln. Andererseits ist zu berücksichtigen, daß topisch applizierte Arzneimittel oder akzidentelle Hautkontakte mit Fremdstoffen zu resorptiven Effekten führen können (→ cutane Resorption).

Cutane Exkretion: → Exkretion, cutan.

Cutane Resorption: Aufnahme von Stoffen durch die Haut. Die Haut hat als Applikations- bzw. Resorptionsort für systemisch wirkende Arzneimittel nur untergeordnete Bedeutung, da sie primär eine Barriere gegen das Eindringen von Fremdstoffen darstellt (→ Hautbarriere), den Organismus vor dem Verlust lebenswichtiger Bestandteile schützt, exkretorische Funktionen ausübt und temperaturregulierend wirkt. Permeationsfähige Arzneistoffe können bei cutaner Applikation in Form geeigneter galenischer Zubereitungen (z.B. transdermale → therapeutische Systeme) jedoch ausreichend resorbiert werden, um systemische Wirkungen zu entfalten (z.B. Scopolamin, organische Nitrate). Der cutane Applikations-Resorptionsweg hat u.a. den Vorteil, daß der Pfortaderkreislauf umgangen wird (→ First pass-Effekt; → Bioverfügbarkeit).
Die vor allem in der Hornschicht lokalisierte Barriere verhindert die transepidermale Permeation lipidunlöslicher Stoffe weitgehend. Lipophile Verbindungen können in Abhängigkeit von ihren physikalisch-chemischen Eigenschaften, den Eigenschaften ggf. verwendeter Vehikelstoffe, dem Applikationsort sowie dem Funktionszustand der Haut diese mehr oder weniger gut passieren, was u.a. toxikologische Bedeutung haben kann. Wichtigster Permeationsmechanismus ist die transepidermale → nicht-ionische Diffusion lipidlöslicher Stoffe; daneben wird eine Passage durch intercelluläre Kanäle diskutiert; spezifische Transportmechanismen spielen offenbar keine wesentliche Rolle. Neben dem transepidermalen Weg verfügt die Haut in ihren Anhangsorganen (Haar-Talgdrüsen-Apparat, Schweißdrüsen) über weitere, besser permeable, in ihrer Ausdehnung aber begrenzte Passagewege. Unter pathologischen Bedingungen (Läsion des Stratum corneum), kann die Barrierefunktion der Cutis beeinträchtigt sein.

Cytochrom P-450: → Mikrosomenoxidase.

Cytopempsis: Form der → Endocytose. Durch Einstülpung der Zellmembran und anschließende Abschnürung einer Vacuole gelangen Bestandteile des Extracellulärmediums in das Zellinnere. Die Vacuolen (Pinosomen) passieren die Zelle und finden an der Gegenseite Anschluß an die Zellmembran, wo sie ihre Inhaltsstoffe wieder an das Außenmedium abgeben.

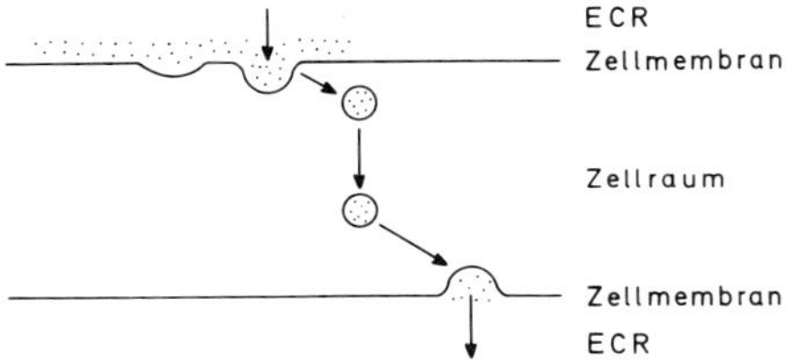

Cytopempsis: Schematische Darstellung der Cytopempsis. (ECR: Extracellulärraum)

D

DAB: Deutsches Arzneibuch. Enthält rechtsverbindliche Prüfungsvorschriften, Qualitätsnormen und Beschreibungen wichtiger Arzneimittel und galenischer Präparate, Angaben über Maximaldosen und Aufbewahrung giftiger Arzneimittel. (→ EuAB)

Darmpassagezeit: Für die Dauer der Passage von Nahrungsstoffen durch den Gastrointestinal-Trakt gelten folgende Anhaltswerte:
2–5 h nach Nahrungsaufnahme ist der Magen entleert; 4–5 h nach der Mahlzeit wird das Coecum erreicht; die Passage durch das Colon dauert weitere 6–8 h, und 12–24 h nach der Mahlzeit erfolgt die Defäkation. Mit erheblichen individuellen Schwankungen ist zu rechnen. Unter pathologischen Bedingungen oder unter dem Einfluß von Pharmaka kann die Magen-Darm-Passage-Zeit verkürzt oder verlängert sein. Die gastrointestinale Passagezeit kann Auswirkungen auf die Resorptionsquote von oral applizierten Arzneimitteln haben, deren Wirkstoffe sich schlecht im wässrigen Milieu des Magen-Darmtraktes lösen. Auch bei der Formulierung von Depotpräparaten (Retardzubereitungen) und → gastrointestinalen therapeutischen Systemen muß die Darmpassagezeit berücksichtigt werden.

Darreichungsformen: Pharmazeutische Zubereitung mit einem oder mehreren Wirkstoffen, meist unter Verwendung von → Hilfsstoffen, die eine genaue Dosierung und einwandfreie Anwendung am Patienten ermöglichen. Die wichtigsten Darreichungsformen sind → Tabletten, → Dragées, → Granulate, → Pulver, → Kapseln, → Salben, → Cremes, → Lotio, → Lösungen, → Puder, → Pflaster, → Suspensionen, → Pastillen, →Injektionen, → Suppositorien, → Infusionen.

Dauerinfusion: → Infusion.

DCI: Dichlorisoproterenol, experimentell eingesetzter → β-Rezeptorenblocker.

deep compartment, (engl.): → Kompartiment.

Dehydratation: Wasserverlust aus dem Organismus bzw. Wassermangelzustand; kann zu einer Veränderung der Größe der für die Verteilung von Pharmaka bedeutungsvollen Flüssigkeitsräume (→ Verteilungsräume) führen und damit die Verteilungsvolumina verändern, was Konsequenzen für die Wirkungsintensität bzw. die Dosierung hat. Eine Abnahme des → Verteilungsvolumens eines Pharmakons um einen definierten Prozentsatz würde bei im übrigen unveränderten pharmakokinetischen Bedingungen eine um den entsprechenden Prozentsatz höhere Konzentration im betroffenen Verteilungsraum bedingen, was bei manchen Stoffen ins Gewicht fallen kann. Eine Abnahme des extracellulären Flüssigkeitsvolumens um 10%–20% kann z.B. bereits nach einmaliger Gabe eines Salureticums auftreten.

Deklaration von Helsinki: Richtlinien für die medizinisch-klinische Forschung am Menschen, die der Weltärzteverband 1964 in Helsinki verabschiedet und 1975 in Tokio ergänzt hat.
Die Deklaration stellt die Funktion des Arztes in der Erhaltung der Gesundheit aller Menschen in den Vordergrund. Medizinische Forschung am Menschen ist danach nur dann als erlaubt anzusehen, wenn sie dazu beiträgt, diagnostische, therapeutische oder prophylaktische Verfahren zu verbessern sowie das Wissen über Krankheitsursachen zu erweitern. Dabei soll eindeutig differenziert werden zwischen klinischen Versuchen mit diagnostischen und therapeutischen Vorteilen für die beteiligten Patienten und jenen rein wissenschaftlichen Untersuchungen, welche diese direkten Vorteile für die beteiligten Versuchspersonen nicht besitzen. Die Sorge um die Belange der Versuchspersonen hat dabei stets Vorrang vor wissenschaftlichen Interessen. Zur Wahrung des Rechts der Versuchspersonen auf Unversehrtheit müssen daher alle Vorsichtsmaßnahmen getroffen werden, um den Persönlichkeitsbereich zu schützen und die physischen sowie psychischen Auswirkungen des Versuches so gering wie möglich zu halten. Versu-

che mit nicht überschaubaren Risiken sollen daher vom Arzt abgelehnt werden. Versuche, in deren Verlauf das Risiko den prospektiven Nutzen übersteigt, sind abzubrechen. Das Recht der Versuchspersonen, eine gegebene Zustimmung jederzeit zurückzunehmen, ist herauszustellen. Die Vorteile und Risiken eines neuen Verfahrens sind gegen die Vorteile der bis dahin besten Vergleichsmethode abzuwägen.

Wortlaut der ersten Deklaration (XVIII Generalversammlung des Weltärztebundes, offizielle Fassung eines Redaktionskomitees der Ärzteschaften deutschsprachiger Länder, Dtsch. Ärzteblatt 48 [1964] 2533–2534):

Deklaration von Helsinki
Empfehlungen an die Ärzte für die Durchführung wissenschaftlicher Versuche am Menschen

Einleitung
Die Sorge für die Gesundheit der Mitmenschen bildet die naturgemäße Aufgabe des Arztes in der menschlichen Gesellschaft. Er soll dafür in voller Übereinstimmung mit seinem Gewissen alle seine Kenntnisse einsetzen.
Das Genfer Gelöbnis des Weltärztebundes enthält das Gebot: «Die Gesundheit meines Patienten soll meine erste Sorge sein» und die Internationale Standesordnung verbietet dem Arzt, «einen Rat zu erteilen oder eine ärztliche Maßnahme prophylaktischer, diagnostischer oder therapeutischer Art vorzunehmen, die nicht im unmittelbaren Interesse des Patienten liegt». Insbesondere untersagt sie jegliche Handlung, welche eine Schwächung der körperlichen oder seelischen Widerstandskraft eines Menschen zur Folge hat und nicht therapeutisch notwendig ist.
Ein wissenschaftlicher Fortschritt im Interesse der leidenden Menschheit ist nicht denkbar, ohne die Übertragung der im Laboratoriumsversuch gewonnenen Erkenntnisse auf den Menschen. Aus dieser Überzeugung hat der Weltärztebund Empfehlungen für die Durchführung wissenschaftlicher Versuche am Menschen ausgearbeitet. Diese sollen das Verantwortungsbewußtsein der Ärzte auf der ganzen Welt festigen. Die Empfehlungen entbinden die Ärzte aber nicht von der Beachtung der strafrechtlichen, zivilrechtlichen oder berufsrechtlichen Vorschriften ihres eigenen Landes.
Bei allen wissenschaftlichen Versuchen am Menschen muß grundsätzlich unterschieden werden zwischen
Versuchen, die in erster Linie im Interesse der Behandlung des Patienten vorgenommen werden
und
Versuchen mit ausschließlich wissenschaftlicher Zielsetzung ohne Bedeutung für die ärztliche Behandlung der Versuchsperson.

I. Gemeinsame Bestimmungen
1. Die allgemeinen moralischen und wissenschaftlichen Grundsätze, wel-

che die Forschung in der Humanmedizin rechtfertigen, gelten auch für die Versuche am Menschen.
Versuche am Menschen müssen sich daher auf Labor- oder Tierversuche oder andere wissenschaftlich bewährte Methoden und Erkenntnisse stützen können.

2. Versuche am Menschen sollen nur von wissenschaftlich qualifizierten Personen ausgeführt und von einem dazu befähigten Arzt überwacht werden.
3. Versuche am Menschen dürfen nur dann durchgeführt werden, wenn die Wichtigkeit des Zwecks im Verhältnis zu der damit für die Versuchsperson verbundenen Gefahr steht.
4. Jedem Versuch am Menschen muß eine sorgfältige Abschätzung der damit verbundenen Gefahren im Vergleich zu dem vorhersehbaren Nutzen für die Versuchsperson oder für andere Personen vorangehen.
5. Der Arzt muß besondere Sorgfalt bei der Durchführung von Versuchen am Menschen üben, bei denen die Persönlichkeit der Versuchsperson möglicherweise durch Arzneimittel oder den Versuchsablauf verändert werden könnte.

II. Der therapeutische Versuch

1. Bei der Behandlung des Kranken muß dem Arzt die Anwendung einer neuen therapeutischen Maßnahme freistehen, wenn sie nach seinem Urteil die Hoffnung bietet, das Leben des Patienten zu retten, seine Gesundheit wiederherzustellen oder seine Leiden zu lindern.
   In dem Maße, in dem dies möglich und der psychologischen Verfassung des Patienten angemessen ist, muß der Arzt ihn aufklären und seine freie Zustimmung einholen. Ist der Patient rechtlich handlungsunfähig, bedarf es auch der Zustimmung des gesetzlichen Vertreters; ist er physisch handlungsunfähig, so wird seine Zustimmung durch die seines gesetzlichen Vertreters ersetzt.
2. Der Arzt kann mit dem Ziel, neue medizinische Erkenntnisse zu erlangen, den Versuch mit der Behandlung nur in dem Umfang verbinden, als es der therapeutische Wert für den Patienten rechtfertigt.

III. Der nicht-therapeutische Versuch

1. Auch bei Versuchen am Menschen zu ausschließlich wissenschaftlichen Zwecken bleibt es Aufgabe des Arztes, Leben und Gesundheit der Versuchsperson zu schützen.
2. Der Arzt muß der Versuchsperson Art und Sinn des Versuchs sowie die damit für Leben und Gesundheit verbundenen Gefahren erklären.
3. a) Versuche am Menschen dürfen nur vorgenommen werden, nachdem sich die Versuchsperson – und bei rechtlich handlungsunfähigen Personen auch ihr gesetzlicher Vertreter – aufgrund der vorausgegangenen Aufklärung mit dem Versuch freiwillig einverstanden erklärt hatte.

b) Die Versuchsperson muß sich in einem solchen geistigen, körperlichen und rechtlichen Zustand befinden, daß sie in der Lage ist, in vollem Umfang ihre freie Entscheidung zu treffen.
c) Die Zustimmungserklärung soll in der Regel schriftlich abgegeben werden. Die Verantwortung für einen Versuch am Menschen trägt jedoch immer der leitende Wissenschaftler und niemals die Versuchsperson, obgleich sie dem Versuch aus freien Stücken zugestimmt hat.

4. a) Der Versuchsleiter muß das Recht jedes Menschen auf geistige und körperliche Unversehrtheit respektieren; besondere Bedeutung kommt dieser Forderung dann zu, wenn die Versuchsperson in einem Abhängigkeitsverhältnis zu dem Leiter des Versuchs steht.
b) Der Versuchsperson oder ihrem gesetzlichen Vertreter muß es jederzeit freistehen, den Versuch abbrechen zu lassen. Der Versuchsleiter und seine Mitarbeiter sind ihrerseits verpflichtet, den Versuch abzubrechen, wenn seine Fortsetzung ihres Erachtens für die Versuchsperson Gefahren auslöst.

Depotdosis: für → Depoteffekt notwendige Einzeldosis.

Depoteffekt: Langanhaltender Effekt durch verzögerte Freigabe eines Arzneistoffes. Dies kann entweder durch die Art der Galenik in Form sogenannter → Retardformulierungen erfolgen, z.B. → Diffusionspellets, → Kristallmodifikation oder durch die Art der Arzneimittelapplikation in Kombination mit einer speziellen Galenik z.B. i.m. Injektion kristalliner Steroidsuspensionen, subcutane Implantate von Sexualhormonen, → Therapeutische Systeme, subcutane Injektionen von Komplexen (z.B. Insulin-Zn). Für diese Applikationsformen sind in der Regel höhere Dosen erforderlich. Andererseits folgt die Arzneimittelfreigabe, z.B. bei Implantaten annähernd einer → Kinetik nullter Ordnung, so daß weitgehend schwankungsfreie Blut- und Gewebe-Konzentrationen erreicht werden. Ein Depoteffekt wird auch durch die → Plasmaproteinbindung von Arzneimitteln bewirkt. Das Verhältnis freier aktiver Arzneistoff zu gebundenem ineffektivem Arzneistoff wird hierbei nach dem Massenwirkungsgesetz reguliert, so daß in Relation zur Konzentration des zirkulierenden freien Anteils successiv eine Freigabe des proteingebundenen Anteils erfolgt. Eine Art physiologischer Depoteffekt wird auch bei jenen Arzneistoffen erzeugt, welche einem → enterophepatischen Kreislauf unterliegen.

Depotpräparate: → Depoteffekt.

Dermale Applikation: → cutane Applikation (→ therapeutische Systeme).

Dermale Resorption: → cutane Resorption.

Desaggregation: Aufhebung bzw. Rückgängigmachen der → Aggregation.

Design: Formaler Gesamtaufbau des Prüfplanes einer → klinischen Prüfung. Beinhaltet Fragestellung, Anforderungen medizinischer und statistischer Art an ein geeignetes Patientenkollektiv (Einschlußkriterien, Ausschlußkriterien, Restriktionen und Kautelen, → Vergleichsgruppenbildung, → Randomisierung, → Homogenisation, Dosierungsrahmen, ethische und juristische Gesichtspunkte (z.B. → informed consent), Prüfmodus (z.B. → Blindtechnik, Aufbau der einzelnen Prüfperioden), Prüfparameter, Meßvorschriften (Frequenz, Dauer, Analytik), Beurteilungskriterien, Aufbau des Testbogens. Vor Beginn einer klinischen Prüfung sind alle Details des Prüfplanes schriftlich zu fixieren und müssen im Rahmen der Untersuchung genau und vollständig eingehalten werden. Die vollständige und detaillierte Ausarbeitung und Durchführung des Designs sind die Basis des → kontrollierten Versuches.

Desintegration: Zerfall einer festen Arzneiform (→ Tablette, → Kapsel etc.) in kleinere Partikel; geht der Lösung des Wirkstoffes in der Magen-Darmflüssigkeit voraus und ist für das Resorptionsverhalten mitbestimmend.

Desalkylierung, oxidative: oxidative Abspaltung eines Alkylrestes aus einer N-, O-, oder S-Alkylgruppierung. Die desalkylierenden Enzyme finden sich in den Mikrosomen der Leber, ferner auch in Niere, Lunge und anderen Organen: ihre Funktion ist an die Anwesenheit von NADPH und O_2 gebunden. Insbesondere die N-Desalkylierung spielt eine wesentliche Rolle bei der → Biotransformation von Pharmaka. Das katalysierende Enzymsystem ist bei einem breiten Spektrum vorwiegend lipophiler Verbindungen wirksam und führt zur Spaltung von C—N-Bindungen, bei denen der Stickstoff in Form eines Amins, Amids, Carbamats oder Sulfonamids vorliegen kann. Auf diese Weise werden z.B. Ephedrin, Morphin, Imipramin, Trimethadion, Chlordiazepoxid, Diazepam, Probenecid, Nalorphin und Levallorphan metabolisiert.

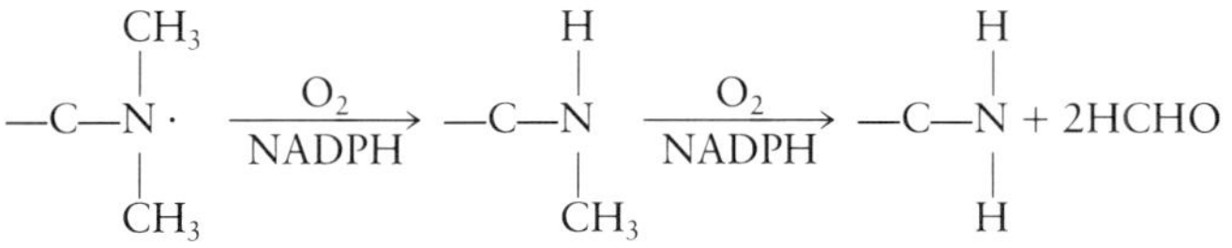

N-Desalkylierung

Die O-Desalkylierung (Spaltung von Ätherbindungen) findet sich u.a. bei Codein, Phenacetin und Griseofulvin, während die S-Desalkylierung nur eine untergeordnete Bedeutung hat.

Die bei der Desalkylierung entstehenden Metabolite werden teilweise in freier Form, teilweise nach → Konjugation ausgeschieden.

Detoxikation: Entgiftung eines Stoffes, z. B. durch → Biotransformationsvorgänge im Organismus.

DHB: häufig gebrauchte Abkürzung für das Neuroleptikum **Dehydrobenz**peridol.

DHE: **Dihydroergotamin.**

Dialyse: Trennung gelöster Teilchen nach ihrer Größe auf Grund von Diffusion durch eine semipermeable Membran. Klinisch genutzt z. B. bei → Hämodialyse.

Diffusion: die Neigung gasförmiger, flüssiger oder fester Stoffe sich ohne Einwirkung äußerer Kräfte (passiv) über alle ihnen zugänglichen Räume zu verteilen oder sich miteinander zu mischen, wobei es zu einem Ausgleich bestehender Konzentrationsdifferenzen kommt. In Form der → Membrandiffusion wichtigster Mechanismus für den Transfer lipophiler Pharmaka durch biologische Barrieren. – Kleine lipidunlösliche Pharmaka können biologische Barrieren über inter- oder intracelluläre hydrophile → Poren u. a. ebenfalls mittels Diffusion passieren. Die Diffusion ist im Gegensatz zu spezifischen und speziell aktiven Transportmechanismen ein passiver, stoffwechselunabhängiger, ungerichteter, nur dem Konzentrationsgefälle folgender Prozeß.

Diffusion, erleichterte: → Erleichterte Diffusion.

Diffusionsverhalten der Pharmaka: wird in Abhängigkeit vom biologischen Milieu bzw. von biologischen Strukturen durch chemische und physikalische Eigenschaften der Verbindung, wie → Molekülgröße und -form, → Lipid- und → Wasserlöslichkeit, → Lipid/Wasserverteilungskoeffizient, → Säure-/Basencharakter, → Dissoziationskonstante (→ pK_a-Wert), bestimmt.

Digestion: → Mazeration bei erhöhter Temperatur. Klinisch: Verdauung.

dil.: (dilutus), verdünnt, Rezeptanweisung.

Dipolbindung: chemische Bindungsart, welche die Bindung nichtionisierter aber polarer Pharmaka an geladene Rezeptormoleküle (Ion-Dipol-Bindung) oder an eine nicht-ionisierte heteropolare Gruppe eines Rezeptors (Dipol-Dipol-Bindung) ermöglicht. Die Bindungsfestigkeit nimmt von der

Dipol-Dipol-Bindung über die Ion-Dipol-Bindung zur → Ionenbindung zu. Die Dipoleigenschaft basiert auf der asymmetrischen Verteilung der Bindungselektronen und freier Elektronenpaare im Molekül.

Beispiel Wasser:

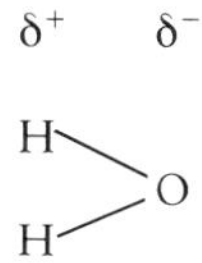

Dies trifft auch für zahlreiche nicht-ionisierte Pharmaka zu, d. h., daß sie Dipole darstellen, die sich im elektrischen Feld orientieren (Orientierungspolarisation), z. B. Carbonyl-, Ester-, Äther-, Amidgruppen.

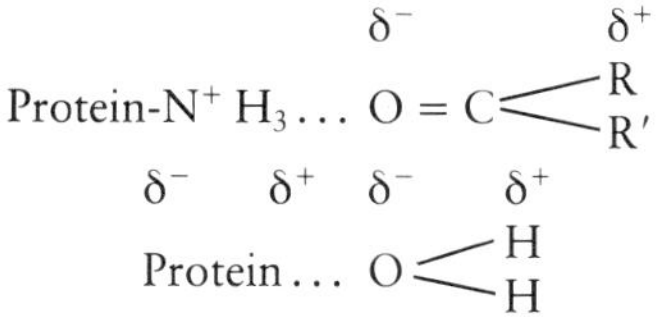

Ion – Dipol-Bindung

Dipol – Dipol-Bindung

Dispersion: (Dispersität), mehr oder weniger feine, gleichmäßige Verteilung von zwei oder mehreren Stoffen, die ineinander unlöslich sind.
Im einfachsten Fall eines Zweikomponentensystems wird die feinzerteilte (dispergierte) Komponente als innere Phase bezeichnet, die zusammenhängende Komponente als äußere Phase (Dispersionsmittel).
Je nach Größe der dispergierten Komponente ist eine Einteilung der dispersen Systeme möglich:

Teilchengröße	SI-Einheit	disperses System	
> 1 μm	10^{-6} m	Komponenten visiuell erkennbar	makroskopisch bis mikroskopische Teilchen
10^{-4} – 10^{-7} cm	10^{-6} – 10^{-9} m	kolloiddisperse Systeme mit Tyndall-Effekt	Gel bis Sol
10^{-7} – 10^{-9} cm	10^{-9} – 10^{-11} m	molekular-disperse Verteilung	echte Lösung

Typische Beispiele für Dispersionen sind → Emulsion, → Suspension.

Dispersionsgrad: Feinheit der Verteilung gegenseitig nicht löslicher Komponenten ineinander. → Dispersion.

Disposition: übergreifender Begriff für die Prozesse der → Verteilung, → Biotransformation, → Exkretion.

Dissoziationskonstante (K_a): 1) Kenngröße für die Spaltung eines Substrat-Proteinkomplexes. Sie stellt den Kehrwert der → Assoziationskonstante dar.
2) Gleichgewichtskonstante bei der Elektrolytdissoziation; läßt sich für Säuren berechnen nach der Gleichung:

$$K_a = \frac{[A^-] \cdot [H^+]}{[AH]}$$

[AH] = molare Konzentration der nicht dissoziierten Säure;
$[A^-]$ = molare Konzentration des bei der Dissoziation entstehenden Säureanions;
$[H^+]$ = molare Konzentration der bei der Dissoziation entstehenden Wasserstoffionen.

Für Basen läßt sich unter Berücksichtigung der Tatsache, daß sie Protonenakzeptoren sind, der K_a-Wert wie folgt berechnen:

$$K_a = \frac{[B] \cdot [H^+]}{[BH^+]}$$

[B] = molare Konzentration der freien (ungeladenen) Base;
$[BH^+]$ = molare Konzentration der protonierten Base;
$[H^+]$ = molare Konzentration der bei der Entladung von $[BH^+]$ freiwerdenden Wasserstoffionen.

Aus rechnerischen Gründen wird anstelle des K_a-Wertes gewöhnlich sein mit –1 multiplizierter Logarithmus pK_a ($pK_a = -\log K_a$) verwendet. Unter Berücksichtigung des pH-Wertes des Lösungsmittels ergibt sich pK_a nach der → Henderson-Hasselbalch-Gleichung. Zahlenmäßig entspricht der pK_a-Wert einer Verbindung näherungsweise dem pH-Wert des Lösungsmittels, bei dem ein Gleichgewicht zwischen ionisierten und nicht-ionisierten Anteilen des Moleküls besteht. Der pK_a-Wert ist eine wichtige Kenngröße für Pharmaka mit Elektrolytcharakter; er ist ein für jede Säure oder Base spezifischer Parameter, der in Abhängigkeit vom pH-Wert des biologischen Milieus für den Ionisationsgrad, somit für die Löslichkeit von Pharmaka und infolgedessen vor allem für deren Permeationsfähigkeit beim Durchtritt durch biologische Barrieren maßgeblich ist: In der nichtionisierten Form ist ein Molekül lipophil und daher gut permeationsfähig, in der ionisierten Form dagegen hydrophil und schlecht permeationsfähig (→ Ionisation).

Tabelle: pK_a-Werte einiger Pharmaka

Säuren		Basen	
Sulfinpyrazon	2,8	Diazepam	3,3
Benzylpenicillin	2,8	Chlordiazepoxid	4,6
Oxacillin	2,9	Pindolol	4,6
PAS	3,2	Codein	6,0
Carbenicillin	3,3	Mepivacain	7,6
Probenecid	3,4	Lidocain	7,9
Ethacrynsäure	3,5	Morphin	8,05
Acetylsalicylsäure	3,5	Bupivacain	8,1
Furosemid	3,8	Tetracain	8,5
Ibuprofen	4,4	Methadon	8,6
Indometacin	4,5	Pethidin	8,7
Phenylbutazon	4,5	Theophyllin	8,75
Dicoumarol	5,7	Procain	8,9
Triamteren	6,2	Procainamid	9,2
Sulfadiazin	6,4	Allopurinol	9,4
Thiopental	7,3	Propranolol	9,45
Phenobarbital	7,6	Imipramin	9,5
Hexobarbital	8,2	Atropin	9,8
		Amphetamin	9,9
		Terbutalin	10,1

Distribution: → Verteilung.

Distributionskoeffizient: → Verteilungskoeffizient.

DL 50: (**D**osis **l**etalis 50). Dosis, bei der 50% der Versuchstiere getötet werden. Synonym LD 50.

DLM: (**D**osis **l**etalis **m**inima). Kleinste tödliche Dosis für eine bestimmte Tierart.

DMSO: **D**i**m**ethyl**s**ulf**o**xyd, Penetrationsvermittler. Fördert die cutane Resorption von Wirkstoffen.

DOC: **D**es**o**xy**c**orticosteron, Mineralcorticoid.

DOCA: **D**es**o**xy**c**orticosteron**a**cetat. Therapeutisch eingesetzter Essigsäureester des → DOC. Führt zu NaCl-Retention und gesteigerter K-Exkretion.

DOM: 2,5-**D**imeth**o**xy-4-**m**ethylamphetamin. Halluzinogener Stoff.

Dominante Halbwertszeit: Plasmahalbwertszeit derjenigen Phase der Plasma-Konzentrations-Zeitkurve eines Mehr-Kompartiment-Modells, die

den größten Anteil zur Gesamtfläche unter dieser Kurve beisteuert. Bei den meisten Pharmaka handelt es sich um die Halbwertszeit der Eliminationsphase (β-Phase).
(→ Plasmahalbwertszeit)

Dopa: 3,4-Dihydroxyphenylalanin, Oxidationsprodukt aus Phenylalanin und Vorstufe des Dopamins.

Doppelblindstudie: → Blindstudie.

Dose-ranging: → Dosisfindung.

Dosierungsintervall: Zeitintervall zwischen den Verabreichungszeitpunkten. In der Pharmakokinetik mit Symbol τ bezeichnet.

Dosierungsintervall, relatives (ε): das in → Halbwertszeiten ($t_{1/2}$) gemessene → Dosierungsintervall (τ):

$$\varepsilon = \frac{\tau}{t_{1/2}}$$

Dosierungsschema: Programm zur Verabreichung eines Arzneimittels. Beinhaltet Dosis, Applikationsfrequenz, Behandlungsdauer und Applikationsart.
Ein Dosierungsschema kann stets nur eine allgemeine Richtlinie sein und muß für den individuellen Fall modifiziert werden, um spezielle Gegebenheiten wie Schweregrad der Erkrankung, Begleiterkrankungen, Alter, Begleittherapien, individuelle Empfindlichkeit etc. zu berücksichtigen. Dies ist insbesondere bei Arzneimitteln mit geringer → therapeutischer Breite, z. B. Herzglykosiden, zu beachten. Als Ausgangspunkt für die individuelle Behandlung besitzen Dosierungsschemata jedoch eine Berechtigung, da sie aufgrund der klinischen Erfahrungswerte, für die statistisch überwiegende Anzahl der Patienten, die geeignete Dosierung wiedergeben (→ biologische Variabilität).

Dosis: applizierte Menge eines Stoffes.

Dosisabhängige Kinetik: → Kinetische Prozesse.

Dosisabhängigkeit: → Wirkung, Dosisabhängigkeit.

Dosisfindung: Ermittlung der effektiven Dosis eines neuen Arzneistoffes. Im Rahmen der klinischen Pharmakologie (→ Phase I der klinischen Prüfung) wird dabei der Arzneistoff, ausgehend von den erhobenen Daten des

Tierversuches, in Bruchteilen der dort eruierten Effektivdosen, an gesunde, freiwillige Probanden verabreicht (zuerst, wenn möglich, stets oral) und in bestimmten Zeitintervallen, stufenweise bis zur Auslösung einer erwünschten pharmakodynamischen Effektes gesteigert. Die Dosisfindung im Humanversuch ist eine der schwierigsten und problematischsten Untersuchungen im Bereich der klinischen Pharmakologie und muß stets unter allen erdenklichen Kautelen erfolgen. Da die effektauslösenden Dosen verschiedener Substanzen, z. B. Antiarrhythmika, über den therapeutisch erforderlichen liegen, sollte hier die Dosisfindung nicht an Gesunden, sondern spezifisch erkrankten Patienten vorgenommen werden.

Dosisproportionale Resorption: → Resorption, welche weitgehend nach den Gesetzen des → Passiven Transportes, also konzentrationsabhängig, erfolgt. Findet sich bei den Arzneistoffen mit guter → Lipophilie.

Dosistitration: Empirische Einstellung eines Patienten auf die für ihn geeignete individuelle Wirkstoffmenge.

Dosisstrom: Infusionsrate (Menge pro Zeiteinheit) eines Arzneimittels bei kontinuierlicher intravenöser Infusion (vgl. → Infusion).

Dosis-Wirkungskurve: Graphische Darstellung der Dosis- bzw. Konzentrationsabhängigkeit von Pharmakawirkungen. Dosis-Wirkungs-Beziehungen können graphisch in Form von → Häufigkeitsverteilungen, → Summenprozentkurven bzw. -geraden (→ Wahrscheinlichkeitsnetz) und Regressionsgeraden oder -kurven wiedergegeben werden (vgl. auch → Konzentrations-Wirkungs-Kurve, → Therapeutische Breite, → Variabilität, biologische, → Wirkung, Dosisabhängigkeit, → Zeit-Wirkungs-Kurve).

Dostsches Prinzip: → Gesetz der Korrespondierenden Flächen.

DPH: häufig gebrauchte Abkürzung für das Antiepileptikum **D**i**p**henyl**h**ydantoin.

dpm: (**d**esintegrations **p**er **m**inute). Begriff der Nuklearmedizin. Anzahl der Zerfälle eines Radioisotops pro Minute, → cpm.

Drag: →Dragee, Darreichungsform.

Dragée: Orale feste Arzneiform. Sie besteht aus einem meist bikonkaven Kern, der mit einer lückenlosen und gleichmäßigen, häufig gefärbten, Zuckerschicht überzogen ist. Zweck: → Tabletten, überzogene.

Droge: Im deutschsprachigen Raum als Naturprodukt definiert z. B. ge-

trocknete Pflanzen oder Pflanzenteile, wie Blätter, Blüten, Rinden, Stengel, Wurzel, etc. oder getrocknete Tiere oder Tierteile, wie spanische Fliegen, Drüsen etc., die als Arzneimittel verwendet werden. Im *allgemeinen Sprachgebrauch:* → Betäubungsmittel.
Die anglo-amerikanische Bezeichnung *drug* wird demgegenüber mit gleicher Bedeutung gebraucht wie die deutschen Begriffe: a) → Arzneimittel; b) → Pharmakon; c) Droge im Sinn von → Betäubungsmittel.

Drop-outs: Patienten, die aus verschiedenen Gründen, z.B. Auftreten unerwünschter Wirkungen (→ Nebenwirkungen), mangelnder → Compliance etc. aus einer → klinischen Prüfung herausgehen bzw. herausgenommen werden.

Drug: vgl. → Droge.

drug interactions: → Interaktionen.

D_{tox}: (Dosis toxica). Dosis, welche in der Regel Schädigungen bewirkt.

E

E: Epinephrin, überwiegend im anglo-amerikanischen Sprachgebrauch verwandtes Synonym für Adrenalin.

EACA: häufig gebrauchte Abkürzung für die fibrinolytisch wirkende Epsilon-Amino-Capron-Säure (acid).

ACDEU: Early clinical drug evaluation units.

ECF: (Extracellular fluid), Extracelluläre Flüssigkeit.

ECR: → Extracellulärer Raum.

ED: im klinischen Sprachgebrauch: Einzeldosis. Im pharmakologischen Bereich: Effektivdosis. Hier in der Regel mit einem Zahlenwert z.B. → ED 50 versehen.

ED 50: mittlere Effektivdosis; eine pharmakologische Kenngröße, die dem Zweck dient, die biologische Wirkung von Pharmaka zahlenmäßig zu erfassen, indem Dosis oder Konzentration des Wirkstoffes zum ausgelösten

Effekt in Beziehung gesetzt und durch einen Zahlenwert charakterisiert werden. Die ED 50 bezeichnet die Dosis des Pharmakons, die bei 50% der Individuen einer Population statistisch gesehen den zu erwartenden Effekt auslöst.

Effektivdosis (ED): Dosis, die einen definierten Effekt auslöst; in Verbindung mit einem Zahlenwert, z. B. → ED 50, kennzeichnet sie die Dosis eines Pharmakons, die bei dem durch den Zahlenwert angegebenen Prozentsatz der Individuen eines Kollektivs die betreffende Wirkung auslöst.

EHWZ: verschiedentlich gebrauchte Abkürzung für **E**liminations**h**alb**w**ert**z**eit, → $t_{50\%}$.

Einbettung: Gleichmäßige Verteilung eines Wirkstoffes in einem zusammenhängenden Gerüst eines indifferenten Hilfsstoffes zum Zweck der kontrollierten Freisetzung.
Als Einbettungsmatrix kommen sowohl im Organismus abbaubare als auch nicht abbaubare Hilfsstoffe zur Verwendung, wodurch sich – vereinfachend – zwei Möglichkeiten zur gesteuerten Wirkstofffreisetzung ergeben:
1. Nicht abbaubare Hilfsstoffe (Cellulosederivate, Polymere, Alginate) quellen in den Gastrointestinalsäften zu einer schwammartigen Matrix auf und geben den Wirkstoff durch Lösungs- und Diffusionsvorgänge frei. In der Regel wird das unverdaute, leere Gerüst mit dem Stuhl ausgeschieden.
2. Verdauliche Hilfsstoffe (Cellulosederivate, Polymere) und solche mit beschränkter Wasserlöslichkeit werden durch die Verdauungssäfte erosionsartig abgebaut und ermöglichen so die Freigabe des Wirkstoffes. Gleiches gilt für Lipide (Triglyceride) als Matrixsubstanzen: Ihr Abbau erfolgt über die enzymatische Hydrolyse durch Lipasen im Dünndarm.

Einfach-Blindstudie: → Blindstudie.

Einfache Rezeptoren: → Rezeptoren.

Einheitsmembran: (unit membrane) hypothetisches Modell der → Zellmembran bzw. intracellulärer Membranstukturen, das sich auf chemische, elektrophysiologische und elektronenmikroskopische Befunde stützt. Danach ist die Einheitsmembran 8–10 nm stark und besteht aus einer Doppellage palisadenförmig angeordneter Lipidmoleküle, die beidseitig von je einer Schicht netzförmig angeordneter Proteinmoleküle begrenzt wird. Mit Hilfe dieses Membranmodells lassen sich die Wirkungen mancher membranaktiver Pharmaka und der Transfer lipophiler Pharmaka durch biologische Barrieren erklären. Die Passage hydrophiler Stoffe erfordert zusätzliche Membranstrukturen bzw. Transportmechanismen, wie z. B. hydrophile → Poren oder membrangebundene → Carrier (vgl. → Zellmembran).

Ein-Kompartiment-Modell: Das einfachste der → Kompartiment-Modelle zur Betrachtung der Konzentrationsverläufe eines applizierten Pharmakons im biologischen System von Mensch oder Tier. Das zugrunde liegende Schema hierfür ist:

$$\text{Pharmakon} \xrightarrow{k_a} \boxed{\text{Körper}} \xrightarrow{k_e} \text{Ausscheidung}$$

Ein wechselseitiger Austausch von Substanzmengen mit anderen Kompartimenten des biologischen Systems wird bei diesem Modell nicht berücksichtigt. Die mathematische Beschreibung für intravasale Applikation erfolgt durch den → reinen Eliminationsprozeß, bei dem die → Anfangskonzentration und die Eliminationskonstante k_e als Parameter auftreten, die extravasale Verabreichung wird durch die → Bateman-Funktion mit den Größen → fiktive Anfangskonzentration, der → Invasions(geschwindigkeits)konstanten k_a und der → Eliminations(geschwindigkeits)konstanten k_e dargestellt.
Beispiel: ein oral applizierter Stoff wird aus dem Gastrointestinum nur in dem Kompartiment Blut verteilt und ausschließlich von dort über die Niere eliminiert. Als Untersuchungskompartiment dient hierbei die Blutbahn.

Einschlußverbindungen: Verbindungen, bei denen gasförmige, flüssige oder feste Atome oder Moleküle (Gast) in die Hohlräume einer Wirtssubstanz eingeschlossen sind. Sie entstehen beim Auskristallisieren aus einer Lösung, die sowohl die Wirts- als auch die Gastsubstanz enthält. Die eingeschlossene Gastsubstanz wird im Allgemeinen beim Auflösen wieder freigesetzt.
Beispiel: Einschluß von Kohlenwasserstoffen in Harnstoff, von Jod in Amylose, von Edelgasen in Hydrochinon.
Über den Weg der Einschlußverbindungen können Pharmaka (als Gastsubstanz) besser löslich gemacht werden.

Einwilligung: → informed consent.

Einzeldosis-Applikation: Dosierungsschema, bei dem die nächstfolgende Dosis eines Arzneimittels erst verabreicht wird, wenn die vorangehende Dosis vollständig eliminiert ist.

Einzelpartikel: → Korngröße.

Eiweißbindung: → Plasmaproteinbindung.

Elimination: unter dem Begriff Elimination von Pharmaka werden alle Prozesse zusammengefaßt, die zu einer Konzentrationsabnahme des primär applizierten Stoffes am Wirkort bzw. in einem → Kompartiment, wie z. B. dem Gefäßraum, führen. Die Elimination kann erfolgen durch
1. → Umverteilung und Einlagerung des Pharmakons an Orten, an denen keine Wirkung ausgeübt wird (z. B. Nacotica im Fettgewebe);
2. Chemische Umwandlung (→ Biotransformation) des Stoffes zu einer inaktiven bzw. aktiven Verbindung;
3. Ausscheidung (Exkretion) des chemisch unveränderten Stoffes (bzw. entstandener Metabolite) in das Außenmilieu, z. B. mit Urin oder Galle.

Elimination, restriktive: Bezeichnung für Eliminationsprozesse, die sich nur auf den freien, nicht an Plasmaproteine gebundenen Anteil von Pharmaka erstrecken, insbesondere auf die Leberclearance bezogen (→ Plasmaproteinbindung).

Eliminationsgeschwindigkeitskonstante: → Eliminationskonstante.

Eliminationsgleichung: Mathematische Beschreibung der reinen Eliminationsphase. Sie läßt sich darstellen in der Form

$$c = c_o \cdot e^{-k_e \cdot t}$$

mit c_o als → fiktiver Anfangskonzentration und der → Eliminations(geschwindigkeits)konstanten k_e. Die graphische Ermittlung der Eliminationsfunktion ist in speziellen Fällen nach i. v. Applikation aus den Blutkonzentrationen möglich.

Eliminationshalbwertzeit: → Halbwertzeit; dieser Begriff wird als die Halbwertzeit verstanden, in der die Hälfte der applizierten Substanz(en) oder deren Metabolite eliminiert, d. h. über den Urin bzw. Faeces ausgeschieden wurde (auch biologische Halbwertzeit).
Die Eliminationshalbwertzeit ist ein wichtiger pharmakokinetischer Parameter; sie kann als biologische Standardgröße angesehen werden: beim selben Probanden ergibt sich für die gleiche Substanz unter den gleichen Bedingungen der gleiche Wert. Die Eliminationshalbwertzeit wurde u. a. auch zur Klassifierung einiger Arzneistoffe herangezogen, so unterteilt man Sulfonamide in kurzwirksame, mittelwirkende und langwirkende Verbindungen. Ein anderes Beispiel stellen Tetracycline dar. Die Halbwertzeit berechnet sich bei Reaktionsprozessen 1. Ordnung (→ Pharmakokinetik, lineare; → Kinetische Prozesse; → Reaktion erster Ordnung) nach

$$t_{1/2} = \frac{\ln_2}{k_e}$$

$t_{1/2}$ = Eliminationshalbwertzeit
k_e = Eliminations(geschwindigkeits)konstante.

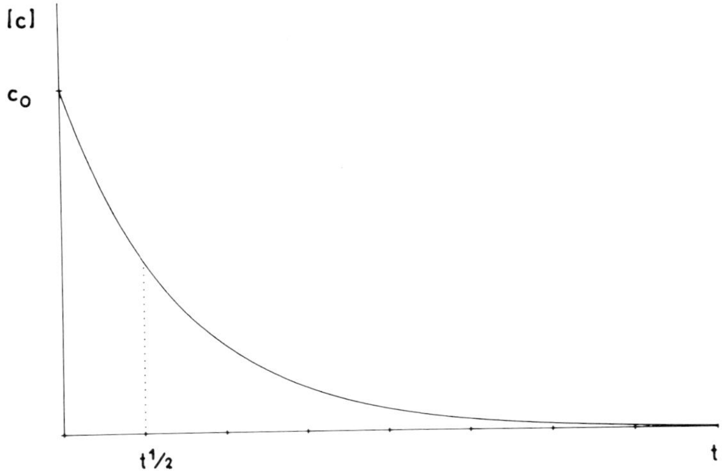

Eliminationshalbwertszeit

Eliminationshemmer: Stoffe, welche die → Elimination von Pharmaka verzögern und damit eine Wirkungsverstärkung oder Wirkungsverlängerung verursachen, indem sie z.B. die metabolische Inaktivierung oder die renale Exkretion von Pharmaka hemmen. Praktische Bedeutung haben vor allem an der Niere angreifende Exkretionshemmer (wie z.B. Probenecid, Caronamid), deren Wirkung sich gegen Pharmaka richtet, die vorwiegend durch aktive → tubuläre Sekretion ausgeschieden werden. Die Exkretionshemmer konkurrieren mit dem Pharmakon (z.B. Penicillin) um den gemeinsamen aktiven Transportmechanismus und hemmen auf diese Weise die Ausscheidung. Stoffe, die eine Veränderung des pH-Wertes des Tubulusharns verursachen, können ebenfalls eliminationshemmend wirken.
Die kompetitive oder nicht-kompetitive Hemmung arzneimetabolisierender Enzyme (z.B. durch Phenyramidol, Methylphenidat, Chloramphenicol, Disulfiram, Alkohol, Acetaminophen) kann zu einer metabolisch bedingten Eliminationshemmung führen und u.a. Ursache von → Arzneimittelinteraktionen sein (z.B. Eliminationshemmung von 6-Mercaptopurin durch Allopurinol).

Eliminationskonstante: (k_e), Rate, mit der die Konzentration einer Substanz/Zeiteinheit im → Verteilungsvolumen abfällt. Sie errechnet sich nach

$$k_e = \frac{\ln c_1 - \ln c_2}{t_2 - t_1}$$

c_1, c_2 = Stoffkonzentrationen im Meßkompartiment zu den Zeitpunkten t_1 und t_2.

Ihr Wert ist nicht unmittelbar anschaulich interpretierbar. Die → Eliminationsgleichung gibt den anteilsmäßigen Konzentrationsverlust pro Zeiteinheit an.
Beispiel: Bei einer Eliminationskonstante von k_e = 0,693 (= ln 2) werden pro Zeiteinheit 50% der im Verteilungsvolumen jeweils vorhandenen Restmenge an Substanz eliminiert, bei k_e = 1,099 (= ln 3) werden pro Zeiteinheit 66,67%, bei k_e = 2,079 (= ln 8) pro Zeiteinheit 87,5% der im Verteilungsvolumen *jeweils vorhandenen* Restmenge an Substanz eliminiert.

Eliminationsprozeß: Vorgang der → Elimination.

Eliminationsprozeß, reiner: Betrachtung der Elimination in einem → Ein-Kompartimentmodell. Die Applikation des Pharmakons erfolgt als → i. v. → Bolusinjektion.

Eluieren: Herauslösen adsorbierter Stoffe aus einem festen oder mit Flüssigkeit getränktem Adsorptionsmittel mit geeigneten flüssigen oder gasförmigen Lösungsmitteln, vor allem bei der Adsorptionschromatographie und Gaschromatographie.

EMB: Häufig benutzte Abkürzung für das Tuberkulostatikum **E**tha**m**-**b**utol.

EMD: **E**inzel**m**aximal**d**osis. Amtlich festgelegte einmalige Höchstgabe für ein Medikament. Sie darf nur bei besonderer Kennzeichnung des Rezepts (Dosisangabe mit Ausrufezeichen und Wiederholung in Worten) überschritten werden.
Im klinischen Sprachgebrauch wird die EMD als jene Dosis betrachtet, welche bei einer einzigen Applikation nicht überschritten werden soll.

Emulgator: Substanzen natürlichen oder synthetischen Ursprungs, die die Bildung und Stabilisierung von → Emulsionen ermöglichen. Es handelt sich um → grenzflächenaktive Verbindungen, die die Grenzflächenspannung zwischen den beiden nicht mischbaren Phasen der Emulsion stark reduzieren und so ein Zusammenfließen der dispergierten Phase über längere Zeit verhindern.

Emulsion: Zweiphasensystem, in dem eine Flüssigkeit in Form kleinster Tröpfchen (innere oder disperse Phase) in einer anderen mit ihr nicht mischbaren Flüssigkeit (äußere Phase oder Dispersionsmittel) feinst und gleichmäßig verteilt ist. In den meisten Fällen bestehen pharmazeutische

Emulsionen aus Ölen oder Fetten und Wasser. Ist die äußere Phase Wasser, spricht man von Öl in Wasser (O/W) Emulsion. Im allgemeinen müssen zur Herstellung von Emulsionen → Emulgatoren verwendet werden, die aufgrund ihrer besonderen physikalisch-chemischen Eigenschaften die Emulsionsbildung durch Zerteilung der inneren Phase einleiten und die Emulsion stabilisieren.

Enantiomere: optische Antipoden; Isomere, die sich zueinander wie Bild und Spiegelbild verhalten; drehen die Ebene polarisierten Lichtes in gleichem Ausmaß aber entgegengesetzter Richtung; → optische Isomerie.

Endocytose: Oberbegriff für die Transportprozesse, bei denen durch Einstülpung der Zellmembran zum Zellinneren hin und anschließende Abschnürung einer Vakuole (Pinosom) Stoffe aus dem Extracellulärraum in die Zelle aufgenommen werden. Bei der → Phagocytose gelangen auf diese Weise Partikel mit einem Durchmesser > 0,1 µm, bei der → Pinocytose Flüssigkeiten mit darin suspendierten oder gelösten Stoffen in die Zelle. Eine Sonderform der Pinocytose ist die → Cytopempsis. Endodytose auslösend können bestimmte Stoffe des extracellulären Milieus (z.B. Proteine) wirken.

Enterale Absorption: → Enterale Resorption.

Enterale Resorption: Aufnahme oral oder rectal applizierter Pharmaka aus dem Dünn-, Dick- oder Enddarm durch die jeweilige Schleimhautbarriere über das Interstitium in das Blut. Die morphologisch und funktionell voneinander abgesetzten Darmabschnitte weisen auch in bezug auf die Arzneimittelresorption gewisse Unterschiede auf.
Wichtigster Resorptionsort für Pharmaka nicht nur innerhalb des Gastro-Intestinaltraktes, sondern bezogen auf den Gesamtorganismus ist der Dünndarm. Er verfügt über eine sehr große resorbierende Oberfläche (ca. 100 m^2); aufgrund der relativ langen Passagedauer steht zudem eine lange Resorptionszeit (mehrere Stunden) zur Verfügung. Die mit einschichtigem Epithel bekleidete, gut durchblutete Schleimhaut verhält sich wie eine von kleinen intramembranalen Poren (Weite ca. 0,5–0,7 nm) durchsetzte und mit spezifischen Transporteinrichtungen versehene Barriere mit Lipidcharakter. Wichtigster Resorptionsmechanismus für Pharmaka ist die → Membrandiffusion. Aber speziell für diesen Bereich sind auch zahlreiche andere Transportvorgänge nachgewiesen worden, u.a. → Persorption, → Diffusion und → Filtration durch hydrophile → Poren, → Endocytose, → Carriertransport. Gewisse Auswirkungen auf die enterale Resorption hat das (starken Schwankungen unterworfene) Milieu im Darmlumen. Sein wäßriger Charakter setzt bei dem zu resorbierenden Pharmakon ein gewisses Maß an Wasserlöslichkeit voraus, damit die verfügbare Resorptionsfläche

genutzt werden kann. Erfahrungsgemäß werden aus dem Darm lipophile Stoffe (Chloroform/Wasser-Verteilungskoeffizient > 0,5) mit einer Wasserlöslichkeit > 1,5mg/ml gut, solche mit einer Löslichkeit < 0,15 mg/ml Wasser schlecht resorbiert. Der sich auf die Resorption von Pharmaka mit Säure- oder Basencharakter auswirkende effektive pH-Wert an der Schleimhautoberfläche des Dünndarms liegt bei ca. 5,3 (im Lumeninhalt bei 6,6); dementsprechend werden schwache Säuren ($pK_a > 2$) und schwache Basen ($pK_a < 10$) gut, starke Säuren und Basen wegen ihrer höhergradigen → Ionisation schlechter resorbiert (→ Nicht-ionische Diffusion). Im Dünndarm können zahlreiche → resorptionsbeeinflussende Faktoren zum Tragen kommen (z.B. Adsorption, Emulgierung, Komplexbildung und Hydrotropie unter Mitwirkung von Darminhaltsstoffen). Körpereigene oder der bakteriellen Darmflora entstammende Enzyme können über eine metabolische Umwandlung von Pharmaka deren Resorption bzw. darüber hinaus deren Bioverfügbarkeit verändern. Auch von der Norm abweichende Funktionszustände (z.B. verkürzte Passagedauer bei Diarrhoe, erhöhte Resorptionsrate bei Entzündungszuständen) haben Rückwirkungen auf die Resorption.

Hingewiesen sei schließlich noch auf den Abtransport eines aus dem Dünndarm resorbierten Pharmakons über den Pfortaderkreislauf zur Leber, wenn hiermit auch keine direkten Auswirkungen auf die Resorption verbunden sind; stoffwechselempfindliche Pharmaka können bereits bei der ersten Passage der Leber (→ First-pass-effect) infolge metabolischer Inaktivierung einen erheblichen Wirkungsverlust erleiden. Bei der → buccalen sowie → rectalen Applikation bzw. Resorption spielt dieser Faktor keine Rolle, da das Blut aus diesen Abschnitten des Gastrointestinaltraktes nicht über den Pfortaderkreislauf abgeführt wird.

Der Dickdarm bietet im Vergleich zum Dünndarm nur eine kleine Resorptionsfläche (ca. 1 m^2); der effektive pH-Wert liegt bei ca. 6,8; die Verweildauer des Darminhalts im Colon ist jedoch relativ lang, so daß permeationsfähige Pharmaka, die im Dünndarm nicht vollständig resorbiert worden sind, hier noch zu einem weiteren Teil aufgenommen werden können.

Da sich Biotransformationsvorgänge unter dem Einfluß bakterieller Enzyme überwiegend im Dickdarm abspielen, kommt diesem Darmteil für die Resorption solcher Stoffe besondere Bedeutung zu, die hier auf diese Weise in eine permeationsfähige Form überführt werden, z.B. auch im Rahmen des → enterohepatischen Kreislaufes.

Enterale Rückresorption (Reabsorption): erneute Aufnahme eines bereits in den Darminhalt ausgeschiedenen Stoffes in den Organismus. Diesem Prozeß können z.B. Stoffe unterliegen, die nach vorangegangener metabolischer Umwandlung in hydrophile Metabolite und biliärer Exkretion im Darm erneut Metabolisierungsprozessen, z.B. durch bakterielle Enzyme, unterzogen und auf diese Weise wieder in stärker lipophile und somit besser permeationsfähige Formen rückgeführt werden (vgl. → Enterohepatischer Kreislauf).

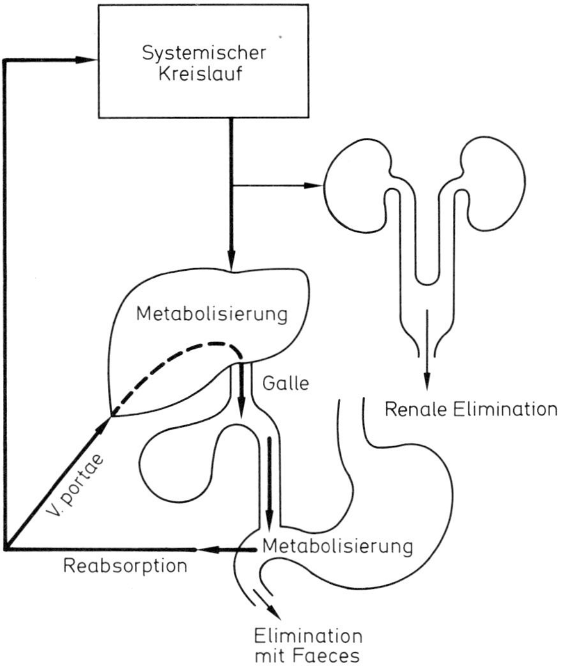

Schema des *enterohepatischen Kreislaufes*

Enterohepatischer Kreislauf: Recirculationsmechanismus verschiedener biliär exkretierter Arzneimittel. Die definitive Ausscheidung über Niere und Galle, wird bei vielen Pharmaka durch eine vorgeschaltete → Biotransformation in der Leber zu polaren Metaboliten z.B. → Glukuroniden, → Sulfatkonjugaten eingeleitet. Die gut harn- und gallengängigen Metabolite werden aufgrund ihrer Ionisation entweder in der Niere nur zu einem geringen Anteil tubulär reabsorbiert, oder nach biliärer Exkretion in den Dünndarm dort zum überwiegenden Anteil mit den Faeces ausgeschieden. Zahlreiche Arzneistoffe unterschiedlicher Gruppen werden aber im Darm, entweder unter dem Einfluß digestiver Sekretionen oder, häufiger, durch bakterielle Populationen wieder hydrolisiert und erscheinen, nach erneuter Absorption wieder im systemischen Kreislauf.

Arzneistoffe, bei denen dies nachgewiesen wurde, sind u.a. Morphin, verschiedene Sulfonamide und Penicilline, Chloramphenicol, Sexualsteroide (Oestron, Progesteron, Testosteron), Herzglykoside, Glutathion, Glycin, Taurin. Insbesondere folgende Faktoren sind für das Ausmaß des Einbezugs eines Pharmakons in den enterohepatischen Kreislauf von Bedeutung:
1. Primäre Exkretionsrate des Stoffes durch die Leber.
2. Metabolisierungsrate des Arzneistoffs im Intestinum, insbesondere die Kinetik des Abbaus der Konjugate.
3. Absorptionsrate aus dem Intestinum.
4. Verlustrate mit den Faeces.
5. Effizienz der Leber in bezug auf die Reexkretion unter Berücksichtigung der kompetitiven Exkretionsmechanismen, insbesondere der Niere. (So erniedrigt die extrahepatische Elimination die verfügbare Stoffmenge für das hepatische Recycling.)
6. Funktion der Gallenblase.

Entgiftung: → Biotransformation.

Enzymaktivitätssteigerung: kann durch Pharmaka bewirkt werden und deren biologischen Effekten zugrunde liegen, deren Biotransformation beeinflussen sowie Ursache von Interaktionen sein. Sie kann bedingt sein a) durch eine Bindung des Pharmakons an das Enzym mit Veränderung der Enzymstruktur bzw. -eigenschaften und daraus resultierender Aktivitätssteigerung; b) durch eine Korrektur ungünstiger Enzymwirkbedingungen durch das Pharmakon; c) durch eine Steigerung der Enzymsynthese = → Enzyminduktion; d) durch eine Hemmung des Enzymabbaus bei fortlaufender Enzymsynthese. – Wenn sich Enzymaktivitätssteigerungen auf Pharmaka-metabolierende Enzyme erstrecken, so können sich daraus indirekt Veränderungen der Wirkintensität oder -qualität von Pharmaka ergeben.

Enzymdefekt (Enzymanomalie): genetisch bedingte oder erworbene Abweichung der Enzymausstattung eines Individuums von der Durchschnittsnorm einer Population. Ein Enzymdefekt kann u.a. Abnormitäten der Arzneimittelbiotransformation sowie der Empfindlichkeit gegen Pharmaka zur Folge haben. Dabei kann es sich um einen Mangelzustand eines qualitativ unveränderten Enzyms oder um das Vorkommen einer atypischen Enzymvariante handeln. So beruht z.B. die verzögerte Isoniazidinaktivierung bei einem Teil der mit diesem Tuberculostaticum behandelten Patienten auf dem Mangel an einer Leberacetylase; von diesem Mangelzustand sind auch andere durch Acetylierung metabolisierte Pharmaka betroffen. Dagegen liegt der erhöhten Suxamethoniumempfindlichkeit, die sich auf einen relativ kleinen Anteil der Patienten erstreckt, eine verzögerte Inaktivierung durch eine atypische Cholinesterase zugrunde.

Enzyminduktion: Auslösung der Synthese oder einer Synthesesteigerung eines Enzyms durch das eigene Substrat, z.B. Induktion der → Mikrosomenoxidase der Leber durch Phenobarbital, wodurch der oxidative Abbau des Induktors (aber auch gegebenenfalls anwesender anderer Stoffe) beschleunigt wird. Enzyminduktion kann die Grundlage für → Gewöhnung an ein Pharmakon (Toleranzentwicklung) und für → Arzneimittelwechselwirkungen sein. Stimuliert ein Pharmakon seine eigene Metabolisierung, spricht man von Autoinduktion (z.B. Barbiturate, Phenylbutazon, Probenecid, Tolbutamid), ist diejenige anderer Stoffe betroffen von Fremdinduktion; Barbiturate bewirken z.B. nicht nur eine beschleunigte Biotransformation und somit Wirkungsabschwächungen von Barbituraten, sondern auch von Dicoumarol, Diphenylhydantoin, Östrogen, Progesteron, Testosteron, Tolbutamid.

Enzyminhibition: kann durch Pharmaka bewirkt werden und deren biologische Effekte bedingen sowie Ursache von → Interaktionen sein. Eine Enzyminhibition kann beruhen a) auf einer kompetitiven Hemmung, wobei Pharmakon und Substrat um das Enzym konkurrieren; b) auf einer nicht-kompetitiven Hemmung infolge Reaktion zwischen Pharmakon und Enzym mit konsekutiver Enzymstrukturänderung und daraus sich ergebender Minderung der Enzymaktivität; c) auf einer Hemmung der Enzymsynthese. – Erstreckt sich die Inhibition auf katabole Enzyme, so kommt es zu einem Substratstau mit → Überschußsymptomatik, erstreckt sie sich auf anabole Enzyme, so resultiert ein Mediatormangel mit entsprechender → Mangelsymptomatik. So bedingen Cholinesterasehemmstoffe z.B. eine Acetylcholinüberschußsymptomatik. Sind von der Inhibition arzneimittelmetabolisierende Enzyme betroffen, können Interaktionen resultieren. So bewirken z.B. Phenylbutazon und Dicoumarol eine Wirkungsverlängerung bzw. -verstärkung von Tolbutamid und Diphenylhydantoin auf der Basis einer Inhibition der Inaktivierung dieser Stoffe.

Ereignis, statistisches: Jedes mögliche Ergebnis eines → Versuchs. Man unterscheidet zwischen sicheren, unmöglichen und zufälligen Ereignissen. Tritt unter bestimmten Bedingungen ein Ereignis immer ein, so spricht man von einem sicheren Ereignis, dem die Wahrscheinlichkeit $p(I) = 1$ zugeordnet wird. Kann es nie eintreten, so handelt es sich um ein unmögliches Ereignis, das immer die Wahrscheinlichkeit Null hat, $p(O) = O$. Besteht dagegen die Möglichkeit des Eintretens oder Nichtauftretens, so ist es ein zufälliges Ereignis. Dieser Fall ist im eigentlichen für die Statistik von Bedeutung. Die → Wahrscheinlichkeit für ein Ereignis X liegt also stets zwischen Null und Eins,

$$O \leq p(X) \leq 1,$$

wobei die Zahlenwerte den Ereignissen durch die → zufälligen Variablen zugeordnet werden.

Erhaltungsdosis: Überwiegend bei der Therapie mit Herzglykosiden verwandter Begriff, welcher die Dosis bezeichnet, die nach → Vollsättigung täglich gegeben werden muß, um den → Vollwirkspiegel zu erhalten. Gilt analog auch für alle anderen Pharmaka mit kurzer → Eliminationshalbwertszeit.

Erhaltungs-Periode: Testzeitraum bei → klinischen Prüfungen in dem, im Anschluß an eine → Titrationsperiode, mit den dort ermittelten individuell optimalen Dosen, die Therapie fortgeführt wird.

Erhebung: statistisches Verfahren, bei dem, im Gegensatz zum → Versuch im engeren Sinne, die Einflußgröße bei jeder Beobachtungseinheit in einer bestimmten Ausprägung vorliegt und demzufolge *nicht* frei zugeteilt werden kann.
Man unterscheidet zwischen *prospektiver* und *retrospektiver* Erhebung. Bei der prospektiven Erhebung werden die Beobachtungseinheiten (zufällig) aus einer definierten Gesamtheit gewählt, bei der retrospektiven Erhebung ist die Gesamtheit nicht definiert.
Beispiel: Bei Kindern bis zu 5 Jahren ohne Immundefekt soll der Einfluß des Alters auf das Immunglobulin IGM untersucht werden.

1. Prospektive Erhebung: Es werden Kinder ohne Immundefekt im Alter bis zu 5 Jahren mit definierter Familien- und Eigenanamnese zufällig ausgewählt. Bei jedem Kind bestimmt man Alter und IGM. Die Beobachtungseinheiten werden zufällig aus einer definierten Gesamtheit gewählt.
2. Retrospektive Erhebung: Man entnimmt den Krankengeschichten des Jahres 1976 eines Kinderkrankenhauses das Alter und die IGM-Werte der bis zu 5 Jahre alten Kinder ohne Immundefekt. Bei diesem Versuchsplan können fehlende Angaben z.B. zur Familienanamnese oder zu der Art der Testseren nicht mehr ergänzt werden. Möglicherweise wurden die Bestimmungen der IGM von verschiedenen, nicht aufeinander abgestimmten Untersuchern durchgeführt; aus den Krankenunterlagen läßt sich in einigen Fällen das genaue Alter nicht ermitteln: Die Grundgesamtheit ist nicht definiert.

Erleichterte Diffusion: Form des → Carriertransportes, bei dem der transportierte Stoff nicht gegen das, sondern mit dem Konzentrationsgefälle durch die Trennschicht befördert wird. Die erleichterte Diffusion läuft schneller ab als die → Membrandiffusion und stimmt in wesentlichen Eigenschaften mit dem → aktiven Transport überein: Sie ist vom Zellstoffwechsel abhängig, kann durch Stoffwechselinhibitoren nicht-kompetitiv gehemmt werden, ist für bestimmte chemische Strukturen spezifisch; Substrate mit ähnlicher Struktur können ihren Transport gegenseitig kompetitiv hemmen.

Erwartungswert: Größe zur Charakterisierung einer → zufälligen Variablen. Der Erwartungswert einer Zufallsveränderlichen X wird mit E (X) bezeichnet und ist identisch mit ihrem → Mittelwert $\bar{x}$. Im diskreten Fall lautet die Definition

$$E(X) = \sum_i x_i \cdot p(x_i)$$

wobei $p(x_i)$ aus der → Wahrscheinlichkeitsfunktion resultiert, für stetige Zufallsveränderliche

$$E(X) = \int_{-\infty}^{\infty} x f(x) dx$$

in der f(x) die → Wahrscheinlichkeitsdichte bedeutet. Werden mehrere zufällige Variable betrachtet, deren Erwartungswert endlich ist, so gilt

$$E(X_1 + X_2 + \ldots) = E(X_1) + E(X_2) + \ldots$$

sind die Variablen unabhängig, dann ist auch

$$E(X_1 \cdot X_2 \cdot \ldots) = E(X_1) \cdot E(X_2) \cdot \ldots$$

EuAB: **Eu**ropäisches **A**rznei**b**uch. → Ph. Eur.

Exchange diffusion: → Austauschdiffusion.

Exkretion: Ausscheidung von Pharmaka oder deren Metaboliten sowie endogenen Stoffen aus dem Organismus. Die Exkretion ist der → Elimination, unter pharmakokinetischen Gesichtspunkten der → Evasion zugeordnet. Die Exkretion kann → renal, → intestinal, → biliär, → pulmonal und in geringem Maß auch über exokrine Drüsen (Speichel-, Schweiß-, Tränen-, Milchdrüsen) erfolgen.

Exkretion, biliär: Ausscheidung von Pharmaka oder deren Metaboliten sowie endogenen Stoffen über die Leber mit der Gallenflüssigkeit in den Darm. Die Passage aus den Leberparenchymzellen in die Gallenkapillaren erfolgt in erster Linie durch Diffusion; für bestimmte Stoffe existieren ferner spezifische Transportmechanismen. Beispiele für biliär ausgeschiedene Stoffe sind Penicillin, Chloramphenicol, Tetracyclin, Digitoxin. Biliär in den Darm gelangte Stoffe können in Abhängigkeit von ihren physikalisch-chemischen Eigenschaften und den im Darmlumen und Blut bestehenden Konzentrationsverhältnissen erneut resorbiert werden (→ enterohepatischer Kreislauf). Die biliäre Exkretion fällt demnach vor allem für solche

Pharmaka ins Gewicht, die aus dem Darm nicht rückresorbiert werden können.

Exkretion, cutan: Ausscheidung von Stoffen durch die Haut bzw. ihre Anhangsgebilde. Eine cutane Exkretion ist für verschiedene Pharmaka nachgewiesen worden (z. B. Abgabe von Griseofulvin über die Schweißdrüsen an die Körperoberfläche); sie spielt für die Elimination von Arzneimitteln quantitativ im allgemeinen keine große Rolle. Unter klimatischen Verhältnissen, die eine stärkere Schweißsekretion bedingen, können manche Stoffe jedoch (z. B. Fluoride) zu einem erheblichen Anteil über die Hautoberfläche ausgeschieden werden.

Exkretion, intestinal: bezieht sich ausschließlich auf die Passage permeationsfähiger Verbindungen aus dem Gefäß- bzw. Extracellulärraum durch die Schleimhautbarriere in das Darmlumen und deren Ausscheidung mit den Faeces, nicht auf anderweitig (mit Speichel, Magen-Darmsekreten, Gallenflüssigkeit, abgeschilferten Epithelien) dorthin gelangte Stoffe bzw. nicht resorbierte Anteile eines oral applizierten Pharmakons. Aufgrund der relativ langen intestinalen Passagedauer, des relativen Mangels an Konzentrierungsmechanismen und des begrenzten Volumens der Faeces spielt die intestinale Exkretion quantitativ eine vergleichsweise geringe Rolle.

Exkretion, pulmonal: Ausscheidung gas- oder dampfförmiger Pharmaka oder entsprechender Abbauprodukte über die Lunge. Die pulmonale Exkretion erfolgt überwiegend durch Diffusion in Richtung des Druckgradienten. Fällt z. B. im Verlauf einer Inhalationsnarkose der Partialdruck des Therapiegases in der Alveolarluft unter den Dampfdruck des im Blut gelösten Gases ab, so diffundiert dieses aus dem Blut in den Alveolarraum.

Exkretion, renal: qualitativ und quantitativ wichtigster Weg für die Ausscheidung von Pharmaka oder deren Metaboliten aus dem Organismus. Die Exkretionsgröße wird von der → glomerulären Filtration bestimmt und kann zusätzlich von aktiven → tubulären Sekretions- und passiven → tubulären Rückresorptionsprozessen abhängig sein. In den Glomerulumkapillaren bestehen, bedingt durch die vergleichsweise große Porenfläche und den relativ hohen hydrostatischen Druck, besonders günstige Voraussetzungen für → Filtrationsvorgänge. Durch zusätzliche aktive tubuläre Sekretion kann die Exkretion vorwiegend hydrophiler Stoffe mit dem Charakter organischer Säuren bzw. Basen erheblich beschleunigt werden. Durch passive tubuläre → Rückresorption können bereits filtrierte (oder sezernierte) Stoffe aus der Tubulusflüssigkeit in den Organismus zurückgelangen. Die passive tubuläre Rückresorption folgt den Gesetzen der → Membrandiffusion und betrifft somit lipophile Stoffe. Diese müssen daher, um renal hinreichend ausscheidungsfähig zu werden, durch → Biotransformation in hydrophilere Zustandsformen überführt werden.

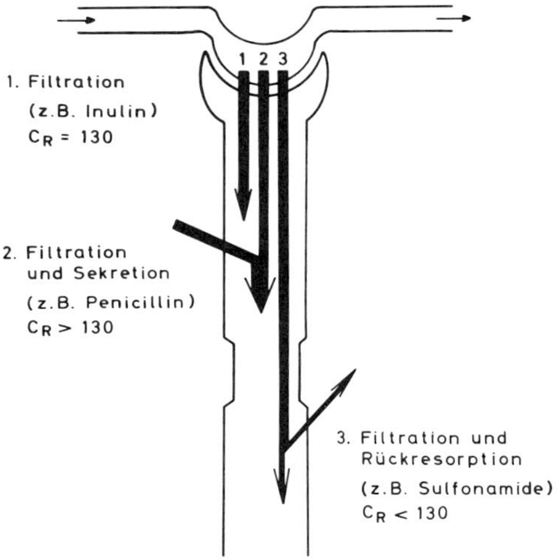

Exkretion, renal: Schematische Darstellung des Zusammenspiels von glomerulärer Filtration, tubulärer Sekretion und tubulärer Rückresorption bei der renalen Exkretion von Pharmaka (C_R = renale Clearance).
(Aus: K. Karzel, R. K. Liedtke: Allgemeine Pharmakologie, Fischer, Stuttgart/New York, 1977)

Experiment: → Versuch.

Extracelluläre Flüssigkeit: Verteilt sich entsprechend der Uneinheitlichkeit des → Extracellulärraumes auf sehr unterschiedliche Kompartimente bzw. morphologisch nicht eindeutig begrenzte Bereiche und weist keine einheitliche Zusammensetzung auf. Sie spielt insbesondere bei der Verteilung von Pharmaka im Organismus eine wesentliche Mittlerrolle. Da sie ein bevorzugt wäßriges Medium darstellt, müssen Arzneimittel über ein gewisses Maß an → Wasserlöslichkeit verfügen, um sich hinreichend in der Extracellulärflüssigkeit verteilen zu können. Für die Verteilungsvorgänge ist weiterhin der Proteinreichtum der intravasalen Extracellulärflüssigkeit (→ Plasmaproteinbindung) und die Proteinarmut der extravasalen Interstitialflüssigkeit (→ Filtration) bedeutungsvoll.
Das Plasmawasser (ca. 4,3% des Körpergewichtes) und das leicht diffusible interstitielle Wasser (ca. 11% des Körpergewichtes) bilden die Extracellulärflüssigkeit im engeren Sinn, die systemisch applizierte Pharmaka auf

ihrem Weg zum Wirkort in der Regel passieren müssen. Hiervon graduell abzugrenzen ist die schwer diffusible interstitielle Flüssigkeit (ca. 10% des Körpergewichtes). Besondere Verteilungs- bzw. Permeationsbedingungen gelten für die einzelnen Anteile der → transcellulären Flüssigkeit.

Extracelluläres Flüssigkeitsvolumen: Volumen der Flüssigkeit im → Extracellulärraum, umfaßt ca. 27% der Gesamtkörpermasse bzw. 44% des → Gesamtkörperwassers. Die extracelluläre Flüssigkeit spielt bei der Verteilung von Pharmaka im Organismus eine Rolle, ist jedoch auf kein einheitliches, in sich geschlossenes Kompartiment begrenzt (Einzelheiten: → Extracellulärraum, → Extracelluläre Flüssigkeit).

Extracellulärraum (ECR): der mit Extracellulärflüssigkeit (ECF) angefüllte Extracellulärraum ist als Verteilungsphase für Pharmaka bedeutungsvoll. Er stellt jedoch kein einheitliches → Kompartiment dar, sondern ist zu untergliedern in: a) den vom Plasmawasser eingenommenen Teil des → Gefäßraumes (ca. 4,3% des Körpergewichtes); b) die leicht diffusible interstitielle Flüssigkeitsphase (einschließlich Plasmawasser ca. 15% des Körpergewichtes); c) die schwer diffusible interstitielle Flüssigkeitsphase im dichten Bindegewebe von Knochen, Knorpeln usw. (ca. 10% des Körpergewichtes); d) die transcelluläre Flüssigkeitsphase, zu der die Flüssigkeiten im Magen-Darmtrakt, in exogenen Drüsen, Gelenken, Augenkammern, die Galle, der Urin in den ableitenden Harnwegen sowie der Liquor cerebrospinalis gezählt werden (zusammen ca. 2% des Körpergewichtes). Bei systemischer Therapie stellt die leicht diffusible interstitielle Flüssigkeitsphase in der Regel den ersten Verteilungsraum dar, den das Pharmakon auf dem Weg vom Blutgefäß zum Wirkungsort passieren muß. Nur wenige Stoffe (z.B. bestimmte Polysaccharide) bleiben selektiv und auch dies nur während einer initialen Verteilungsphase auf dieses Kompartiment beschränkt.

Extrakt: Konzentrierter, gegebenenfalls auf einen bestimmten Wirkstoffgehalt eingestellter, Auszug aus → Drogen. Man unterscheidet hierbei: Fluidextrakte, dicke Extrakte, Trockenextrakte.
Die Auszüge werden durch → Mazeration, → Perkolation etc. mit einem Lösungsmittel (Wasser, Äthanol, Aceton etc.) hergestellt, und das Lösungsmittel unter Umständen ganz oder teilweise im Vakuum entfernt.

Extraktionskoeffizient (E): Kenngröße für die enzymatische Eliminationskapazität der Leber (ggf. auch anderer Organe); bestimmt zusammen mit dem Leberblutfluß (Q) die Leberclearance (Cl_{hep}; → Clearance, hepatische). Der Extraktionskoeffizient der Leber für ein Pharmakon kann bedingt durch Veränderungen der hepatischen Enzymaktivität zu-(z.B. bei → Enzyminduktion) oder abnehmen (z.B. bei Enzyminhibition, Kompetition um das Einzym, Absättigung der Enzymkapazität).

Extraktionsrate: pharmakokinetisch synonym mit → Clearance gebrauchter Begriff.

Extrarenale Exkretion: → Exkretion biliär, → cutan, → intestinal, → pulmonal.

Exzeß: Beschreibt das Steilheitsverhalten einer praktischen statistischen Verteilung gegenüber der → Normalverteilung mit gleicher → Varianz. Sind die Exzeßwerte positiv (negativ), so verläuft die betrachtete Häufigkeitsverteilung spitzer (gedrungener) als die entsprechende Normalverteilung, d. h. das Maximum liegt höher (tiefer). Für die Gaußsche Normalverteilung ist der Exzeß gleich Null. Die Berechnung des Exzeßwertes ist eigentlich erst sinnvoll bei einem Stichprobenumfang von N > 100 und wird geschätzt durch

$$\text{Exzeß} = \frac{\sum_i f_i \cdot \left(\frac{x_i - \bar{x}}{b}\right)^4}{N \cdot s^4} - 3$$

wobei die f_i die Häufigkeit der Ergebniswerte x_i einer Klasse mit der → Klassenbreite b bedeuten sowie $\bar{x}$ den → Mittelwert und s die → Standardabweichung der betrachteten Verteilung.

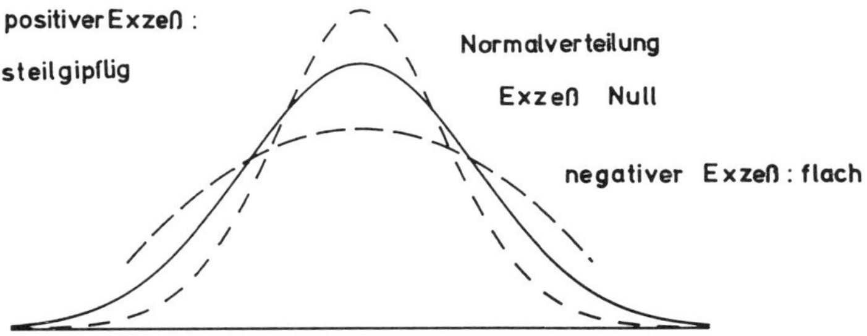

Verteilungskurven mit positivem und negativem *Exzeß;* zum Vergleich dazu die Normalverteilung, die den Exzeß Null besitzt.

F

FDA: (Food and Drug Administration). Behörde, welche in den USA für die Kontrolle des Arzneimittelwesens und die Zulassung neuer Pharmakotherapeutika zuständig ist.

Fehler 1. Art: Wird die → Nullhypothese abgelehnt, obgleich sie richtig ist, so wird ein Fehler erster Art gemacht. Das heißt, es wird ein Unterschied zwischen zwei Größen festgestellt, wenn keiner besteht.

Fehler 2. Art: Die → Nullhypothese zu akzeptieren, wenn sie falsch ist, bedeutet einen Fehler zweiter Art zu machen. Mit anderen Worten wird dabei ein Unterschied nicht entdeckt, obgleich er existiert.

Fertigarzneimittel: (entsprechend § 4 (1) des → Arzneimittelgesetzes) Arzneimittel, die im voraus hergestellt und in einer zur Abgabe an den Verbraucher bestimmten Packung in den Verkehr gebracht werden.

Fettdepots: können als Verteilungs- bzw. Umverteilungsräume für Pharmaka deren Wirkungen, insbesondere hinsichtlich Dauer und Intensität, mitbestimmen. So beruht der typische Wirkungsverlauf von i. v. Kurznarcotica z. T. auf einer → Umverteilung der lipophilen Verbindungen aus dem gut durchbluteten und daher rasch beladenen Zentralnervensystem in die schlechter durchbluteten Fettdepots. Wegen der erheblichen interindividuellen, u. a. alters- und geschlechtsabhängigen Variationen im Fettbestand des Organismus kann es in manchen Fällen bedeutungsvoll sein, ob die Fettdepots als Verteilungsraum mit erfaßt werden oder nicht, weil sich daraus insbesondere bei Pharmaka mit geringer therapeutischer Breite Dosierungskonsequenzen ergeben.

FF: Filtrationsfraktion der Niere.

FFS: Freie Fettsäuren.

FFT: (Flicker-Fusions-Test). Bestimmung der Grenze, bei der die von einer mit zunehmender Frequenz flackernden Lichtquelle (Stroboskop) ausgehenden Impulse nicht mehr getrennt wahrgenommen werden. Das Verfahren wird häufig bei psychopharmakologischen Untersuchungen zur Feststellung der zentralnervösen Vigilanz eingesetzt (z. B. Konzentrationsvermögen).

Filtration: mechanisches Verfahren zum Trennen von festen Stoffen und Flüssigkeiten, oder von festen bzw. flüssigen Partikeln und Gasen, bei dem

als treibende Kraft der Druckunterschied zwischen den beiden Seiten des Filters wirkt. Im Organismus spielen Filtrationsvorgänge eine wesentliche Rolle beim Stoffdurchtritt durch porenhaltige biologische Barrieren.
So können hydrophile Pharmaka in Abhängigkeit einerseits von ihrer Molekülgröße und -form, andererseits von der Weite (ca. 0,6 nm) der → Membranporen und der Richtung des Flüssigkeitsstromes durch die Poren die Zellmembran auf dem Filtrationsweg passieren. Größere Bedeutung besitzen Filtrationsvorgänge für den Stoffaustausch durch die Kapillarwand, wobei als wirksame Faktoren die Porenweite (3–7 nm), die Porengesamtoberfläche (0,1% der Kapillarwandfläche) und der effektive Filtrationsdruck in Rechnung zu setzen sind. In den extrarenalen Kapillaren des großen Kreislaufs fällt der hydrostatische Kapillardruck vom arteriellen zum venösen Schenkel der Kapillare von ca. 40 Torr auf 15 Torr (5,5–2,0 kPa) ab, während die anderen zum effektiven Filtrationsdruck beitragenden Faktoren (kolloid-osmotischer Druck des Plasmas und der Extracellulärflüssigkeit, mechanischer Gewebedruck) in einem definierten Kapillarbezirk relativ konstant sind. Auf dieser Basis laufen im arteriellen Kapillarschenkel Filtrationsvorgänge vom Gefäßraum zum extravasalen Raum hin ab, im venösen Schenkel dagegen in entgegengesetzter Richtung. Auf dem Filtrationsweg werden vor allem große hydrophile Verbindungen in Abhängigkeit von der Molekülgröße und Form durch die Kapillarwand transportiert, während kleinen hydrophilen sowie lipophilen Verbindungen auch andere Passagemechanismen zur Verfügung stehen. In den Kapillaren des Lungenkreislaufs sind die Voraussetzungen für eine Filtration aus dem Kapillarraum in Richtung Extracellulärraum aufgrund des niedrigen hydrostatischen Druckes ungünstiger. Eine Sonderstellung nehmen die → glomeruläre Filtration sowie die Austauschvorgänge im Bereich der Lebersinusoide ein.
Die transkapillären Filtrationsvorgänge lassen sich in nachstehende Formel fassen:

$$\frac{dv}{dt} = K \cdot A\,(P_K - h_K - P_G + h_G)$$

$\frac{dv}{dt}$ = Flüssigkeitsvolumen/Zeiteinheit
K = Filtrationskoeffizient
A = Kapillaroberfläche
P_K = Mittlerer hydrostatischer Kapillardruck
h_K = Mittlerer intrakapillärer kolloid-osmotischer Druck (ca. 25 Torr [= 3,3 kPa])
P_G = Mittlerer hydrostatischer Gewebedruck
h_G = Mittlerer extrakapillärer kolloid-osmotischer Druck (organabhängig infolge unterschiedlichen Eiweißgehaltes der Extracellulärflüssigkeit [z. B. Haut ca. 1 g%, Leber bis zu 6 g%] variabel)

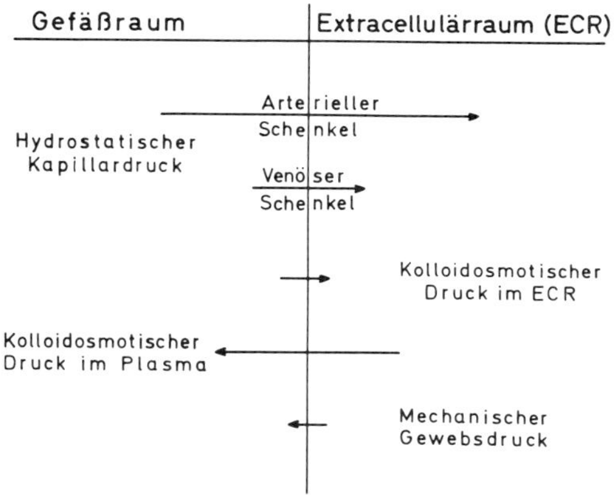

Filtration: Bei Filtrationsvorgängen im Bereich der extrarenalen Kapillaren des großen Kreislaufs wirksame Druckfaktoren. Die Pfeillänge entspricht annähernd der Größe des jeweiligen Druckes. Der Abfall des hydrostatischen Druckes im Kapillarverlauf bedingt, daß im arteriellen Kapillarschenkel filtrationsabhängige Stofftransporte aus dem vasalen in den extravasalen (z. B. Austritt intravasal injizierter Pharmaka), im venösen Schenkel dagegen Transporte aus dem extra- in den intravasalen Raum (z. B. Resorption s. c. injizierter Pharmaka) ablaufen.

F.I.P.: Fédération Internationale Pharmaceutique.

First pass effect: Verringerung der systemischen Verfügbarkeit eines enteral verabreichten Arzneistoffes durch metabolische Veränderungen während der Darmwandpermeation und der ersten Leberpassage. Da enteral applizierte Pharmaka über die V. portae zuerst die Leber passieren, kann es, je nach Ausmaß und Geschwindigkeit der dort für das entsprechende Pharmakon einsetzenden Metabolisierungsprozesse, bereits bei der ersten Passage zu einer deutlichen Reduktion an systemisch verfügbarem, aktivem Pharmakon mit konsekutiver Änderung des pharmakokinetischen Verhaltens, gegenüber der parenteralen Applikation einer gleichen Dosis, kommen.
Während ursprünglich nur die erste Leberpassage als first pass effect bezeichnet wurde, beinhaltet der Begriff inzwischen auch die potentiellen Vorgänge eines intestinalen first pass metabolism, welcher bei der Durchwanderung der Darmwand ablaufen kann.
Während z. B. das Lokalanästhetikum Lidocain und der β-Rezeptoren-Blocker Propranolol einen deutlichen hepatischen first pass effect zeigen, findet sich demgegenüber z. B. bei Isoproterenol, Chlorpromazin, Salicylamid und l-Dopa ein intestinal lokalisierter first pass metabolism mit Abnah-

me der systemischen Verfügbarkeit gegenüber der parenteralen Applikation. Die klinisch-therapeutische Relevanz der durch den first pass effect bedingten Änderungen des pharmakokinetischen Verhaltens hängt u.a. von dem Verlauf der → Dosis-Wirkungskurve und der → therapeutischen Breite des entsprechenden Pharmakons ab.

Flächensatz (Dost): → Gesetz der korrespondierenden Teilflächen.

Fließgleichgewicht: → Steady State.

Flüssigkeit, extracelluläre: → Extracelluläre Flüssigkeit.

Flüssigkeit, intracelluläre: → Intracelluläres Flüssigkeitsvolumen.

Flüssigkeit, leicht diffusible interstitielle: → Extracelluläre Flüssigkeit.

Flüssigkeit, schwer diffusible interstitielle: → Extracelluläre Flüssigkeit.

Flüssigkeit, transcelluläre: in vorgebildeten Hohlräumen des Organismus befindliche Flüssigkeiten: Liquor cerebrospinalis, Galle, Urin in den ableitenden Harnwegen, Flüssigkeiten im Magen-Darmtrakt, in exogenen Drüsen, Gelenken und Augenkammern. Die transcelluläre Flüssigkeit umfaßt ca. 2% des Körpergewichtes. Sie stellt als Verteilungsraum für Pharmaka keine einheitliche Phase dar; vielmehr sind die transcellulären Flüssigkeitsräume in einigen Organen durch spezielle → Barrieren (z.B. → Blut-Hirnschranke, → Blut-Liquorschranke) begrenzt, welche die Passage von Fremdstoffen behindern, während in anderen Organen (z.B. Niere, Leber) besonders günstige Voraussetzungen für den Stofftransport in die transcelluläre Flüssigkeit bestehen.

Flüssigkeitsräume: mit biologischen Flüssigkeiten gefüllte, morphologisch teilweise nicht eindeutig begrenzte Körperkompartimente, die als Passage- bzw. Verteilungsräume für Pharmaka Bedeutung haben. Grundsätzlich zu unterscheiden ist zwischen dem in sich nicht einheitlichen extracellulären (ca. 27% der Gesamtkörpermasse) und dem intracellulären (ca. 34% der Gesamtkörpermasse) Flüssigkeitsraum (vgl. → Gefäßraum, → Extracellulärraum, → Extracelluläre Flüssigkeit, → Extracelluläres Flüssigkeitsvolumen, → Transcelluläre Flüssigkeit, → Intracelluläres Flüssigkeitsvolumen, → Gesamtkörperwasser).

Flüssigkeitsvolumen, extracellulär: → Extracelluläres Flüssigkeitsvolumen.

Flüssigkeitsvolumen, intracellulär: → Intracelluläres Flüssigkeitsvolumen.

Fol.: (Folia), Blätter.

Folgetestpläne: → Sequenzanalyse.

Forcierte Diurese: Vergleichsweise einfaches Verfahren zur beschleunigten renalen Elimination (z.B. bei Intoxikationen, Arzneimittelüberdosierungen), bei dem vermehrt Flüssigkeit in Verbindung mit stark und rasch wirkenden Saluretika (z.B. Furosemid) und/oder Osmodiuretika (z.B. Mannit) zugeführt wird. Diese Methode ist besonders bei Stoffen, die zu einem erheblichen Anteil in unveränderter Form renal ausgeschieden werden (→ renale Dosisfraktion), wirksam; der Exkretionseffekt kann in Abhängigkeit vom Säure-/Basen-Charakter des Stoffes durch Alkalisieren oder Ansäuern des Harns verstärkt werden (→ tubuläre Rückresorption).

Forensische Toxikologie: → Toxikologie.

F-Test: statistisches → Testverfahren zur Beurteilung der → Varianzen aus zwei Stichproben. Die Nullhypothese $H_0 : s_1^2 = s_2^2 = \sigma^2$, daß sich die Varianzen der Stichproben und der → Grundgesamtheit nicht signifikant unterscheiden, wird mittels Testquotienten

$$F = \frac{s_1^2}{s_2^2} \overset{!}{<} F_T$$

mit

$$s_1^2 \geq s_2^2$$

geprüft. Die Auswertung der Nullhypothese besagt dann, daß die Varianzen der beiden Stichproben mit der angenommenen → Irrtumswahrscheinlichkeit als gleich angesehen werden können, wenn F kleiner als der Tabellenwert F_T ausfällt. Die Vergleichswerte F_T sind in Tafelwerken – geordnet nach Irrtumswahrscheinlichkeiten – für die Stichprobenumfänge n_1 und n_2 mit den Freiheitsgraden $n_1 - 1$ und $n_2 - 1$ zusammengestellt.

Freigabe: Freisetzung eines Arzneistoffes aus einer (festen) Arzneiform.

Freigabebeeinflussung: Erhöhung oder Verminderung der → Freigabegeschwindigkeit des Wirkstoffes aus einer Arzneiform durch pharmazeutische, chemische und/oder physikalisch-chemische Maßnahmen. So wird die Freigabegeschwindigkeit durch → Mikronisierung, Zusatz von → Netzmitteln, → Sprengmitteln u.ä. erhöht, durch Einbetten in Fette, polymere Kunststoffe, durch Verwendung von → Makrokristallen oder schwer löslicher Salze des Wirkstoffes herabgesetzt.

Freigabegeschwindigkeit: (v), Anteil der aus einer Arzneiform pro Zeiteinheit t freigegebenen Wirkstoffmenge m:

$$v = \frac{dm}{dt}$$

Freigabekonstante: Geschwindigkeitskonstante k für die Arzneistofffreisetzung. Der freigesetzte Wirkstoff m nach der Zeit t für die Arzneistofffreisetzung ist bei einer Freigabe

Nullter Ordnung: $m = m_0\, kt$
Erster Ordnung: $m = m_0\, e^{-kt}$

In der Praxis verläuft die Freisetzung eines Arzneistoffes nicht immer eindeutig und durchgehend nach einer bestimmten Ordnung, so daß eine Freigabe-Konstante nicht oder nur näherungsweise bestimmt werden kann (→ Kinetische Prozesse).

Freigabeprüfung: Prüfung der Freigabe des Wirkstoffes aus einer Arzneiform unter möglichst standardisierten Bedingungen, z. B. im → Half-Change-Test.

Freiname: → INN.

Fremdinduktion: → Enzyminduktion.

FVF: Flimmerverschmelzungsfrequenz, → FFT.

G

Galenik: Wissenschaft von der Formgebung und technologischen Prüfung der Arzneimittel, welche zur endgültigen geeigneten → Applikationsform eines oder mehrerer Wirkstoffe führen, Synonym mit Pharmazeutischer Technologie.

Gastrale Resorption: → Magenpassage.

Gastrointestinales Therapeutisches System: Eine pharmazeutisch-technologische Darreichungsform (Arzneireservoir), welche gewährleistet, daß ein Wirkstoff therapeutisch dosiert (abgabekontrolliert) im Gastrointestinaltrakt zur Resorption zur Verfügung steht. Dies kann z. B. durch eine speziell formulierte Ummantelung des Arzneimittels gegeben sein, so daß der Wirkstoff kontinuierlich, durch eine pH-abhängige Auflösung des Mantels mit einer gezielten Freisetzung in einem bestimmten GI-Bereich oder durch eine von außen gesteuerte Öffnung einer Kapsel in einem definierten Magen-Darm-Abschnitt (Funköffnung vor dem Röntgenschirm bei nicht-invasiver Therapie) freigesetzt wird.

Gastrointestinaltrakt: stellt das wichtigste Resorptionsorgan für Pharmaka dar (ca. 75% aller Arzneimittel werden oral appliziert), spielt als Exkretionsorgan für Pharmaka oder deren Metabolite dagegen nur eine untergeordnete Rolle (→ Exkretion, intestinal). Nahezu der gesamte Magen-Darmtrakt von der Mundhöhle bis zum Rectum mit Ausnahme des Oesophagus kann als Applikations- bzw. Resorptionsort dienen (→ Buccale Applikation, → Magenpassage, → Enterale Resorption, → Rectale Applikation).

Gaußsches Eliminationsverfahren: Rechenmethode zur Lösung von mathematisch bestimmten linearen Gleichungssystemen, d.h. für Gleichungssysteme mit nur linear verknüpften Variablen und deren Zahl an Gleichungen gleich der Anzahl der Unbekannten ist. Das Verfahren gliedert sich in zwei Etappen: die Vorwärtselimination und die Rückwärtselimination. Bei der Vorwärtsauflösung wird das Gleichungssystem derart umgeformt, d.h. die Gleichungen so miteinander verknüpft, daß unterhalb der Hauptdiagonalen nur noch Nullterme auftreten. Schematisch geht dabei das System, z.B.

$$\begin{aligned} a_{11}x_1 + a_{12}x_2 + a_{13}x_3 &= y_1 \\ a_{21}x_1 + a_{22}x_2 + a_{23}x_3 &= y_2 \\ a_{31}x_1 + a_{32}x_2 + a_{33}x_3 &= y_3 \end{aligned}$$

mit den Koeffizienten a_{ij} (i = Stellung des Koeffizienten in der Zeile, j = Spalte), den parameterfreien Größen y_i und den Unbekannten x_j über in die Gestalt

$$\begin{aligned} a_{11}x_1 + a_{12}x_2 + a_{13}x_3 &= y_1 \\ a_{22}^*x_2 + a_{23}^*x_3 &= y_2^* \\ a_{33}^*x_3 &= y_3^* \end{aligned}$$

Danach wird das so umgeformte System rückwärts, also beginnend mit x_3, dann für x_2 und schließlich für x_1 gelöst.

Gaußsches Fehlerintegral: Eine zufällige → Variable wird durch ihre → Häufigkeitsverteilung vollständig charakterisiert. Normal verteilte Zufallsveränderliche gehorchen der → Wahrscheinlichkeitsdichte der → Gaußverteilung. Interessiert nun die Wahrscheinlichkeit dafür, daß ein Beobachtungsfehler kleiner als ein bestimmter Wert ist bzw. innerhalb zweier Schranken liegt, so entspricht dies gleich der Fläche unter der Dichtefunktion innerhalb des interessierenden Intervalls. Diese läßt sich mittels des Gaußschen Fehlerintegrals bestimmen. Da die allgemeine Gleichung für eine Gaußverteilung nicht elementar integrierbar ist, wird in diesem Fall immer auf die transformierte → Standardnormalverteilung zurückgegriffen. Dafür findet man in praktisch allen statistischen Nachschlagewerken Tabellen.

Es gilt:

$$p\,(x < x_k) = \int_{-\infty}^{x_k} f\,(x)\,dx = F\,(x_k)$$

bzw.

$$p\,(x_i < x < x_k) = \int_{x_i}^{x_k} f\,(x)\,dx = F\,(x_k) - F\,(x_i)$$

wobei F (x) die integrierten Tabellenwerte bezeichnen.

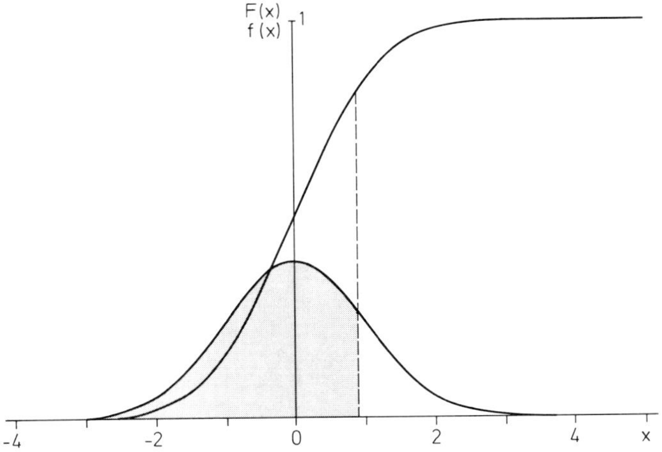

Gaußsches Fehlerintegral: Die grau unterlegte Fläche einer Gaußverteilung entspricht dem Funktionswert des Gaußschen Fehlerintegrals.

Gauß-Newton-Iterationsverfahren: → Curve fitting Verfahren, beruhend auf der → Minimierung der Summe der Fehlerquadrate bei nichtlinearer Verknüpfung der zu bestimmenden Koeffizienten. Ein Beispiel wäre die reine Invasionsphase bei der Betrachtung von Blutkonzentration – Zeit – Kurven

$$c = a\,(1 - e^{-k_a \cdot t}) = a - a \cdot e^{-k_a \cdot t}$$

Die Ausgangsgleichung lautet wie allgemein bei Ausgleichsverfahren mittels Minimierung von Fehlerquadratsummen

$$S = \sum_i \{f_i(a, b, \ldots) - y_i\}^2 \overset{!}{=} \text{Minimum}$$

und für das o. a. Beispiel mit den Meßwertpaaren (t_i, c_i)

$$S = \sum_i \{a(1 - e^{-k_a \cdot t_i}) - c_i\}^2 \overset{!}{=} \text{Minimum}$$

Da dieses Extremwertproblem nicht linear zu behandeln ist, wird die betrachtete Funktion in eine Taylorreihe entwickelt,

$$f(a+\Delta a, \; b+\Delta b, \ldots) = f(a, \; b, \ldots) + \Delta a \frac{\partial f(a, b, \ldots)}{\partial a} + \Delta b \frac{\partial f(a, b, \ldots)}{\partial b} + \ldots +$$

Ableitungsterme höherer Ordnung

Die Grundidee dabei ist, eine Funktion auch in der unmittelbaren Nachbarschaft $(a + \Delta a, b + \Delta b, \ldots)$ eines Punktes $(a, b, \ldots)$ möglichst exakt zu beschreiben, wenn für diesen der Funktionswert $f(a, b, \ldots)$ und die Ableitungen $\frac{\partial f}{\partial a}, \frac{\partial f}{\partial b}, \ldots$ bekannt sind. Geht man davon aus, daß die Differenzen $\Delta a, \Delta b, \ldots$ sehr klein sind, so kann man alle Ableitungsterme höherer als erster Ordnung vernachlässigen und der zuvor in den Koeffizienten $a, b, \ldots$ nichtlineare Funktionsansatz kann nun in deren Inkrementen $\Delta a, \Delta b, \ldots$ linear behandelt werden. Die Fehlerquadratsumme S nimmt somit die Gestalt an

$$S = \sum_i \{f_i(a, b, \ldots) + \Delta a \frac{\partial f_i(a, b, \ldots)}{\partial a} + \Delta b \frac{\partial f_i(a, b, \ldots)}{\partial b} + \ldots - y_i\}^2 \overset{!}{=} \text{Minimum}$$

oder für das Beispiel

$$S = \sum_i \{a(1 - e^{-k_a \cdot t_i}) + \Delta a(1 - e^{-k_a \cdot t_i}) + \Delta k_a (a t_i e^{-k_a \cdot t_i}) - c_i\}^2 \overset{!}{=} \text{Minimum}$$

und das resultierende Gleichungssystem

$$\frac{\partial S}{\partial \Delta a} = o, \frac{\partial S}{\partial \Delta b} = o, \ldots$$

lautet

$$\Delta a \sum_i \frac{\partial f_i}{\partial a} \cdot \frac{\partial f_i}{\partial a} + \Delta b \sum_i \frac{\partial f_i}{\partial a} \cdot \frac{\partial f_i}{\partial b} + \ldots = \sum_i \{f_i - c_i\} \frac{\partial f_i}{\partial a}$$

$$\Delta a \sum_i \frac{\partial f_i}{\partial a} \cdot \frac{\partial f_i}{\partial b} + \Delta b \sum_i \frac{\partial f_i}{\partial b} \cdot \frac{\partial f_i}{\partial b} + \ldots = \sum_i \{f_i - c_i\} \frac{\partial f_i}{\partial b}$$

$$\ldots$$

bzw.

$$\Delta a \sum_i (1 - e^{-k_a \cdot t_i})^2 - \Delta k_a \sum (1 - e^{-k_a \cdot t_i})(at_i e^{-k_a \cdot t_i})$$
$$= \sum_i (a(1 - e^{-k_a \cdot t_i}) - c_i)(1 - e^{-k_a \cdot t_i})$$

$$\Delta a \sum_i (1 - e^{-k_a \cdot t_i})(at_i e^{-k_a \cdot t_i}) + \Delta k_a \sum (at_i e^{-k_a \cdot t_i})^2$$
$$= \sum_i (a(1 - e^{-k_a \cdot t_i}) - c_i) at_i e^{-k_a \cdot t_i}$$

Zum Start dieses Iterationsverfahrens müssen Näherungswerte für die einzelnen Variablen bekannt sein, da sich die Verbesserungen immer nur bezüglich der zuvor festgesetzten Ausgangswerte bestimmen lassen. Die sukzessiv ermittelten Inkremente Δa, Δb . . . führen so zu immer besseren Ergebnissen

$$a_{neu} = a_{alt} + \Delta a$$
$$b_{neu} = b_{alt} + \Delta b$$

bis schließlich Δa, Δb, . . . so klein werden, daß das Verfahren abgebrochen werden kann. Das lineare Gleichungssystem läßt sich u. a. nach dem → Gaußschen Eliminationsverfahren lösen. Einfacher ist es mit Tisch- und Großrechenanlagen, von denen die meisten schon Lösungsmechanismen fest verdrahtet oder programmiert haben.

Gauß-Verteilung: Eine stetige → Häufigkeitsverteilung, die für die Statistik eine ganz außerordentliche Bedeutung besitzt. Sie wird auch als Normalverteilung bezeichnet. Die Gaußverteilung besitzt immer symmetrische Form und die Werte der zufälligen Variablen können im Bereich von minus Unendlich bis plus Unendlich liegen. Ihre Wahrscheinlichkeitsdichte ist gegeben durch die Beziehung

$$f(x) = \frac{1}{s\sqrt{2\pi}} e^{-\frac{1}{2}\left(\frac{x-\bar{x}}{s}\right)^2}$$

$\bar{x}$ bezeichnet den → Mittelwert der zufälligen Variablen und s deren →

Standardabweichung. Durch diese Größen ist die Gaußverteilung eindeutig bestimmt.
Wie bei allen Häufigkeitsverteilungen ist auch hierbei die Fläche unter der Dichtefunktion auf den Wert Eins festgelegt. Dies bedeutet, daß enger verlaufende und dadurch höhere Verteilungsfunktionen (durch die kleinere Standardabweichung) exaktere Aussagen ermöglichen. Der Mittelwert der zufälligen Variablen ist gegeben durch das arithmetische Mittel

$$\bar{x} = \frac{1}{n} \sum_{i=1}^{n} x_i$$

und die Varianz ergibt sich aus

$$s^2 = \frac{1}{n} \sum_{i=1}^{n} (x_i - \bar{x})^2.$$

Viele empirische → Häufigkeitsverteilungskurven lassen sich approximativ durch die Normalverteilung darstellen.
Dabei wird die → Wahrscheinlichkeitsfunktion durch Angleichung an einen kontinuierlichen Verlauf durch die Dichtefunktion der Gaußverteilung beschrieben.

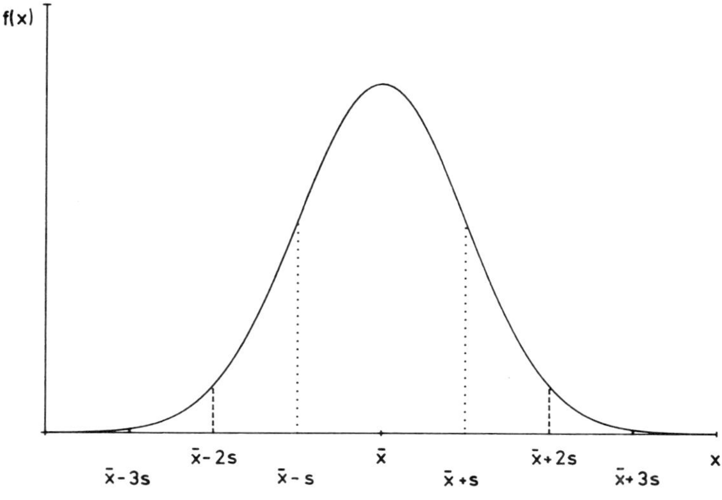

Gaußverteilung: Mit Angabe der charakterischen Bereiche $\bar{x} \pm s$, $\bar{x} \pm 2s$ und $\bar{x} \pm 3s$.

Die Gaußsche Normalverteilung läßt sich folgendermaßen interpretieren. Der Abszissenwert des Kurvenmaximums ist gleich dem Mittelwert der Zufallsvariablen. Das heißt, die Kurve ist symmetrisch zu $\bar{x}$. Die Standardabweichung gibt an, daß 68,26% der Meßwerte im Bereich $\bar{x} - s$ und $\bar{x} + s$ liegen. In dem Intervall $\bar{x} - 2s$ und $\bar{x} + 2s$ liegen 95,44% und in $\bar{x} \pm 3s$ sind 99,73% der Meßwerte. Für statistische → Tests mit z.B. 5% → Irrtumswahrscheinlichkeit wird also bestimmt, ob ein Meßwert mit rund 5%iger Wahrscheinlichkeit außerhalb des $\bar{x} \pm 2s$ Bereiches liegt. Für eine Irrtumswahrscheinlichkeit von 1% bedeutet dies in etwa, daß der Meßwert außerhalb des Bereiches $\bar{x} - 3s$ und $\bar{x} + 3s$ plaziert ist.

Gefäßraum: der von cellulären und nichtcellulären Blutbestandteilen eingenommene intravasale Raum (→ Blutvolumen).

Gegenanzeigen: → Kontraindikationen.

Gele: → Disperse Systeme, fest/flüssig, bei denen die → Kolloiddisperse Phase nicht mehr frei beweglich, sondern räumlich fixiert ist. Beispiel: Gelatine in Wasser.
Systeme fest/flüssig, bei denen die kolloid-disperse Phase noch frei beweglich ist, heißen Sole. Die Bildung von Gelen aus Solen («Koagulation») ist nicht in allen Fällen reversibel(«Peptisation»).
→ Gelbildner, → Dispersion, → Kohäsion.

Gelbildner: Stoffe, die in der Lage sind, zusammen mit Lösungsmitteln unter Volumenvergrößerung (Quellung) disperse Systeme fest/flüssig (→ Gele) zu bilden.
Eine wesentliche Eigenschaft der Moleküle von Gelbildnern ist ihre Fähigkeit, sich untereinander über Sekundärbindungen (→ v. d. Waals-Kräfte) zu einem räumlichen Gerüst zusammenzulagern, das vom Lösungsmittel durchdrungen wird (natürliche Makromoleküle, künstliche Polymere) oder sich erst in Gegenwart des Lösungsmittels aus kleineren Einheiten aufbauen (quellfähige Silikate, Alginate).
Da die Gelbildner in jedem Fall Makromoleküle sind, ist es sinnvoll, eine Einteilung in natürliche, halb- und vollsynthetische Gelbildner zu treffen.
z.B.:

1. **Natürliche** Gelbildner
   Bentonite (anorganische Tonerdesilikate)
   Alginate (Alginsäure und Salze)
   Pektin
   Traganth, Gelatine, Gummi arabicum
2. **halbsynthetische** Gelbildner
   mikrokristalline Cellulose
   Celluloseäther
3. **vollsynthetische** Gelbildner
   Polyvinylpyrrolidon (PVP; Plasmaexpander)
   Polyacrylsäure und Salze
   Silikate (anorganische Tone).

Generic name: → INN.

Geometrische Isomerie (cis-trans-Isomerie): Form der Stereoisomerie von Kohlenstoffverbindungen, charakterisiert durch unterschiedlichen Abstand von zwei nicht direkt miteinander verbundenen Atomen oder Substituenten eines Moleküls; bei der cis-Form ist die Distanz zwischen den fraglichen Substituenten stets kürzer als bei der trans-Form. Cis-trans-Isomere unterscheiden sich in ihren physikalischen und chemischen Eigenschaften und können quantitative und qualitative Differenzen pharmakologischer Wirkungen bedingen. Die cis- bzw. trans-Stellung begünstigt bzw. erschwert die Reaktion des betreffenden Substituenten mit der Rezeptoroberfläche.

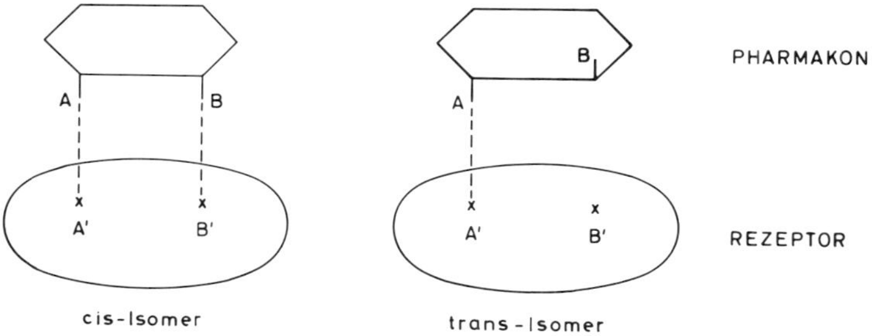

Geometrische Isomerie: Cis-trans-Isomerie. Die cis-Form ermöglicht eine effektivere Verbindung mit dem Rezeptor als die trans-Form.

Gerüstsubstanzen: Trägermaterial für orale → Depot-Arzneiformen, die eine unlösliche, poröse Matrix bilden, aus der Wirkstoffe durch Lösung und Diffusion freigesetzt werden. Als Gerüstsubstanzen werden bevorzugt eingesetzt: Cellulosederivate, Wachse, Kunststoffe wie PVC, Polyvinylacetat, Polyäthylen, Polymethacrylat.
Für die → Lyophilisierung werden ebenfalls Gerüstsubstanzen eingesetzt, um als Lyophilisat einen kompakten Pulverkuchen zu erhalten, der sich leicht und ohne Verklumpung wieder auflösen läßt.
Als Gerüstbildner werden beim Gefriertrocknen Mannit, Dextran, Saccharose, Glycin, Milchzucker, Polyvinylpyrrolidon u.ä. verwendet.

Gesamtkörperwasser: (GKW), die gesamte, aus extra- und intracellulärer Flüssigkeit bestehende Wassermenge im Organismus; spielt als → Verteilungsraum für Pharmaka eine wichtige Rolle. In dieser Phase verteilen sich viele Stoffe (z.B. Alkohol, Harnstoff, Salicylate) nach ihrer Applikation zunächst mehr oder weniger gleichmäßig. Das Volumen des Gesamtkörperwassers zeigt erhebliche altersabhängige und individuelle Variationen, was

bei der Arzneimitteldosierung zu berücksichtigen ist. Der Wasseranteil beträgt bei Neugeborenen ca. 77% des Körpergewichtes, von der Mitte des 1. Lebensjahres bis zur Pubertät bei beiden Geschlechtern ca. 61%, anschließend bis zum Alter von 50 Jahren beim Mann durchschnittlich 61%, bei der Frau 51%, im Alter über 60 Jahre 54% (Mann) bzw. 46% (Frau). Geschlechts- und individuelle Unterschiede im Wasseranteil beruhen vor allem auf Differenzen im Fettbestand des Organismus. Bei Bezug des Gesamtkörperwassers auf fettfreie Körpermasse beläuft sich der Wasseranteil des normalen Erwachsenen auf 72–73% des Körpergewichtes.
Das Gesamtkörperwasservolumen kann sich weiterhin unter pathologischen Bedingungen sowie unter dem Einfluß pharmakotherapeutischer Maßnahmen (z.B. Diuretica-, Elektrolytgaben, Infusionen) verändern.

Geschwindigkeitskonstante: Parameter, der die Rate des Pharmakontransportes pro Zeiteinheit von einem in ein anderes → Kompartiment charakterisiert, z.B. die → Eliminationsgeschwindigkeitskonstante, → Resorptionsgeschwindigkeitskonstante.

Gesetz der korrespondierenden Flächen: Aussage, daß die Fläche unter der → Konzentrations-Zeit-lurve für aus dem Blut gewonnene Wirkstoffkonzentration unabhängig vom Zeitverhalten der Invasion ist und sich nur proportional der tatsächlich im Blut erschienenen Dosis verhält. Dies läßt sich einfach beweisen. Aus dem → Integral der Blutspiegelkurve ergibt sich für die Fläche c_0/k_e. Da die → fiktive Anfangskonzentration c_0 direkt proportional der Dosis und die Fläche unabhängig von der Invasionskonstante ist, folgt die beschriebene Aussage, daß die → AUC unabhängig ist von Art und Geschwindigkeit der Applikation.

Gesetz der korrespondierenden Teilflächen: Von *Dost* postuliertes Verfahren der Pharmakokinetik zur Beschreibung des Verhaltens einer in ein beliebiges → Kompartiment (z.B. Magen) eingebrachten Wirkstoffdosis, ausschließlich aufgrund von Messungen in einem Bezugskompartiment wie Blut oder Plasma. Dazu wird ein Vorversuch mit rascher i.v.-Applikation einer genügend großen Dosis durchgeführt und gemeinsam mit dem Ergebnis aus dem Hauptversuch in eine Graphik eingetragen. Die sich zeitlich ändernden Substanzmengen *Occupancy* (die Menge, welche sich zur Zeit t im Blut befindet und dort als Konzentration c gemessen werden könnte), *Transit* (die Wirkstoffmenge, die zur Zeit t bereits irreversibel eliminiert ist), *Transfer* (dies entspricht der Summe aus Occupancy und Transit) und *Availments* (die Teilmenge, die zum Zeitpunkt t das Blut noch nicht erreicht hat, d.h. noch zur Invasion aussteht) entsprechen den grau unterlegten Teilflächen der Schaubilder.
Der mathematische Zusammenhang zwischen den Wirkstoff(teil-)mengen m_i und den entsprechenden Teilflächen F_i ist gegeben durch

$$m_i = F_i \cdot \overline{Cl}_{tot},$$

d.h. die Teilmengen berechnen sich aus dem Produkt aus Teilfläche und wirksamer → totaler Clearance. Die Flächen können dabei durch Ausschneiden und Wiegen oder durch Näherungsintegration mittels der → Trapezregel bestimmt werden. Das Gesetz der korrespondierenden Teilflächen ist unabhängig von Verfahren und mathematischer Beschreibung der Applikationsweise und des pharmakokinetischen Modells und stellt eine Erweiterung des → Gesetzes der korrespondierenden Flächen dar.

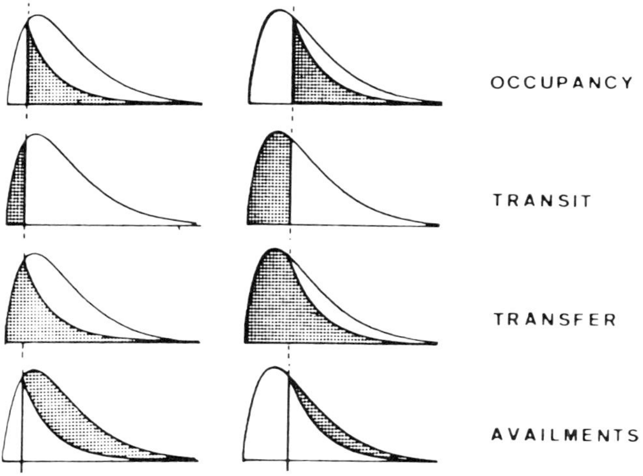

Korrespondierende Teilflächen mit den Bezeichnungen der entsprechenden Teilmengen, dargestellt für zwei Meßzeiten t′ und t″.
(n. E. Gladtke, H. M. v. Hattingberg, Pharmakokinetik, Springer, Berlin/Heidelberg/New York 1973)

Gestationspharmakologie: Schwangerschaftspharmakologie, untersucht den Einfluß von Arzneimitteln auf Embryo, Fetus und Neugeborenes. Im Rahmen der Schwangerschaft finden sich pharmakologisch einige Besonderheiten, welche durch die Entwicklung der Feto-placentaren Einheit sowie die entsprechenden endokrinen Anpassungen des mütterlichen Organismus bedingt sind.
Da tierexperimentelle Studien aufgrund der, speziesabhängig z.T. erheblich unterschiedlichen Placentamorphologie, nicht ohne weiteres übertragbar sind, andererseits sich humanpharmakologische Untersuchungen auf diesem Gebiet von selbst verbieten, sind viele Effekte erst retrospektiv über die Beobachtung von Medikamentenfehleinnahmen während der Schwangerschaft ermittelt worden. Ein besonders signifikantes Beispiel ist hierfür die

Katastrophe nach Anwendung des Thalidomid enthaltenden Contergan, welches bei zahlreichen Kindern zu ausgeprägten Extremitätenmißbildungen (Dys- und Amelien) führte. Grundsätzlich ist die Pharmakotherapie während der Gravidität, aber auch während der Stillperiode, äußerst restriktiv zu handhaben, da zahlreiche Pharmaka, die → Placentabarriere passieren oder während der Stillzeit (→ translaktale Passage) in die Muttermilch gelangen und zu irreversiblen Schädigungen bei Fetus oder Neugeborenen führen können. Prinzipiell sollten gegebenenfalls nur → Monopräparate eingesetzt werden. Zu berücksichtigen ist der Verlauf der kindlichen Entwicklung. Insbesondere während der Phase der Organogenese (15.–45. Tag) sollte, abgesehen von vitaler Notwendigkeit, auf jegliche Therapie verzichtet werden, da hier die Gefahr umfangreicher und irreversibler Mißbildungen am größten ist. Der therapeutisch *relativ* ungefährlichste Zeitraum ist das 3. Trimenon der Schwangerschaft, da hier die Organentwicklung weitgehend abgeschlossen ist. Die einzelnen Phasen der Organentwicklung und der implizierten Schädigungsmöglichkeiten sind in der untenstehenden Abbildung dargestellt.

Pharmakokinetisch findet sich bei der Schwangeren und Kreißenden ein vergrößertes → Verteilungsvolumen. Bei der Schwangeren ist die → Clearance erhöht, bei der Kreißenden erniedrigt.

Der Fetus nimmt die Pharmaka über die Placentabarriere, aber auch über das Fruchtwasser, auf und gibt sie diaplacentar wieder ab. Er zeigt aufgrund einer relativen, ontogenetisch bedingten, Enzymunreife nur eine geringe Biotransformationskapazität. Dies trifft auch noch auf das Neugeborene zu, welches zudem im Rahmen einer vier- bis sechswöchigen Adaptationsphase eine reduzierte glomeruläre und tubuläre Nierenfunktion, limitierte Eiweißbindungskapzität, erhöhten Wasserumsatz mit vergrößerter Gewebsdurchlässigkeit und einer niedrigen → Blut-Liquor-Schranke zeigt. Grundsätzlich ist daran zu denken, daß nahezu jedes Pharmakon auch über die Muttermilch, welche kein Plasmafiltrat darstellt, während des Stillvorgangs unbeabsichtigt dem Neugeborenen verabreicht werden kann.

Von der großen Zahl von Stoffen, welche im Verlaufe der Schwangerschaft kontraindiziert sind, seien als bekannteste aufgeführt: Tetracycline, Steroidhormone, Thyreostatika, Antikoagulantien vom Dicoumarol-Typ, alle Cytostatika. Die Zahl von Pharmaka mit *relativer* Kontraindikation ist groß und kann nur von Fall zu Fall bei Abwägung der gesundheitlichen Risiken von Mutter und Kind entschieden werden. Neben der Beeinträchtigung des Ungeborenen durch Pharmaka ist der Einfluß starken Rauchens und insbesondere des chronischen Alkoholabusus während der Schwangerschaft aufzuführen. Letzterer führt zu Schädigungen, welche in ihrem katastrophalen Ausmaß mit dem Einfluß kontraindizierter Pharmaka oder regelmäßiger Einnahme von Opiaten vergleichbar ist.

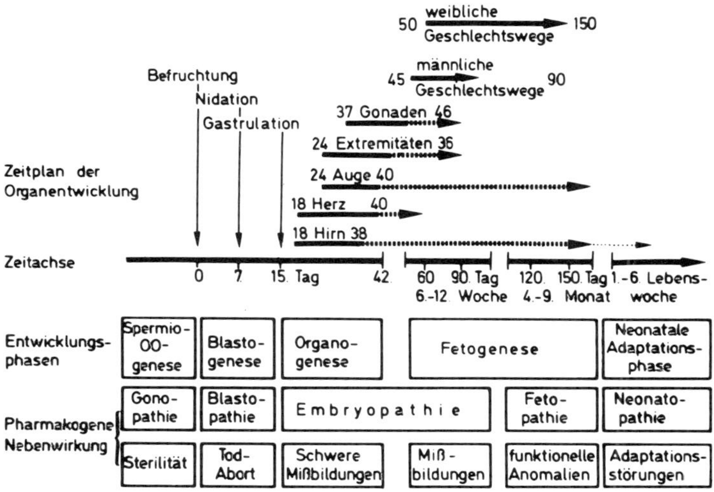

Gestationspharmakologie: Pharmakogene Nebenwirkungen und Organogenese. (n. J. Hüter, G. Lammers u. G. Schuster 1974)

Gewebespiegel: Konzentration eines Pharmakons im Gewebe, wird bei systemischer Applikation primär von der Konzentration des freien (nicht proteingebundenen) Anteils des Stoffes im Plasma bestimmt, d.h., daß sich die Konzentration des Stoffes in der extracellulären Gewebeflüssigkeit derjenigen des freien Stoffanteils im Plasma anzugleichen sucht. Für Pharmaka, die nicht an Plasmaproteine gebunden werden, die keine spezifische Affinität zu Zellproteinen oder anderen Gewebekomponenten aufweisen und permeationsfähig sind, ist darüber hinaus mit einer annähernden Gleichverteilung zwischen Blut, Extracellulärflüssigkeit und Intracellulärflüssigkeit bzw. Gewebe insgesamt zu rechnen, sofern nicht zusätzliche Faktoren, wie z.B. pH-Differenzen zwischen zwei Kompartimenten oder aktive Transportprozesse, mit im Spiel sind. Stoffe, die an Plasmaproteine gebunden werden, besitzen in der Regel auch eine Affinität zu Zellproteinen, so daß nach Einstellung eines Verteilungsgleichgewichts häufig ähnliche Gesamtkonzentrationen im Blut einerseits, Gewebe andererseits gefunden werden. Solche Verbindungen schließlich, die über eine besondere Affinität zu bestimmten Zellen, Geweben oder Organen verfügen, können in diesen eine wesentlich höhere Konzentration erreichen als im Blut oder im Durchschnitt der anderen Gewebe, z.B. lipophile Verbindungen im Fettgewebe, Jod in der Schilddrüse. Andererseits können Permeationshindernisse, wie z.B. die → Blut-Hirnschranke, in umschriebenen Kompartimenten niedrigere Konzentrationen bedingen als im Blut bzw. übrigen Organismus.

Gewerbetoxikologie: Lehre von den Giftwirkungen gewerblich angewandter Stoffe (z. B. Giftgase, Pesticide, potentielle gewerbliche Cancerogene). Ein wesentliches Anliegen der Gewerbetoxikologie besteht in der Ermittlung von Toleranzgrenzen für Arbeitsstoffe (→ MAK-Werte) und der Ausarbeitung von Schutz- und Verhütungsmaßnahmen gegen gewerbliche Intoxikationen.

Gewöhnung: gesteigerte Toleranz gegenüber Arzneimitteln. Bei verschiedenen Medikamenten kommt es nach wiederholter Gabe zu einer progredienten Unempfindlichkeit (Toleranzsteigerung) des Körpers, wodurch im Verlauf einer weiteren Behandlung zur Auslösung der gleichen Effekte die Dosis zunehmend gesteigert werden muß. Teilweise ist dieser Mechanismus, z. B. bei Barbituraten durch → Enzyminduktion zu erklären, bei der es zu Aktivitätssteigerungen der den Abbau katalysierenden Enzyme kommt. Der Begriff der Gewöhnung ist streng zu unterscheiden von dem der Gewohnheitsbildung, wie er im Rahmen der → Arzneimittelabhängigkeit gebraucht wird. Die Eigenschaft eines Arzneimittels bei kürzerer Anwendung einen Wirkungsverlust zu zeigen, wird als *Tachphylaxie* bezeichnet.

Gewohnheitsbildung: → Arzneimittelabhängigkeit.

GFR: Glomeruläre Filtrationsrate.

GI: Gastrointestinum, gastrointestinal.

Giftung: → Biotransformation, → Aktivierung.

GITS: → Gastrointestinales Therapeutisches System (→ Therapeutische Systeme).

GKW: Gesamtkörperwasser.

Glomeruläre Filtration: primärer Exkretionsmechanismus für Pharmaka und endogene Stoffe in der Niere. Die Filtrationsrate ist eine Funktion des effektiven Filtrationsdruckes (der aus dem hydrostatischen Druck in den Glomerulumkapillaren sowie dem intra- und extravasculären kolloid-osmotischen Druck resultiert), der Weite der Kapillarwandporen (ca. 3–7,5 nm) und der Porengesamtfläche (5 bis 10% der Kapillaroberfläche von ca. 2–3 m^2). Glomerulär filtriert wird das Plasmawasser mit allen darin gelösten oder verteilten Stoffen, sofern diese aufgrund ihrer Form und Größe das Glomerulumfilter passieren können. Dies ist bei Stoffen mit einem M. G. < 5000 ungehindert möglich, während Plasmaproteine und proteingebundene Pharmaka so gut wie nicht passieren. Die glomeruläre Filtrationsrate kann aufgrund der → renalen Clearance ausschließlich durch glomeruläre Filtration eliminierter Stoffe (wie z. B. Creatinin, Inulin) ermittelt werden und liegt beim Erwachsenen im Alter zwischen 20 und 50 Jahren in einer Größenordnung von ca. 120 ml/min/1,73 m^2 Körperoberfläche. Sie nimmt mit steigendem Alter ab und kann bei Niereninsuffizienz mehr oder weniger stark reduziert sein. Dies ist insbesondere bei der Dosierung von Pharmaka, die vorwiegend oder ausschließlich in unveränderter Form durch glomeruläre Filtration bzw. zusätzlich durch tubuläre Sekretion eliminiert werden, zu beachten; um → Kumulation zu vermeiden, müssen die Einzeldosen reduziert oder die → Dosierungsintervalle verlängert werden, wobei unter der Voraussetzung stabiler Verhältnisse die endogene Creatinin-Clearance als Berechnungsgrundlage herangezogen werden kann.

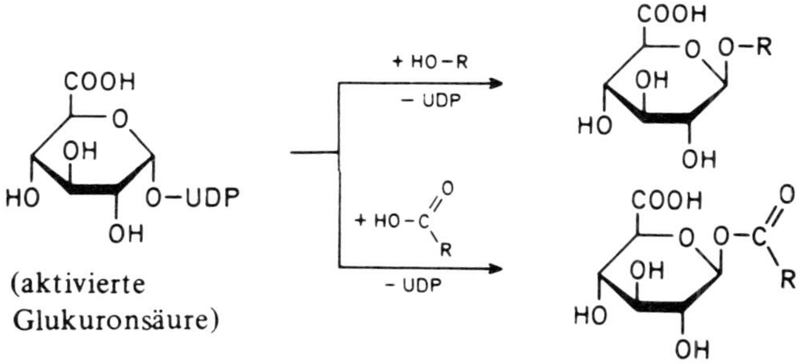

Glukuronsäurekonjugation (Äther- bzw. Esterbindung).

Glucuronsäurekonjugation: Vereinigung eines Glucuronsäuremoleküls mit einer anderen chemischen Verbindung; führt als häufig vorkommende synthetische Biotransformationsreaktion meist zu einer Inaktivierung und insbesondere verbesserten Ausscheidungsfähigkeit von Pharmaka. Als Substrate für diese Reaktion kommen Verbindungen in Frage, die eine phenolische OH-Gruppe, eine Alkohol- oder Carboxylgruppe oder ein Sulfonamidradikal enthalten. Die zu transferierende Glucuronsäure wird in der Leber durch Bindung an Uridindiphosphat (UDP) in einen aktivierten Zustand überführt. Unter dem Einfluß einer der Leber entstammenden Transferase erfolgt anschließend die Übertragung des Glucuronsäuremoleküls auf den Reaktionspartner, wobei Uridindiphosphat wieder frei wird.

Glukose-6-Phosphat-Dehydrogenase-Mangel: genetischer Defekt, welcher einem X-gebundenen, inkomplett kodominanten Vererbungsmodus folgt. Führt bei seinen Trägern nach Einnahme verschiedener Medikamente, u. a. Acetylsalicylsäure, Phenacetin, Nitrofurantoin, Chinidin, zu Nebenwirkungen in Form hämolytischer Anämien. (Synonym Favismus). → Pharmakogenetik.

GMP: Good manufacturing practice. Sachgerechte Herstellungspraxis. Richtlinien der Weltgesundheitsorganisation für die Herstellung von Arzneimitteln und die Sicherung ihrer Qualität.
Ausgehend von der Erkenntnis, daß die Qualität eines Arzneimittels nicht allein durch Kontrolle des Endprodukts zu erzielen ist, sondern planmäßig erzeugt werden muß, umfassen die GMP-Richtlinien detaillierte Anforderungen, die an Personal, Gebäude, technische Ausrüstung, Hygiene, Ausgangsmaterialien, Herstellungsvorgänge, Etikettierung und Verpackung, Qualitätskontrollsystem, Selbstprüfung, Nachweis über den Verbleib sowie an die Bearbeitung und Dokumentation von Reklamationen und Berichte über unerwünschte Nebenwirkungen zu stellen sind, um ein Maximum an Arzneimittelsicherheit zu gewährleisten.

Good manufacturing practice: → GMP.

Granulat: Haufwerke aus Körnern, meist asymmetrischer Gestalt, mit mehr oder weniger unebener, auch rauher Oberfläche, die porös sein kann. Granulate werden aus → Pulvern bzw. Pulvermischungen, oft unter Einsatz von Bindemitteln, hergestellt, um:

- die Oberfläche zu verkleinern und damit die Schüttdichte zu erhöhen,
- die Fließfähigkeit zu verbessern, um die Dosierungsgenauigkeit bei Abfüllung (z.B. in → Kapseln) oder Weiterverarbeitung (z.B. zu → Tabletten) zu erhöhen,
- die Wirkstoff-Freigabe zu beeinflussen,
- eine bessere → Benetzbarkeit zu erreichen.

Grenzflächen: Bezeichnung für die Trennfläche zweier Phasen, an der sich die Moleküle anders verhalten als im Inneren der Phase.
Überwiegen die Cohäsionskräfte, dann ist die betreffende Phase bestrebt, ihre Oberfläche zu verkleinern.
→ Benetzbarkeit, → Adsorption, → Grenzflächenaktive Stoffe.

Grenzflächenaktive Stoffe: Stoffe, die die → Grenzflächenspannung zwischen zwei nicht mischbaren Phasen, z.B. Öl/Wasser, herabsetzen.
Z.B. kann durch die Wirkung grenzflächenaktiver Stoffe die Stabilität von → Emulsionen beträchtlich erhöht oder deren Bildung überhaupt erst ermöglicht werden.

Grenzflächenspannung: Die gegenseitigen Anziehungskräfte einzelner Moleküle eines Stoffes sind nur im Inneren ausgeglichen, nicht aber an der Oberfläche. Dies führt zu einem besonders festen Zusammenhalt der obersten Molekülschicht. Die längs eines Zentimeters dieser Oberfläche wirkende Kraft heißt allgemein Grenzflächenspannung. Handelt es sich um die Grenzfläche eines Feststoffes oder einer Flüssigkeit zu einem Gas, so spricht man von Oberflächenspannung. Vgl. → Grenzflächenaktive Stoffe, → Benetzbarkeit.

Grenzkonzentration, angestrebte: die bei repetitiver oder Infusions-Applikation eines Pharmakons für die Phase des → Fließgleichgewichtes angestrebte Plasmakonzentration, die zur therapeutischen Wirkung führt. (→ Kumulationskurve)

Grenzkurven: Kurvenverlauf, der durch Verbindung der Minima bzw. Maxima der kumulierten Blutspiegel bei → Mehrfachdosierung resultiert. Die asymptotischen Grenzwerte der beiden Kurven im → steady state heißen Grenzminimum und Grenzmaximum.

Grenzminimum: → Grenzkurven.

Grenzmaximum: → Grenzkurven.

GRS: (Graphic rating scale). Stufenskala für Testmethoden.

Grundgesamtheit: Die Menge von Elementen, die untersucht oder abgeschätzt werden soll. Sie kann endlich oder unendlich groß sein. Grundsätzlich muß dabei immer gewährleistet sein, daß jedes Element der Grundgesamtheit mit gleicher Wahrscheinlichkeit als → Stichprobe gezogen werden kann.
Beispiel: Ist die Körpergröße von 25jährigen Frauen zu untersuchen, so ist die Größe die → zufällige Veränderliche und alle Frauen diesen Alters bilden die Grundgesamtheit, die in diesem Fall endlich wäre.

GTT: Glukose-Toleranz-Test. Belastungstest zur Aufdeckung eines latenten Diabetes mellitus, wobei nach oraler (→ oGTT) oder intravenöser Gabe von definierten Mengen Glukose der Blutzuckerspiegel gemessen wird. Auch anwendbar bei humanpharmakologischen Untersuchungen zur Eruierung, inwieweit unter der Behandlung mit einem Arzneistoff die Glukosetoleranz verändert wird.

gtt.: (guttae), Tropfen.

H

Hämodialyse: Verfahren zur extrakorporalen Elimination harnpflichtiger endogener Metabolite bei gestörter renaler Exkretion mittels → Dialyse (künstliche Niere). Bei medikamentös behandelten Patienten, die sich Hämodialysen unterziehen müssen, ist die Hämodialysierbarkeit der Arzneistoffe ggf. beim Dosierungsschema zu berücksichtigen. Die hämodialytische Elimination eines Stoffes wird um so größer sein, je geringgradiger seine Bindung an die Plasmaproteine ist. Nach einer Hämodialyse müssen z.B. folgende Pharmaka wegen ihrer guten Dialysierbarkeit substituiert werden: Aminoglykoside, Penicillin, Cephalosporine, Sulfonamide, Trimethoprim, Methotrexat, Aminophyllin, Methyldopa, Salicylate, Phenobarbital.
Die Hämodialyse wird ferner zur beschleunigten Elimination bei Intoxikationen mit hydrophilen hämodialysierbaren Fremdstoffen eingesetzt, z.B. Methanol, Bromide, Barbiturate, Borsäure, Lithium, Paracetamol, Salicylate. Die Hämodialyse ist effektiver als die → forcierte Diurese und die → Peritonealdialyse, aber weniger wirksam als die → Hämoperfusion.

Hämodynamische Faktoren: insbesondere das Herzzeitvolumen und die Gefäßfunktion, können für pharmakokinetische Vorgänge im Organismus mitbestimmend sein. So können z.B. alters- oder krankheitsbedingte Veränderungen des Herzzeitvolumens das Verteilungsverhalten von Pharmaka beeinflussen. Das Ausmaß der Blutströmung durch bestimmte Organe hat Bedeutung für deren Resorptions- bzw. Eliminationsfunktionen, z.B. für die Resorptions- und Exkretionsleistung der Lunge, die Eliminationskapazität der Leber (→ Clearance, hepatische) oder die renale Exkretion (→ Exkretion, renal). Auch Pharmakaeffekte auf die cardiovasculären Funktionen können Rückwirkungen auf ihre eigene Pharmakokinetik oder diejenige anderer Wirkstoffe haben.

Hämoperfusion: Extrakorporales Verfahren zur beschleunigten Elimination von Giftstoffen aus dem Organismus, bei dem das Blut über ein Adsorbens (z.B. Kohlepartikel) geleitet wird; mit diesem Adsorptionsverfahren werden im Gegensatz zur → Hämodialyse nicht nur hydrophile, sondern auch lipophile Stoffe eliminiert. Insgesamt, d.h. auch bei dialysierbaren Stoffen, ist die Hämoperfusion der Hämodialyse und anderen Verfahren zur extrakorporalen Giftelimination überlegen.

Häufigkeitsverteilung: Sie gibt an, wie oft eine → Zufallsvariable X bei Stichprobenuntersuchungen die Zahlenwerte x_i aus der → Grundgesamtheit angenommen hat. Die graphische Zuordnung der jeweiligen Häufigkeit der zufälligen Variablen definiert dann die → Häufigkeitsverteilungs-

kurve. Ist die Zufallsgröße diskreter Natur, so liegt es nahe, die Stichprobenwerte zu → Klassen zusammenzufassen und als Blockdiagramm (Histogramm) darzustellen. Bei stetigen Zufallsveränderlichen führt dies zu einer geschlossenen Verteilungskurve. Beschrieben wird eine (normierte) Häufigkeitsverteilung durch die Parameter → Mittelwert und → Varianz.
Beispiel für eine diskrete Häufigkeitsverteilung ist die → Binomialverteilung, für eine stetige Verteilung die → Normalverteilung.

Häufigkeitsverteilung, bivariable: → Häufigkeitsverteilung, bei der zwei Merkmale gleichzeitig betrachtet werden, wie Alter und Größe, Herzschlag und Atemfrequenz usw. Bivariable Häufigkeitsverteilungen lassen sich am einfachsten in Tabellenform darstellen (→ Vier-Felder-Tafel). Als Graphik ergibt sich ein dreidimensionales Diagramm mit den Merkmalen als Basisachsen und der erhaltenen Häufigkeit als räumliche Achse.

Häufigkeitsverteilungskurve: Bildliche Darstellung einer → Häufigkeitsverteilung mit der zufälligen Variablen als Abszisse und der absoluten Häufigkeit als Ordinate. Bei diskreten Zufallsveränderlichen resultiert daraus ein Stab- oder Blockdiagramm (Histogramm) (Abbildung).
Wählt man die Klassenbreiten immer enger oder verbindet man bei genügend großer Anzahl von Klassen die Ordinaten der Klassenmitten, so erhält man eine stetige Verteilungskurve (Abbildung).
Auf diese Weise lassen sich aus diskreten Verteilungen einfach stetige Verteilungskurven gewinnen, die für die praktische Auswertung in vielen Fällen vorteilhafter sind. Geht man von der Darstellung absoluter zu relativen Häufigkeiten über (Normierung), dies geschieht durch Division der absoluten Ordinatenwerte durch die Summe der Einzelhäufigkeiten

$$f_{i,\,rel} = \frac{f_{i,\,abs}}{\sum\limits_i f_{i,\,abs}}$$

so daß

$$\sum_i f_{i,\,rel} = 1$$

gilt bzw. durch Division der Funktionswerte f(x) durch die Gesamtfläche unter der Verteilungskurve,

$$f_{rel}(x) = \frac{f_{abs}(x)}{\int\limits_{-\infty}^{\infty} f_{abs}(x)dx}$$

also

$$\int_{-\infty}^{\infty} f_{rel}(x)dx = 1$$

so gehen diese im diskreten Fall in die → Wahrscheinlichkeitsfunktion bzw. bei kontinuierlicher Betrachtungsweise, in die → Wahrscheinlichkeitsdichte über.

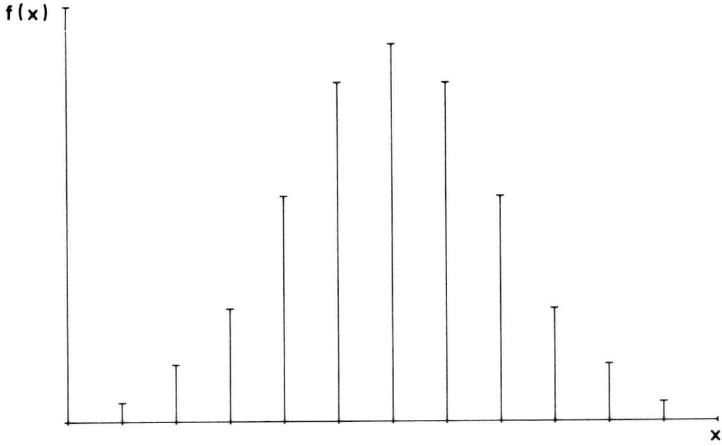

Häufigkeitsverteilungskurve (Stabdiagramm) einer diskreten Zufallsveränderlichen.

Die Größe → Mittelwert gibt dabei die Lage des Kurvenmaximums, die → Varianz die Ausdehnung der Häufigkeitsverteilungskurve an.

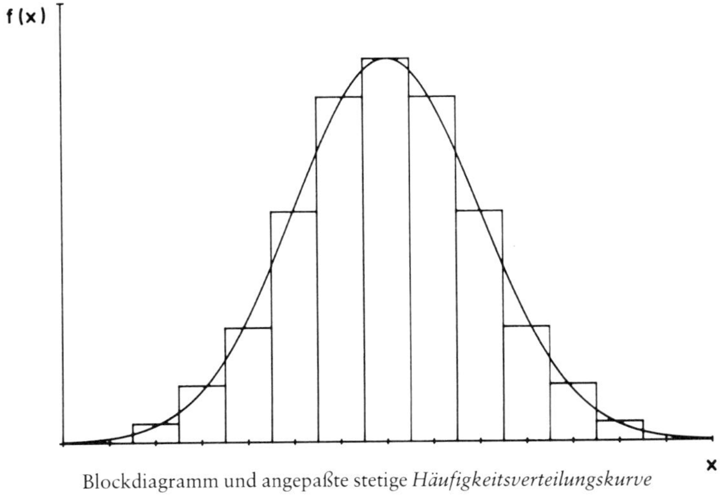

Blockdiagramm und angepaßte stetige *Häufigkeitsverteilungskurve*

Halbwertszeit: → Plasmahalbwertszeit, → Invasionshalbwertszeit, → Eliminationshalbwertszeit.

Halbwertszeit, dominante: → Dominante Halbwertszeit.

Halbwertszeit-Regel: besagt, a) daß eine Einzeldosis eines Pharmakons nach 4–5 Eliminationshalbwertszeiten nahezu vollständig (zu ca. 95%) eliminiert ist;
b) daß bei → Mehrfachdosierung der → Kumulationsgrenzwert nach 4–5 Eliminationshalbwertszeiten praktisch erreicht ist.

Half-Change-Test: Test zur in vitro Prüfung der Freisetzung des Wirkstoffes aus einer festen Arzneiform, z.B. Tablette.
Die Tablette wird zunächst bei 37° in künstlichem Magensaft pH 1,3 bewegt. In bestimmten Zeitintervallen (z.B. jeweils nach 1 Std.) wird die Hälfte der Flüssigkeit entnommen, zur Gehaltsbestimmung verwendet und durch das gleiche Volumen künstlichen Darmsaftes (pH 7,3) ersetzt. Der pH steigt somit nach jedem Wechsel an. Hierdurch werden die Verhältnisse im Magendarmtrakt simuliert. Die Half-Change-Methode gestattet es, verschiedene Formulierungen miteinander zu vergleichen.

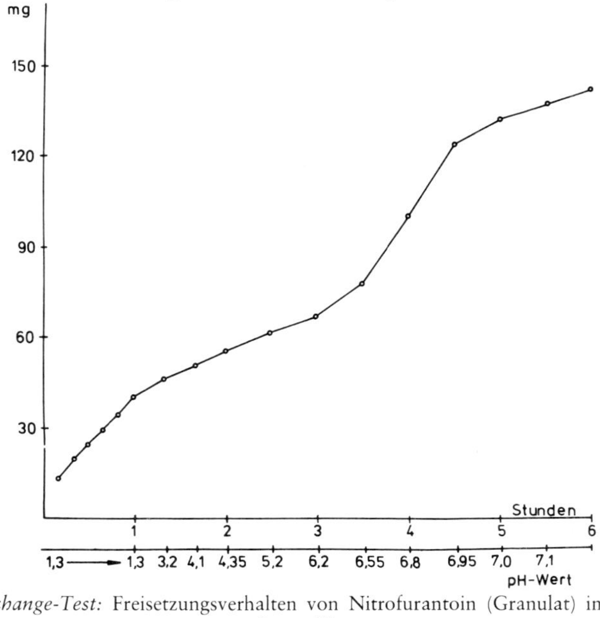

Half-change-Test: Freisetzungsverhalten von Nitrofurantoin (Granulat) im Half-change-Test.

half life time: → Halbwertszeit.

Handelsform: handelsübliche Packungsgrößen von Arzneimitteln → therapiegerechte Packungsgröße.

Handelsname: Vom Hersteller frei gewählter Name eines Fertigarzneimittels unter dem es in den Handel gebracht wird. Meist als Warenzeichen geschützt. Versehen mit ® (→ Spezialität).

Hang-over-Effect: Überhangeffekt. Unerwünschte Spät- oder Langzeitwirkung verschiedener Arzneistoffe. Im allgemeinen Sprachgebrauch z.B. eingebürgert bei Auftreten von Tagesmüdigkeit nach abendlicher Einnahme von Hypnotika, insbesondere Barbituraten und Benzodiazepinen.

Harnausscheidung, kumulative: → Kumulationskurve, → Urinsammlung.

Harnsammlung: → Urinsammlung.

Hautbarriere: schützt den Organismus gegen das Eindringen von Mikroorganismen, Viren und Fremdstoffen sowie vor dem Verlust lebenswichtiger Bestandteile, insbesondere Wasser. Die Barrierenfunktion wird in erster Linie von den tiefen Lagen der Hornschicht (Stratum corneum) ausgeübt und basiert auf deren hohem Keratin- und niedrigem Wassergehalt sowie dem Fehlen von Membranporen. Ferner wird eine funktionelle Barriere in Form einer negativ geladenen Membran diskutiert, welche die Passage von Anionen und elektrostatisch blockierten Kationen hemmt. Permeationshemmend wirkt sich ferner das Fehlen von Blutgefäßen in der Epidermis aus; Gefäße finden sich erst unterhalb der Epidermis in den Coriumpapillen. Die Hautbarriere bietet jedoch keinen absoluten Schutz. Abgesehen davon, daß die Barrierefunktion der Hornschicht sich nicht auf die Hautanhangsgebilde erstreckt, können insbesondere lipidlösliche Stoffe die Haut mehr oder weniger gut permeieren (→ cutane Resorption).

HAWIE: Hamburg-Wechsler-Intelligenz-Test für Erwachsene. Definierte Testaufgaben zur Ermittlung intellektueller und emotionaler Leistungen. Häufig eingesetzt bei psychopharmakologischen Untersuchungen. Als HAWIK existiert auch eine Testkombination für Kinder.

HCP: häufig gebrauchte Abkürzung für das antiseptisch wirkende Hexachlorophen.

HDL: (High density lipoproteins.) Nach ihrem Verhalten in der Ultrazentrifuge klassifizierte Lipoproteine hoher Dichte.

HED: Haut-Erythem-Dosis. Strahlendosis, die zu einer bemerkbaren Rötung der Haut führt (ca. 550 r, 30 r/min). Verschiedentlich zur Provokation von Hautreaktionen eingesetzt, um hiernach die curativen Effekte von Dermatotherapeutika zu beurteilen.

Henderson-Hasselbalch-Gleichung: beschreibt die quantitative Beziehung zwischen ionisiertem und nichtionisiertem Anteil saurer bzw. basischer Verbindungen in Abhängigkeit vom pH des Lösungsmittels (→ Dissoziationskonstante; → Ionisation).

$$pK_a = pH - \log \frac{[A^-]}{[AH]}$$

$$pK_a = pH - \log \frac{[B]}{[BH^+]}$$

pK_a = Dissoziationskostante (als mit minus Eins multiplizierter dekadischer Logarithmus ausgedrückt)
$[A^-]$ = Konz. des Säureanions
$[AH]$ = Konz. der undissoziierten Säure
$[B]$ = Konz. der freien Base
$[BH^+]$ = Konz. der protonierten Base

Herzzeitvolumen: → Hämodynamische Faktoren.

Hilfsstoffe: Stoffe, in der Regel ohne eigene pharmakologische Wirkung, die zur Überführung von Arzneistoffen in pharmazeutische → Darreichungsformen notwendig sind. In vielen Fällen ermöglichen sie zusätzlich die Pharmakonwirkung zu steuern und zu optimieren. Weiterhin dienen sie zur Verbesserung der Haltbarkeit, des Aussehens und Geschmacks.

Hirn-Liquorschranke: → Liquorraum.

Hit-and-run-Arzneistoffe: Pharmaka, welche noch nach ihrer → Elimination einen Effekt zeigen, da sie entweder eine → nicht-kompetitive Enzymhemmung oder eine Entleerung von Speichern endogener Mediatoren bewirken (z. B. Reserpin), welche vom Organismus erst einige Zeit nach Auslösung des Effektes wieder rekompensiert werden kann.

Homogenisation: Methode um Träger nichteinheitlicher Merkmalsverteilungen durch → Schichtung zu Versuchseinheiten zusammenzufassen.

Homologe: Chemisch nahe verwandte Verbindungen und Verbindungen mit gleichen funktionellen Gruppen z. B. $-OH$, $-NH_2$ usw., die sich nur durch die Anzahl der Kohlenstoffatome unterscheiden. Alle Glieder einer homologen Reihe lassen sich durch eine allgemeine Formel beschreiben, z. B.

CH_3OH, C_2H_5OH ... allgem. $C_nH_{2n+1}OH$.
Methanol Äthanol

h.p.c.: (hora(e) post cenam). Stunde(n) nach der Mahlzeit, Rezeptanweisung.

h.p.i.: (hora(e) post injectionem). Stunde(n) nach der Injektion.

HR: (heart rate), Herzfrequenz.

5-HT: 5-Hydroxytryptamin (= Serotonin), wirkt stark konstriktorisch auf die glatte Muskulator der Gefäße, Bronchien, den Darm und Uterus.

Humanpharmakologie: → Klinische Prüfung, Phase I.

HVA: (Homovanillicacid), Homovanillinsäure, Abbauprodukt der Catecholamine.

HWZ: → Halbwertszeit.

Hybridkonstante: Parameter, welche in der physiologischen Modelltheorie der → Pharmakokinetik zur vereinfachten Darstellung der Modellgleichungen verwendet werden. Sie werden meist mit α, β usw. bezeichnet und sind mathematisch zusammengesetzt aus den Geschwindigkeitskonstanten (→ Konstanten, pharmakokinetische) der → Verteilung und der → Elimination. Am Beispiel des → Zwei-Kompartiment-Modells stehen α und β für die Ausdrücke

$$\alpha = \frac{1}{2}[k_1+k_2+k_e + \sqrt{(k_1+k_2+k_e)^2-4k_1k_2}]$$

$$\beta = \frac{1}{2}[k_1+k_2+k_e - \sqrt{(k_1+k_2+k_e)^2-4k_1k_2}]$$

k_1, k_2 Geschwindigkeitskonstanten der Verteilung
k_e → Eliminationsgeschwindigkeitskonstante

Hybridkonstanten zählen zu den → Sekundärkonstanten.

Hydratation: → Solvatation durch Wasser.

Hydrolyse: Spaltung einer chemischen Verbindung unter Mitwirkung von Wasser nach dem Schema:

$$A{-}B + H{-}OH \longrightarrow A{-}H + B{-}OH$$

Als Biotransformationsreaktionen erstrecken sich Hydrolyseprozesse vor allem auf Pharmaka mit Ester- oder Amidstruktur. Sie können auch im Organismus nicht-enzymatisch ablaufen (z.B. unter dem Einfluß von Magensäure), werden hier aber meist durch Hydrolasen (Esterasen, Amidasen) katalysiert. Hydrolysierende Enzyme sind weit über den Organismus verbreitet und finden sich extracellulär (z.B. im Plasma) ebenso wie intracellulär (z.B. in der Leber); sie können ferner bakteriellen Ursprungs sein (z.B. im Darmlumen).

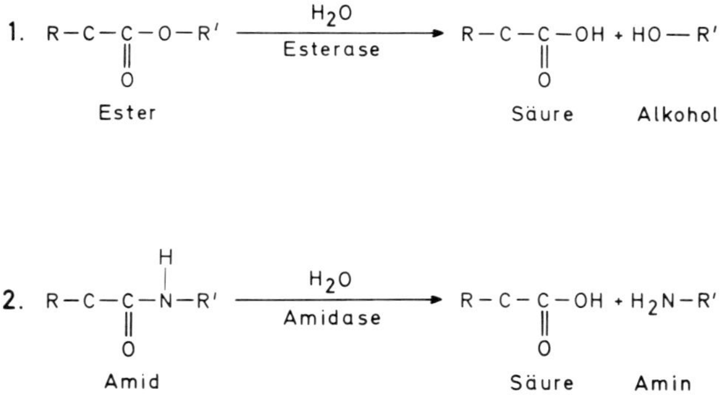

Hydrolyse: Metabolisierung von Pharmaka mit Säureester- bzw. Säureamidstruktur durch hydrolytische Spaltung. (Amide sind generell stabiler als die korrespondierenden Ester.)

Die meisten Hydrolasen sind nicht streng substratspezifisch. Substrate der Hydrolasen sind sowohl endogene Verbindungen (z.B. Acetylcholin) als auch zahlreiche Pharmaka (z.B. Acetylsalicylsäure, Atropin, Procain, Lidocain, Indometacin).

Hydrophile Poren: → Poren, hydrophile.

Hydrophilie: → Wasserlöslichkeit.

Hydrotropie: Fähigkeit konzentrierter *wäßriger* Lösungen von Alkalisalzen bestimmter organischer Säuren, wasserunlösliche organische Verbindungen zu lösen.

Hygroskopie: Eigenschaften bestimmter Feststoffe und Flüssigkeiten, aus der umgebenden Luft Wasserdampf aufzunehmen. Hygroskopische Stoffe müssen daher in gut verschlossenen Gefäßen aufbewahrt werden. Stark hygroskopische Stoffe werden zum Trocknen anderer, nicht oder weniger hygroskopischer Stoffe verwendet.

I

i.a.: intraarteriell.

IAD: Abkürzung sowohl für **I**nhibiting **a**ntibiotic **d**ose als auch **i**n**a**ctivating **d**ose.

i.c.: Als Abkürzung sowohl für **i**ntra**c**ardiale als auch **i**ntra**c**utane Applikation verwandt.

ICF: **i**ntra**c**elluläre **F**lüssigkeit.

ICR: **i**ntra**c**ellulärer **R**aum.

ID_{50}: Abkürzung sowohl für **I**nfektions**d**osis, welche 50% eines Versuchstierkollektivs infiziert (analog ED_{50}, LD_{50}), als auch **i**nhibitorische **D**osis.

Idiosynkrasie: individuelle Arzneimittelüberempfindlichkeit. Häufige Ursache von → Nebenwirkungen als Folge eines spezifischen Enzymdefektes (→ Pharmakogenetik) oder, bei Neugeborenen, entwicklungsgeschichtlich bedingter noch nicht voll ausgereifter Funktionen, der die → Biotransformation katalysierenden Enzymsysteme. Abweichende Reaktionen treten daher bereits beim ersten Kontakt auf und sind, im Gegensatz zur → Arzneimittelallergie, somit nicht die Folge eines vorhergehenden Sensibilisierungsprozesses.

IE: **I**nternationale **E**inheit, Synonym IU.

i.m.: **i**ntra**m**uskulär.

Implantat: Feste, keimfreie → Depotarzneiform, die durch einen kleinen chirurgischen Eingriff in Körpergewebe, z. B. Subcutangewebe, eingebracht wird. Überwiegend werden Hormone, z. B. Desoxycorticosteronacetat, Testosteron, Oestradiol, als Implantate verabreicht, um eine Langzeitwirkung über mehrere Monate zu erzielen. Die Implantate werden aus reinem sterilem Wirkstoff, meist ohne Verwendung von Hilfsstoffen, unter aseptischen

Bedingungen durch Schmelzen oder Verpressen hergestellt. Versuche, die Wirkungsdauer durch Implantate zu verlängern, bei denen der Wirkstoff in eine unlösliche Kunststoffmatrix eingebettet ist, haben sich nicht bewährt, da häufig Fremdkörperreaktionen auftreten und die unlösliche Matrix hiernach wieder chirurgisch entfernt werden muß.

Inaktivierung: Umwandlung von → Pharmaka, z. B. durch → Biotransformationsvorgänge im Organismus, zu pharmakologisch bzw. biologisch unwirksamen Verbindungen.

Incidenz: → Morbidität.

Induktionsphase: Einleitungsphase bei der Inhalationsanästhesie, in der sich das Anästheticum am Wirkort bis zu der für die Narkose erforderlichen Konzentration anreichert. Die Dauer der Induktionsphase ist u. a. von den physikalisch-chemischen Eigenschaften des Anästheticums abhängig: sie ist lang bei Stoffen mit hohem, kurz bei solchen mit niedrigem → Ostwaldschem Löslichkeitskoeffizienten. Sie kann abgekürzt werden, indem initial eine höhere Anästheticumkonzentration angeboten wird, als für die Aufrechterhaltung des Vollnarkosespiegels erforderlich ist.

Informed consent: Einwilligung nach Aufklärung. Versuchspersonen dürfen im allgemeinen nur dann in die → klinische Prüfung eines Arzneimittels einbezogen werden, wenn sie ausdrücklich zustimmen. Der Zustimmung muß eine eingehende Aufklärung über das Ausmaß, Nutzen und Risiken der Prüfung vorausgehen. Der informed consent ist auch im → AMG für die Untersuchung neuer Arzneimittel vorgeschrieben.

Infusion: Zufuhr größerer Flüssigkeitsmengen zur Substitution von Körperflüssigkeiten, häufig unter Zusatz spezifisch wirksamer Arzneimittel. Unabhängig vom Flüssigkeitsersatz müssen manche Pharmaka mit kurzer Eliminationsalbwertzeit per infusionem appliziert werden, damit ein möglichst konstanter Blutspiegel über eine bestimmte Zeit aufrechterhalten wird. So wird z. B. Lidocain bei der antidysrhythmischen Therapie auf diesem Weg zugeführt, da wegen seiner hohen totalen Clearance von ca. 800 ml/min (in erster Linie bedingt durch eine rasche metabolische Inaktivierung in der Leber) andere Applikationswege weitgehend impraktikabel sind. Zur Einstellung des gewünschten Blutspiegels dient neben der Wirkstoffkonzentration der Lösung die Infusionsgeschwindigkeit, die u. a. mit Hilfe von Infusionspumpen recht genau reguliert werden kann. Darüber hinaus werden Infusionen bzw. Dauerinfusionen bei der Therapie akuter Erkrankungen angewandt, wenn eine hohe oder genau und konstant eingestellte Arzneimittelkonzentration über längere Zeit aufrechterhalten werden soll.

Ferner stellt die Dauerinfusion ein wichtiges diagnostisches bzw. experimentelles Hilfsmittel dar, weil sie die Ermittlung pharmakokinetischer Daten im Zustand des Verteilungsgleichgewichtes zwischen verschiedenen Kompartimenten ermöglicht.
Infusionen werden meist intravenös, gelegentlich subcutan, in speziellen Fällen intraarteriell, intraperitoneal oder intrasternal verabfolgt.
An Infusionslösungen müssen mindestens ebenso strenge Qualitätsanforderungen gestellt werden wie an Injektionslösungen, z.B. hinsichtlich Sterilität, Reinheit, Pyrogenfreiheit, Isotonie, Isohydrie, qualitativer und quantitativer Zusammensetzung.

INH: häufig gebrauchte Abkürzung für das Tuberkulostatikum **I**so**n**icotinsäure**h**ydrazid.

INH-Acetyltransferase: → Pharmakogenetik.

Inhalation: Einatmung von gas-, dampf- oder aerosolförmigen Arzneimitteln; unbeabsichtigterweise können auf diesem Weg auch in der Atemluft enthaltene Gifte in den Organismus gelangen. Die Inhalationsroute dient vorwiegend der Applikation von Gasnarcotica und zeichnet sich insbesondere durch die gute Stuerbarkeit der Wirkung aus, die einerseits daraus resultiert, daß Inhalationsanästhetica meist unverändert wieder über die Lunge eliminiert werden, andererseits von den physikalisch-chemischen Stoffeigenschaften abhängig ist. So liegt die Eliminationshalbwertszeit nicht-flüchtiger Allgemeinanästhetica in der Größenordnung von Stunden, diejenige von Gasnarcotica mit niedrigem → Löslichkeitskoeffizienten (z.B. Stickoxidul, N_2O) in der Größenordnung von Minuten. Je größer der Löslichkeitskoeffizient ist, desto schlechter ist jedoch die Steuerbarkeit (z.B. bei Diäthyläther).

Initialdosis: → Anfangsdosis.

Injektion, intraarterielle: Applikation von Pharmaka in Form von Injektionen oder Infusionen in Arterien ist Sonderfällen vorbehalten, z.B. Kontrastmittelinjektion zur röntgenologischen Darstellung von Arterien, antineoplastische Therapie (→ Regionale Chemotherapie), Therapie arterieller Verschlußkrankheiten. Kontraindiziert sind intraarterielle Injektionen in entzündeten Bereichen, bei erhöhter Blutungsneigung und bei Gefäßschäden (z.B. Aneurysmen) im vorgesehenen Einstichbereich. Die intraarterielle Zufuhr ungeeigneter Mittel bzw. versehentliche intraarterielle anstelle intravenöser Injektionen müssen strikt vermieden werden, weil dies zu schweren Gefäß- und Gewebeschäden führen kann.

Injektion, intraarticuläre: Applikation von Pharmaka in Gelenkhöhlen zur Lokaltherapie von Gelenkerkrankungen; z. B. werden bei entzündlich-rheumatischen oder degenerativen Gelenkerkrankungen Corticosteroide oder zum Zweck der pharmakologischen Synovektomie Cytostatica intraarticulär injiziert.

Injektion, intracardiale: Applikation von Arzneimitteln direkt in das Herz erfolgt praktisch nur als Notfallmaßnahme bei Herzstillstand (z. B. nach Elektrounfällen oder bei Herzblock), wenn die Zirkulation zum Erliegen gekommen ist und der Wirkort Herz auf anderen Wegen nicht mehr erreicht werden kann. Die Arzneistoffe (z. B. Sympathomimetica) müssen in einen Ventrikel (vorzugsweise den linken) und dürfen nicht in das Myocard oder das Septum injiziert werden.

Injektion, intracutane: Injektion von Pharmaka in die Haut, wobei es zu intracutaner Quaddelbildung kommt, wird vorwiegend zu diagnostischen Zwecken vorgenommen.

Injektion, intramusculäre: Applikation von Arzneimitteln in die Muskulatur, unterliegt ähnlichen Kautelen wie die → subcutane Injektion. Resorption und Wirkungseintritt erfolgen gewöhnlich etwas rascher als bei dieser. Die Technik der intramusculären Injektion ist jedoch diffiziler und die Risiken – insbesondere infolge fehlerhafter Technik – sind größer (z. B. Nerven-, Gefäß-, Schleimbeutelschäden). Die intramusculäre Injektion ist kontraindiziert bei Patienten mit Blutungsneigung (z. B. bei Antikoagulantientherapie); sie darf ferner nicht in gelähmte, entzündlich oder degenerativ veränderte Muskeln vorgenommen werden.

Injektion, intraossale: Applikation von Pharmaka in den Knochenmarksraum, wird nur in Sonderfällen durchgeführt, z. B. anschließend an eine aus diagnostischen Gründen vorgenommene Knochenmarkpunktion; bei Erwachsenen kommt als Applikationsort das Sternum, bei Kindern der Bekkenkamm in Frage. Injiziert werden können alle intravenös anwendbaren Arzneimittel; bei entsprechend langer Einlaufzeit sind auch Infusionen möglich.

Injektion, intraspinale: → Injektion, intrathecale.

Injektion, intrasternale: → Injektion, intraossale.

Injektion, intrathecale: Injektion von Pharmaka in die mit Liquor cerebrospinalis gefüllten Räume des Zentralnervensystems. Auf diese Weise werden u. a. Diagnostica (z. B. Röntgenkontrastmittel), Lokalanästhetica, Antibiotica appliziert. Bei jeder intrathecalen Injektion ist zu berücksichtigen, daß die → Blut-Liquorschranke durchbrochen wird und der verabreichte

Fremdstoff aus dem Liquor in das Nervengewebe übertreten kann, da der Hirn-Liquorschranke keine mit der Blut-Hirn- bzw. Blut-Liquorschranke vergleichbare Barrierefunktion zukommt. Hydrophile Stoffe, die nach extrathecaler Zufuhr nicht ins Zentralnervensystem gelangen, permeieren nach intrathecaler Gabe in dieses Organ, was völlig unerwartete Wirkungen zur Folge haben kann.

Injektion, intravasale: Verabreichung einer Arzneimittellösung durch eine Kanüle in ein Blutgefäß (→ Injektion, intravenöse, → – intraarterielle, → – intracardiale).

Injektion, intravasculäre: → Injektion, intravasale.

Injektion, intravenöse: wichtigste Form der Injektion von Arzneimitteln, bietet den Vorteil genauer Dosierung und raschen Wirkungseintritts und wird daher vor allem in Notfallsituationen angewandt. Die intravenöse Injektion ist weiterhin die Methode der Wahl, wenn andere Applikationswege nicht gangbar sind (z.B. weil der Wirkstoff wegen unzureichender Resorption oder zu rascher Elimination keine ausreichende Konzentration im Blut erreichen würde); zudem bietet sie die Möglichkeit zur Zufuhr großer Flüssigkeitsvolumina (→ Infusion). Risiken resultieren vor allem aus zu hohen Wirkstoffkonzentrationen in einzelnen Organen bei zu rascher Injektion (→ Bolusinjektion). Für die Injektionslösung ist neben Sterilität und Pyrogenfreiheit, Blutkompatibilität und Partikelfreiheit (wegen der Emboliegefahr; gilt auch für Fettröpfchen oder Luftbläschen) und möglichst → Isotonie und → Isohydrie zu fordern, wenn auch diese Route im Vergleich zu anderen parenteralen Wegen am ehesten die Zufuhr relativ stark konzentrierter Lösungen zuläßt.

Injektion, subcutane: erfolgt unter Durchbrechung der durch die Cutis gebildeten physiologischen Schutzschicht in den subcutanen Bindegewebsraum. Dies bedingt, daß wie bei allen Formen der Injektion spezielle Anforderungen an die Qualität der Injektionslösung gestellt werden müssen, wie z.B. Sterilität, → Isotonie, → Isohydrie, Pyrogenfreiheit. Vorteile der subcutanen Injektion, die nach der oralen Zufuhr die häufigste Form der Arzneimittelapplikation ist, bestehen in der exakten Dosierbarkeit, dem relativ raschen Wirkungseintritt, ohne daß wie bei der intravenösen Injektion die Gefährdung bestimmter Organe durch zu hohe initiale Wirkstoffkonzentrationen gegeben ist sowie der Möglichkeit, gastroenteral nicht resorptionsfähige oder dort inaktivierte Stoffe zu applizieren; Injektionen sind dagegen generell kontraindiziert, wenn durch orale Medikation der gleiche Behandlungserfolg erzielt werden kann. Nachteile von Injektionsbehandlungen sind bedingt durch Unbequemlichkeit, Schmerzen, potentielle Gewebeschädigung und Übertragung von Mikroorganismen. Der Abtransport subcutan injizierter Pharmaka erfolgt bevorzugt mit dem Blut (→ Resorption aus dem Extracellulärraum), in begrenztem Maß bzw. in Sonderfällen mit der Lymphe (→ Lymphtransport). Prinzipiell sind auch subcutane → Infusionen möglich, doch empfiehlt sich hier der Zusatz von Hyaluronidase zur Infusionslösung, um deren hinreichende Ausbreitung im Interstitium zu ermöglichen.

Inkompatibiliät: Unverträglichkeit eines Wirk- oder Hilfsstoffes mit einem oder mehreren anderen Stoffen, welche die Stabilität, und/oder Bioverfügbarkeit sowie Freisetzung des Wirkstoffes ungünstig beeinflußt (→ Interaktionen, → Kompatibilität).

INN: (International **n**on-proprietary **n**ame). Internationaler Freiname für Arzneimittel, Synonym mit Generic name, im deutschen Sprachgebrauch auch kurz mit Generica bezeichnet.

INPEA: (N-**i**sopropyl-p-**n**itro-**p**henyl-**e**thanol-**a**min). β-Rezeptoren blokkierender Stoff.

Integral der Blutspiegelkurve: (engl. → AUC), das Integral der Blutspiegelkurve ist identisch mit der Fläche, welche die Wirkstoffkonzentrations-Zeitkurve in den Grenzen Null bis Unendlich einschließt. Es ist ein Maß für die insgesamt absorbierte und irreversibel eliminierte Menge eines Pharmakons. Am Beispiel der → Bateman-Funktion berechnet sich das Integral nach

$$\int_0^\infty c_o \frac{k_a}{k_a - k_e} (e^{-k_e \cdot t} - e^{-k_a \cdot t})\, dt = \frac{c_o}{k_e}.$$

Interaktionen: (Synonym: Wechselwirkungen) Gegenseitige Beeinflussung von Arzneimitteln oder Giften im Sinne von Wirkungsverstärkungen oder Wirkungsabschwächungen. Aufgrund der häufig vorkommenden gleichzeitigen Applikation bzw. Anwesenheit von zwei oder mehr Arzneimitteln im Organismus besitzen die Arzneimittelinteraktionen eine erhebliche praktische Bedeutung. Die Zahl inzwischen bekannter Wechselwirkungen ist so hoch, daß ihre systematisierte Darstellung bereits nach Gruppen tabellarisierte Übersichten erforderlich macht. Interaktionen zwischen Pharmaka und endogenen Mediatoren sind ihrerseits häufig die Grundlage selektiver Wirkungen.
Die klinischen Folgen von Interaktionen können sich als unerwünschte → Nebenwirkungen toxischen Charakters manifestieren oder auch in Form therapeutisch unzureichender Wirkungen auftreten. Dabei sind therapeutische Komplikationen vor allem dort zu erwarten, wo biologisch sehr aktive

Arzneistoffe mit geringer → therapeutischer Breite involviert sind, z.B. Herzglykoside, Antikoagulantien.
Da Interaktionen auf sehr verschiedenen Ebenen erfolgen können, ist eine Unterteilung in: chemische und physikalisch-chemische, pharmakokinetische und pharmakodynamische Wechselwirkungen sinnvoll.
Chemische und physikalisch-chemische Wechselwirkungen sind bereits in vitro nachweisbar und beinhalten Reaktionen, bei denen die beteiligten Stoffe zu Reaktionsprodukten mit veränderter Aktivität umgewandelt werden. Z.B. → Chelatbildung, → adsorptive Effekte, Ausfälligkeitsreaktionen bei Mischinjektionen. Verschiedene dieser Reaktionen können andererseits auch als Therapiekonzept verwendet werden, z.B. zur Herbeiführung von Entgiftungsreaktionen oder zur Inaktivierung von Giften durch adsorptive Effekte.
Wesentlich größere praktische Bedeutung kommt jedoch den *pharmakokinetischen Interaktionen* zu, welche auf den Ebenen der → Resorption, → Verteilung, Metabolisierung (→ Biotransformation) oder → Exkretion erfolgen können. Grundsätzlich finden hierbei quantitative Verschiebungen in Form vermehrter oder verminderter Angebote freien Wirkstoffs am Wirkstoff statt. Dies führt zu den entsprechenden konsekutiven Wirkungsverstärkungen oder Wirkungsabschwächungen. Direkte Ursachen auf den verschiedenen Ebenen sind hierbei interaktiv bedingte reduzierte oder erhöhte Resorptionsraten, Störungen der → Plasmaproteinbindung, verminderte oder vermehrte Aufnahme in Erfolgsorgane, Förderung oder Hemmung der Metabolisierung und/oder Exkretion.
Resorptive Interaktionen können sowohl die Resorptionsgeschwindigkeit als auch die Resorptionsrate betreffen und wirken sich hierüber auf den Zeitpunkt des Effekteintrittes oder/und dessen Intensität aus. Ein gut bekanntes Beispiel hierfür ist die interaktive, durch Metallkomplexbildung bedingte, Resorptionshemmung von Tetracyclinen bei gleichzeitiger Gabe von Mg- und Al-haltigen Antacida, wodurch die → Bioverfügbarkeit der Tetracycline verändert und wesentlich niedrigere Blutspiegel erreicht werden. Oberflächenaktive Stoffe, z.B. Tierkohle, können im Gastrointestinaltrakt Pharmaka adsorbieren und hierüber deren Resorption mindern (z.B. Digitoxin) oder gegebenenfalls völlig verhindern. Pharmakogene Verschiebungen des pH-Wertes können über Änderungen des Dissoziationsstatus anderer Arzneistoffe deren passive Resorption beeinflussen. Herbeiführung von Änderungen der Magenentleerungsgeschwindigkeit (→ Verweilzeit), Magensekretion und/oder Darmpassagegeschwindigkeit führen ebenfalls zu unterschiedlichen Resorptionsraten. Bei aktiv transportierten Pharmaka (→ aktiver Transport) kann es zu einer sich gegenseitig behindernden Kompetition um das Transportsystem kommen.
Interaktionen auf der Ebene der *Verteilung* betreffen überwiegend die gegenseitige Verdrängung aus → Plasmaproteinbindungen. Bekannt ist z.B.

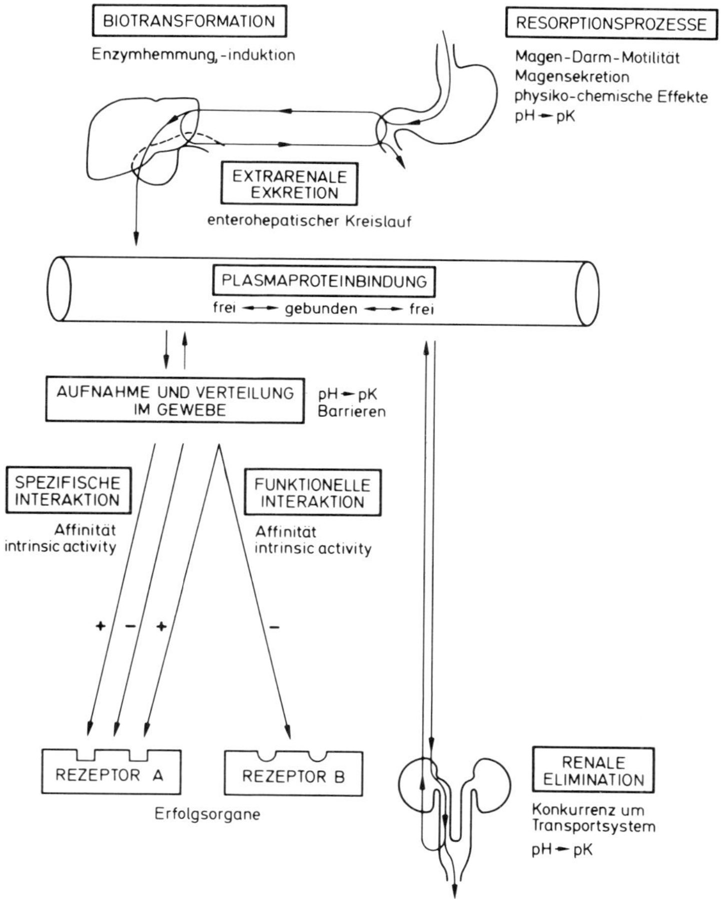

Interaktionen: Schematische Darstellung der verschiedenen Ebenen pharmakokinetischer Arzneimittelinteraktionen sowie der pharmakodynamischen Wechselwirkungen am Erfolgsorgan.

u. a. die Verdrängung von Coumarin-Antikoagulantien durch Sulfonamide mit konsekutiv erhöhter Blutungsneigung. Eine gewisse Abmilderung erfahren die Verdrängungseffekte auf dieser Ebene jedoch dadurch, daß die verdrängten, freien und aktiven Stoffe auch vermehrt inaktivierenden Metabolisierungen unterliegen und über den Mechanismus der glomerulären → Filtration verstärkt eliminiert werden.

Im Rahmen der *metabolischen* Interaktionen kommt es häufig zu Wirkungsverstärkungen oder -abschwächungen durch die Beeinflussung inaktivierender Enzymsysteme. Eine Wirkungsabschwächung kommt z. B. u. a. bei NNR-Steroiden vor, wenn diese gleichzeitig mit Barbituraten gegeben werden, da letztere zu einer → Enzyminduktion führen. Demgegenüber finden Wirkungsverstärkungen statt, wenn zwei oder mehr Arzneimittel Substrat des gleichen inaktivierenden Enzymsystems sind, da hieraus in der Regel für einen Stoff eine Abbauhemmung induziert wird. Dies ist z. B. bei gleichzeitiger Gabe von Coumarin-Antikoagulantien und Tolbutamid der Fall, wobei die Tolbutamidwirkung verstärkt wird. Bekannt sind aber auch Effekte, die über eine direkte Hemmung des ein Pharmakon abbauenden Enzyms durch ein anderes Pharmakon zustande kommen.
Auf der Ebene der *Elimination* gibt es weitere Angriffspunkte für interaktive Effekte. So kann die *extrarenale* Ausscheidung über die Beeinflussung eines für ein Pharmakon vorliegenden → enterohepatischen Kreislaufes zustande kommen, wodurch dieser Stoff vermehrt mit den Faeces exkretiert wird. Im *renalen* Bereich können Konkurrenzen um Transportmechanismen auftreten. So behindern sich z. B. u. a. Probenecid und Penicillin gegenseitig bei der → tubulären Sekretion, wodurch die Penicillinausscheidung verzögert wird. Pharmakogene Erhöhungen des Urin-pH verschlechtern die tubuläre → Rückresorption von Pharmaka mit schwachem Säurecharakter und führen hierdurch zu einer beschleunigten Elimination dieser Stoffe. Senkungen des Urin-pH beschleunigen demgegenüber die Ausscheidung von Pharmaka mit Basencharakter. Die umgekehrten Effekte führen bei den entsprechenden Stoffen zu verstärkter Retinierung. Diese Mechanismen lassen sich allerdings auch therapeutisch, bei der Behandlung von Vergiftungen, nutzen.
Bei *pharmakodynamischen Wechselwirkungen* kann es sich um funktionelle oder spezifische Interaktionen handeln. Funktionelle Interaktionen sind durch den gleichzeitigen Angriff der Wirkstoffe an verschiedenen → Rezeptoren, welche auch unterschiedliche Wirkungen vermitteln, spezifische Interaktionen durch Konkurrenz am gleichen Rezeptor gekennzeichnet. In beiden Fällen finden sich sowohl Wirkungsverstärkungen als auch Wirkungsabschwächungen. So kann sich z. B. bei dem gleichzeitigen Einsatz von zwei Pharmaka, welche parasympathomimetische und sympathomimetische Wirkungen besitzen, durch eine gegenseitige funktionelle Aufhebung der Einzeleffekte, ein nach außen auftretender Gesamteffekt kaum darstellen. In spezifischer Weise lassen sich z. B. die euphorisierenden Effekte des Morphins durch Konkurrenz des antagonisierenden Nalorphins am gleichen Rezeptor aufheben.

Intermittierende Applikation: → Applikation, intermittierende.

Intestinale Exkretion: → Exkretion, intestinal.

Intestinale Resorption: → Enterale Resorption.

Intoxikation: → Toxizität.

Intracelluläres Flüssigkeitsvolumen: Volumen des Zellwassers, umfaßt im Mittel 34% der Gesamtkörpermasse bzw. 56% des → Gesamtkörperwassers und ca. 70% der Zellmasse.

Intrinsic activity: spezifische Wirkaktivität eines Pharmakons. Führt nach dessen Anlagerung an den → Rezeptor zur Auslösung einer charakteristischen pharmakologischen Reaktion. Diese Eigenschaft ist unabhängig von der chemischen Affinität zur Rezeptorstruktur. So zeigen verschiedene Stoffe, obgleich fest an den Rezeptor gebunden, keine intrinsic activity. In diesen Fällen spricht man von einem rein Rezeptorblockierenden oder -hemmenden Effekt, da für konkurrierende aktive Fremdstoffe oder auch endogene Mediatoren mit physiologischer Aktivität der Zugang zu ihrem Rezeptor blockiert wird. Der hierbei resultierende pharmakologische Effekt ist somit indirekt und kommt nur über die Ausschaltung der vom Rezeptor vermittelten Impulse zustande. Die sogenannten *lytischen* Effekte verschiedener Stoffe sind das Resultat dieses Hemmechanismus. So unterdrücken z.B. die sogenannten → β-Rezeptoren-Blocker die Auslösung adrenerger Reize, Atropin hemmt als Kompetitor des Acetylcholins die Auslösung cholinerger Impulse.
Pharmaka und endogene Mediatoren *mit* intrinsic activity führen offensichtlich bei dem Anlagerungsvorgang gleichzeitig zu einer Konformationsänderung der Rezeptorstruktur und hierüber ursächlich zur Auslösung der spezifischen Wirkung. Stoffe mit dieser Eigenschaft zeigen einen *mimetischen* Effekt. Zwar blockieren sie ebenfalls den Rezeptor für andere aktive Konkurrenten, die ausgelöste Wirkung imitiert aber den physiologischerweise über den entsprechenden Rezeptor vermittelten Effekt. Das Ausmaß der intrinsic activity kann schon innerhalb einer Stoffklasse schwanken. So finden sich z.B. im Bereich der β-Blocker Stoffe ohne intrinsic activity, während andere strukturähnliche und vergleichbar rezeptoraffine Substanzen dieser Klassen eine sympathomimetische Eigenwirkung (ISA, intrinsic sympathomimetic activity) besitzen.

Invasion: Die Vorgänge der Absorption, der Stoffverteilung mit dem Blut und des Einstroms in die Gewebe. Kenngröße für die quantitative Beschreibung der Invasion ist die → Invasions(geschwindigkeits)konstante k_a. Sie charakterisiert den exponentiell ansteigenden Verlauf der Pharmakonkonzentrationen im → Verteilungsvolumen unter der Annahme, daß keine Elimination stattfindet.

Invasionshalbwertszeit: Zeitspanne, innerhalb der (bei gleichzeitiger →

Invasion und → Elimination des Pharmakons) in einem → Kompartiment die Differenz zwischen jeweils vorhandener Konzentration und → fiktiver Anfangskonzentration um die Hälfte reduziert wird. Theoretisch umgekehrtes Analog zur → Eliminationshalbwertzeit. Im Gegensatz zur Eliminationshalbwertzeit ist die Invasionshalbwertzeit nicht so einfach zu bestimmen, da Invasion immer mit gleichzeitiger Elimination einhergeht. Sie berechnet sich nach

$$t_{1/2} = \frac{\ln 2}{k_a},$$

wobei k_a die → Invasionskonstante darstellt.

Invasionskonstante (k_a): Rate, mit der die Konzentration (c) eines Pharmakons im → Verteilungsvolumen pro Zeiteinheit exponentiell zunimmt. Die Beschreibung der reinen Invasionsphase geschieht mathematisch mittels der Invasionsgleichung

$$c = \frac{D}{V} (1 - e^{-k_a \cdot t})$$

mit der applizierten Dosis D und dem → Verteilungsvolumen V.

In Vitro-Prüfung: Prüfung der für die therapeutische Wirkung relevanten Eigenschaften einer Arzneiform wie → Zerfallbarkeit, → Freisetzung und Lösen des Wirkstoffes unter technisch-experimentellen Bedingungen, die den physiologischen Verhältnissen im Organismus möglichst angenähert sind, z. B. im → Half-Change-Test. Da die Simulierung nur unvollständig möglich ist, können in vitro-Ergebnisse nur mit Vorbehalt auf die Verhältnisse im menschlichen Körper übertragen werden und müssen durch Versuche am intakten Gesamtorganismus bei Mensch und Tier, in vivo, überprüft werden, um eine Korrelation zwischen in vivo- und in vitro-Ergebnissen herzustellen.

In Vivo-Prüfung: Arzneimitteluntersuchung an einem lebenden Gesamtorganismus.

Ionenaustauscher: Poröse feste, wasserunlösliche, anorganische oder organische Stoffe, die saure oder basische Gruppen (SO_3^-, COO^-, quarternäre Ammoniumgruppen usw.) besitzen, und die an diesen Gruppen gebundenen Kationen bzw. Anionen gegen andere Kationen bzw. Anionen aus einer Lösung austauschen können. Anorganische Ionenaustauscher sind meist Silikate (z. B. Permutite, Zeolithe). Die modernen organischen Ionenaustauscher sind Polymere; als Kationenaustauscher werden vor allem sulfonierte Styrol-Divinylbenzol-Copolymere, als Anionenaustauscher Vinyl-benzyltrimethylammonium-Polymere verwendet.

Durch Säuren bzw. Basen oder auch Salzlösung können Ionenaustauscher wieder regeneriert werden.
Pharmazeutisch finden Ionenaustauscher zur Herstellung von oralen → Retardformulierungen Verwendung. Der an den Ionenaustauscher gebundene Arzneistoff wird hierbei im Magen-Darmtrakt langsam freigesetzt.

Ionenbindung: (heteropolare, polare, elektrovalente, elektrostatische Bindung, Salzbindung), Art der chemischen Bindung, die auf der Anziehung gegensätzlich geladener Ionen bzw. Molekülteile beruht. Ionenbindungen spielen eine große Rolle bei der Reaktion von Pharmaka mit Rezeptoren. Sie laufen mit hoher Reaktionsgeschwindigkeit ab und sind relativ stabil, zwar deutlich schwächer als → covalente Bindungen, aber stärker als die anderen in Frage kommenden → chemischen Bindungsarten. Die resultierenden Wirkungen sind in der Regel reversibel.
Ionenbindungen zwischen Pharmaka und Rezeptoren sind möglich, weil einerseits die Strukturen zahlreicher Arzneimittel bei physiologischem pH einen Übergang in die Ionenform erlauben, andererseits die Aminosäuren der Rezeptorproteine ebenfalls ionisierbare Gruppen enthalten, so daß heteropolare Gruppen beider Partner miteinander reagieren können. Dementsprechend ist die Ionenbindung u. a. von der → Dissoziationskonstanten der ionisierbaren Gruppen sowie vom pH-Wert des Milieus abhängig; pH-Verschiebungen der Körperflüssigkeiten können über den Ionisationsgrad die Bindung der Reaktionspartner und somit die biologische Wirkung beeinflussen.

Ionisation: Vorgang der Ionenbildung durch Abspaltung oder Anlagerung elektrisch geladener Teilchen (Elektronen) an neutrale Atome oder Moleküle. Zahlreiche therapeutisch angewandte Stoffe haben den Charakter organischer Säuren oder Basen, die in Abhängigkeit von ihrer → Dissoziationskonstante und vom pH-Wert des Milieus infolge Protonierung bzw. Deprotonierung in ionisierter oder nicht ionisierter Form vorliegen können:

$$\text{R—COOH} \underset{+\text{H}^+}{\overset{-\text{H}^+}{\rightleftharpoons}} \text{R—COO}^-$$

$$\text{R—NH}_2 \underset{-\text{H}^+}{\overset{+\text{H}^+}{\rightleftharpoons}} \text{R—N}^+\text{H}_3$$

Der Ladungszustand von Pharmaka hat einerseits Bedeutung für deren Reaktion mit Rezeptoren, d. h. u. a. für die pharmakodynamische Wirkung (→ Ionenbindung). Andererseits wirkt sich der Ionisationsgrad auf die pharmakokinetischen Vorgänge (Resorption, Verteilung, Elimination) aus, da er für einige der in diesem Zusammenhang wesentlichen physikalisch-chemischen Eigenschaften mitbestimmend ist. So sind Moleküle im ungeladenen Zustand gut lipid-, schlecht wasserlöslich, was eine gute Permeationsfähigkeit durch Lipidbarrieren (z.B. bei der Resorption) bedingt, während sie in geladenem Zustand umgekehrt besser wasser-, schlechter lipidlöslich sind, was z.B. mit einer besseren Ausscheidungsfähigkeit (infolge reduzierter tubulärer Rückresorption) einhergeht.

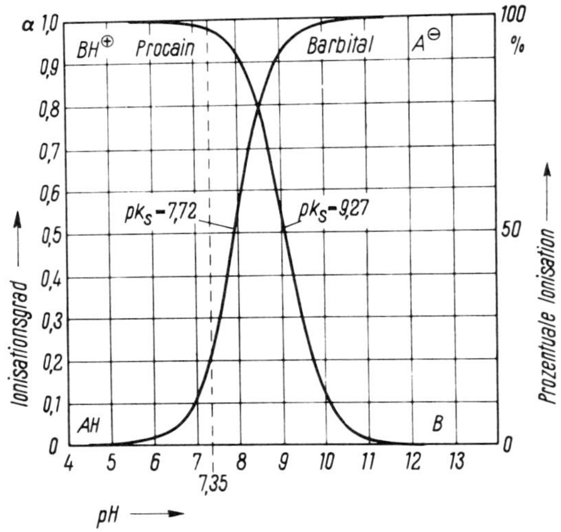

*Ionisations*grad einer sauren und einer basischen Verbindung in Abhängigkeit vom pH-Wert des Milieus.
(K. Münzel: Prog. Drug Res. *10,* 204–359, 1966)

Iontophorese: (Ionophorese), Verfahren zur Beförderung von Pharmaka mit Ionencharakter mit Hilfe von Gleichstrom durch Körpergrenzflächen in den Organismus.

i.p.: intraperitoneal.

Irrtumswahrscheinlichkeit: Wird das → Vertrauensintervall z.B. auf 95% statistische Sicherheit vereinbart, so verbleibt eine Irrtumswahrscheinlichkeit von 5% oder 0,05, 99% statistische Sicherheit entspricht analog einer Irrtumswahrscheinlichkeit von 1% bzw. 0,01.

ISA: intrinsic sympathomimetic activity, → intrinsic activity.

ISDN: (Isosorbiddinitrat). Antianginöse (sogenannte) Nitroverbindung.

Isobolen: charakterisieren die Relationen isodynamer (äquieffektiver) Dosen zweier gleichzeitig applizierter Pharmaka, d.h. Dosen, die bei unterschiedlicher absoluter Größe gleiche Wirkungsstärke besitzen; sie stellen somit Verbindungslinien zwischen äquieffektiven Dosen bzw. Grenzlinien zwischen wirksamen und unwirksamen Dosenmischungen dar. Aus dem Verlauf der Isobolen im *Isobologramm* nach Loewe (Abb.) ergeben sich Hinweise auf die Art des Coergismus: additiver oder überadditiver Synergismus; relativer und absoluter Antagonismus.

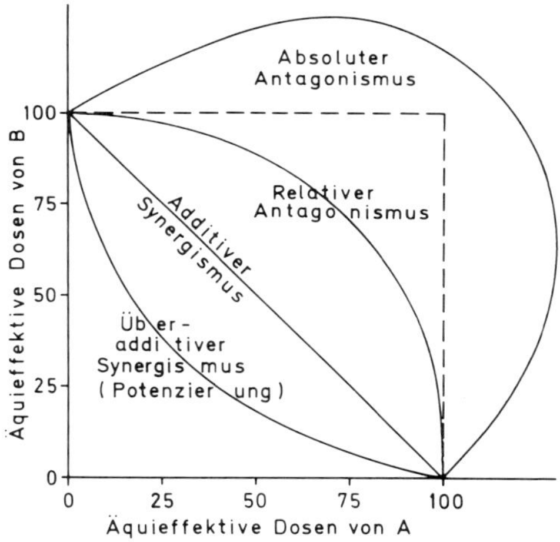

Isobolen: Isobologramm (Kombinationsquadrat) nach Loewe.
Bei der Kombination von 2 Stoffen mit gleicher oder ähnlicher Wirkungsqualität werden die Effektivdosen des einen Stoffes auf der Ordinate, die äquieffektiven (isodynamen) Dosen des anderen auf der Abzisse abgetraten; es handelt sich also um relative Dosen, deren absolute Größe unterschiedlich sein kann. Führen zwei, sich rechnerisch zu 100% ergänzende Effektivdosen beider Stoffe (z.B. ED 50_A + ED 50_B) zur vollen Wirkung, so liegt ein additiver Synergismus vor. Werden zur Erzielung der vollen Wirkung dagegen höhere Effektivdosen (z.B. ED 50_A + ED 90_B) benötigt, so handelt es sich um einen relativen Antagonismus, genügen bereits niedrigere Dosen (z.B. ED 50_A + ED 20_B) um einen überadditiven Synergismus.

Isobologramm: → Isobolen.

Isohydrie: Den gleichen pH-Wert kennzeichnender Begriff; in der Humanmedizin gewöhnlich auf den pH-Wert des Blutes von 7,4 bezogen. Der pH-Wert von Injektionslösungen sollte dem des Blutes bzw. der Extracellulärflüssigkeit möglichst entsprechen, wenn auch, insbesondere bei i.v. Applikation, wegen der relativ großen Pufferkapazität des Blutes gewisse Abweichungen toleriert werden.

Isomerie: Begriff für das Phänomen, daß chemische Verbindungen mit gleicher Summenformel unterschiedliche Strukturformeln und infolgedessen unterschiedliche chemische und physikalische Eigenschaften aufweisen sowie unterschiedliche biologische Wirkungen entfalten können. Die Variationsmöglichkeiten der Molekularstruktur nehmen mit der → Molekülgröße zu. Im Hinblick auf pharmakologische Wirkungen sind insbesondere die → Stellungsisomerie, → geometrische Isomerie (cis-trans-Isomerie) und → optische Isomerie (Spiegelbildisomerie) bedeutungsvoll.

Isotonie: Die Eigenschaft, den gleichen osmotischen Druck auszuüben; in der Humanmedizin, in der Regel, auf den osmotischen Druck der Extracellulärflüssigkeit bzw. des Blutes bezogen. Arzneizubereitungen für die parenterale Applikation sollten zweckmäßigerweise blutisoton bzw. blutisoosmolar sein, d.h. eine Osmolalität von ca. 300 mOsmol aufweisen. Die Osmolalität der Lösung ergibt sich unter Berücksichtigung der zu verabreichenden Dosis des Arzneistoffes pro Volumeneinheit Lösungsmittel aus dem Molekulargewicht und dem Dissoziationsgrad der Verbindung. Ein ggf. bestehendes Osmolaritätsdefizit kann durch Zusatz von Natriumchlorid ausgeglichen werden. Experimentell kann die Osmolalität u.a. durch Messung der Gefrierpunktserniedrigung der Pharmakonlösung ermittelt werden. In der folgenden Tabelle sind die Konzentrationen einiger Stoffe angegeben, die einer 0,9%igen NaCl-Lösung (Gefrierpunktserniedrigung $\Delta = 0{,}53\,°C$) isoton sind.

Isoosmotische Konzentrationen einiger Pharmaka in % (bezogen auf 0,9% NaCl-Lösung, $\Delta = 0{,}53\,°C$).

Alkohol	1,39%
Ascorbinsäure	5,04%
Dimethylsulfoxid	2,16%
Mannitol	5,07%
Amobarbital-Na	3,60%
Hexobarbital-Na	3,88%
Phenobarbital-Na	3,95%
Thiopental-Na	3,50%
Bupivacain HCl	5,38%
Cocain HCl	6,33%
Lidocain HCl	4,42%
Mepivacain HCl	4,60%
Procain HCl	5,05%
Phenylbutazon-Na	5,34%
Natriumsalicylat	2,52%
Chloroquinphosphat	7,15%

Isotope: eines Elements sind Atomarten, deren Kerne sich nur durch ihren Energiezustand oder durch die Zahl der Neutronen, nicht aber durch die Zahl der Protonen unterscheiden.
Die Isotope der Elemente werden demnach durch Angabe des Elements **und** Angabe ihrer Masse gekennzeichnet (^{14}C bzw. C-14, Kohlenstoff-14), gegebenenfalls noch durch zusätzliche Bezeichnung ihres Energiezustandes (^{99m}Tc bzw. Tc-99m, Technetium-99m).
Neben den *stabilen* Isotopen gibt es *radioaktive* Isotope, wobei zu unterscheiden ist zwischen

a) *metastabilen,* deren Kerne bei gleichbleibender Neutronen- und Protonenzahl unter Abgabe von γ-Strahlung von einem höheren Energiezustand in einen niedrigeren übergehen,
b) *instabilen* Isotopen, deren Kerne z.B. durch Abgabe von α-, β^+- oder β^--Strahlung in andere Kerne zerfallen, die ihrerseits wieder instabil, metastabil, metastabil oder stabil sein können.

Beispiel: $$\text{Tc-99m} \xrightarrow[6\,h]{\gamma} \text{Tc-99} \xrightarrow[2 \cdot 10^5\,a]{\beta^-} \text{Ru-99 (stabil)}$$

Technetium-99m *geht* mit einer Halbwertszeit von 6 Stunden unter Abgabe von γ-Strahlung in Tc-99 *über,* das seinerseits als radioaktives Isotop unter Abgabe von β^--Strahlung mit einer Halbwertszeit von $2 \cdot 10^5$ Jahren in stabiles Ruthenium *zerfällt.*

Isotopentechnik: Anwendung radioaktiver → Isotope zu chemischen und medizinischen Zwecken unter Ausnutzung ihrer radioaktiven Strahlung.
In der Medizin hat die Isotopentechnik insbesondere Bedeutung für die in vivo- und in vitro-Diagnostik.
Beispiele für die *in vivo*-Diagnose mit radioaktiven Isotopen sind die Organszintigrafie z.B. Speicherungstests (Schilddrüsenszintigrafie mit J-131) sowie Messungen dynamischer Vorgänge z.B. der → Clearance.
Die bekannteste *in vitro*-diagnostische Methode ist der → RIA.
Darüber hinaus können körpereigene als auch körperfremde Stoffe mit radioaktiven Isotopen markiert (meist Kohlenstoff C-14) zu Metabolismusstudien (→ Biotransformation) herangezogen werden.

Iterationsverfahren: → Gauß-Newton-Iterationsverfahren.

ITN: Intubationsnarkose. Heute allgemein übliche Form der intraoperativen systemischen Narkotikaverabreichung. Hierbei wird ein Gummi- oder Kunststofftubus mit abdichtender Manschette in die Trachea geschoben und das Ansatzstück direkt mit dem das Narkosemittel dosierenden Beatmungsgerät verbunden.

IU: (International Unit). Internationale Einheit, Synonym IE.

i.v.: intravenös.

i.v. GTT: → Glukosetoleranztest, bei dem die Belastungsdosis direkt in den systemischen Kreislauf appliziert wird, im Gegensatz zum → oGTT.

K

Kapazitätslimitierte Kinetik: → Reaktion nullter Ordnung.

Kapseln: feste Arzneiform, bestehend aus einer weichen oder festen, elastischen Hülle, die mit Wirkstoff, meist in Mischung mit festen oder flüssigen Hilfsstoffen, gefüllt ist. Man unterscheidet:
1. Stärkekapseln, aus Stärke hergestellt, nur für die Abfüllung von Pulvern oder Granulaten geeignet.
2. Weichgelatinekapseln, aus Gelatine mit Weichmachern, z.B. Glycerin, einzeldosierte Arzneiform zur oralen, vaginalen oder rektalen Applikation, gefüllt mit Pulver, Granulat, Flüssigkeit oder einer flüssigen Suspension, die die Kapselwand nicht zersetzt.
3. Hartgelatinekapseln, zweiteilige zylinderförmige, durch Zusammenstekken verschließbare Hüllen, die mit Pulvern oder Granulaten gefüllt werden und zur oralen Applikation bestimmt sind.

Kardiotonika: Zusammenfassende Bezeichnung für positiv inotrop wirkende Pharmaka. Dabei ist zu unterscheiden zwischen digitalisähnlich wirkenden Stoffen (Hauptvertreter Herzglykoside) und nicht digitalisähnlich wirkenden Arzneistoffen, z.B. Coffein, Theophyllin, Isoproterenol, Adrenalin, welche andere Angriffsorte besitzen.

Kenngröße, pharmakologische: → Pharmakologische Kenngröße.

KG: Körpergewicht.

KH: Kohlenhydrate.

Kinetische Prozesse: Reaktionsabläufe, die in Hinblick auf ihre Geschwindigkeit betrachtet werden.
Die Reaktionsgeschwindigkeit ist als Änderung der Konzentration pro Zeiteinheit definiert,

$$V_{RK} = \pm \frac{dc}{dt}.$$

Die Vorzeichen beschreiben die Richtung der Konzentrationsänderung.
Je nach Anzahl und Zusammenwirken der stöchiometrisch an der Reaktion beteiligten Partner unterscheidet man nach dem Massenwirkungsgesetz verschiedene *Reaktionsordnungen*, wie → Reaktionen nullter Ordnung, → Reaktionen erster Ordnung, → Reaktionen zweiter Ordnung usw. Die Bestimmung der Reaktionsordnung allein aufgrund der Stöchiometrie der Reaktion ist aber nicht eindeutig, da je nach Versuchsbedingungen die Reaktionsordnung auch kleiner als zuvor überlegt ausfallen kann. Diese Fälle wurden früher als Pseudoreaktionen bezeichnet, sind heute jedoch durch den Begriff der *Reaktionsmolekularität* abgelöst. Sie definiert im Gegensatz zur formalen mathematischen Beschreibung der Reaktionsordnung die Ordnung der Elementarreaktion. Läuft die Reaktion als Elementarreaktion ab, so fallen die beiden Begriffe Reaktionsordnung und Reaktionsmolekularität zusammen. Die Bestimmung der (mathematischen) Ordnung erfolgt meist graphisch durch Auftragung der linearisierten (in Geradenform transformierten) Konzentrationswerte gegen die Zeit entsprechend der einzelnen Reaktionsordnungen. Die am besten einer Geraden folgenden Wertepaare bestimmen dann die entsprechende Ordnung.
Allgemein ist zu bemerken, daß sich die Halbwertzeit $t_{1/2}$, bei zugrunde liegender Kinetik 1. Ordnung, unabhängig vom Modell aus

$$t_{1/2} = \frac{\ln 2}{k} = \frac{0,693}{k}$$

(k = Geschwindigkeitskonstante) berechnet.

KKS: gelegentlich gebrauchte Abkürzung für → kontrollierte klinische Studien bzw. Prüfungen.

Klasse: Bei diskreten → Häufigkeitsverteilungen ist es üblich, nicht jede → Stichprobe für sich zu betrachten, sondern jeweils Meßwerte gleichen Ranges zu Klassen gleicher → Klassenbreite zusammenzufassen. Die Anzahl der Klassen darf dabei nicht zu klein gewählt werden, da sonst der Charakter der Verteilung verwischt wird.
Beispiel: Beim Vermessen von Körpergrößen werde die Einteilung von 150 cm bis 190 cm in 20 Klassen mit einer → Klassenbreite von 2 cm gewählt: 150–152 cm, 152–154 cm, 154–156 cm, . . ., 188–190 cm.

Klassenbreite: Differenz zwischen oberer und unterer Klassengrenze.

Klinische Pharmakologie: Erforschung von Arzneimittelwirkungen beim Menschen.
Aus methodologischen Gründen ist eine Unterteilung der klinischen Pharmakologie in Humanpharmakologie (→ klinische Prüfung Phase I) und → klinische Prüfung (Phase II–IV) sinnvoll. Da humanpharmakologische Un-

tersuchungen, in der Regel, an gesunden Probanden durchgeführt werden, demgegenüber klinische Prüfungen unter realistischen pathophysiologischen Verhältnissen, d. h. an spezifisch erkrankten Patienten erfolgen, ergeben sich hieraus experimentell unterschiedliche Fragestellungen und Limitationen.

Generell gehören zu den von der klinischen Pharmakologie bearbeiteten Problemkreisen die Ermittlung und Bewertung der → Wirksamkeit, → Verträglichkeit und → Unbedenklichkeit von Arzneimitteln bei Anwendung am Menschen, Entwicklung geeigneter Methoden zur Wirkungsobjektivierung, Erfassung von → Nebenwirkungen, → Interaktionen, Aufklärung des → Metabolismus und der → Pharmakokinetik, Beurteilung biopharmazeutischer Gesichtspunkte wie Arzneiform und → Bioverfügbarkeit (in diesem Zusammenhang auch die ökonomischen Aspekte bei verschiedenen, aber wirkstoffgleichen Präparationen), vergleichende Untersuchungen verschiedener Therapien mit kontrollierten Verfahren (dazu gehört auch die Überprüfung alter oder bisher nicht ausreichend objektivierter Methoden, z. B. sogenannte biologische Heilverfahren, Homöopathie etc.).

Die klinische Pharmakologie stellt somit eine der Basiswissenschaften für die rationale Arzneimittelverordnung dar.

Klinische Prüfung, Allgemeine Aspekte: Der Nachweis von → Wirksamkeit und → Unbedenklichkeit eines Arzneimittels, welches für die Anwendung am Menschen gedacht ist, kann letztlich auch nur im Humanexperiment erbracht werden. Dieser experimentelle Teil der Arzneimitteluntersuchung wird generell als klinische Prüfung bezeichnet, wobei der Terminus eine Methode bezeichnet und nicht besagt, daß alle Prüfungen auch an Kliniken durchgeführt werden müssen.

Das rechtliche Gesamtgefüge der klinischen Prüfung basiert auf nationalen Gesetzeswerken (in der Bundesrepublik Deutschland auf dem Arzneimittelgesetz), welches von entsprechenden staatlichen Gesundheitsbehörden, in den USA z. B. der → FDA, in der Bundesrepublik dem → BGA überwacht werden. Die ethischen Aspekte sind durch internationale Vereinbarungen, insbesondere die → Deklaration von Helsinki, definiert. Zusätzliche sachliche und ethische nationale Empfehlungen wurden durch verschiedene wissenschaftliche Gesellschaften (in der Bundesrepublik Deutschland z. B. Pharmakologische Gesellschaft, Gesellschaft für Innere Medizin, Gesellschaft für Klinische Chemie) dargelegt. Im Rahmen der Europäischen Gemeinschaft existieren zudem sogenannte EG-Richtlinien für die Anforderungen im Bereich der Analytik, Pharmakologie, Toxikologie und klinischen Prüfung.

Der im → Arzneimittelgesetz (AMG) implizierte grundsätzliche Tenor zur klinischen Prüfung (§§ 40, 41 AMG) stellt die Maßnahmen zum Schutz der einbezogenen Menschen, mit speziellem Sonderschutz für Minderjährige, Entmündigte und Kranke, besonders hervor. So muß das Prüfrisiko vertret-

bar sein, der Einbezug in die Prüfung kann nur nach vorheriger Aufklärung (→ informed consent) erfolgen, die Beteiligung ist freiwillig und jederzeit widerrufbar. Der Prüfer muß gewisse qualitative Mindestanforderungen erfüllen, die präklinischen Ergebnisse müssen vollständig vor Beginn der klinischen Prüfung verfügbar sein, zum Schutz vor eventuell auftretenden Risiken ist eine Versicherung der einbezogenen Personen durchzuführen.
Methodisch erfolgt der Ablauf der klinischen Prüfung streng sequentiell in verschiedenen Phasen, den sogenannten klinischen Phasen I bis IV, welche in Fragestellung und Zielsetzung differieren, und durch ihr stufenweises Vorgehen Risiken mindern sollen.
Die Objektivierung von Arzneimitteleffekten setzt die Erstellung genau geplanter und kontrollierbarer Versuchsbedingungen voraus (→ Design), welche aufgrund der stets als methodische Störgröße vorliegenden interindividuellen Schwankungen der Reaktionen (→ Variabilität, biologische) die Anwendung statistischer Verfahren zuläßt. Dies verlangt bestimmte methodische Aufbereitungen der Prüfkollektive, z.B. Bildung von → Vergleichsgruppen, → Randomisierung, etc. und die Anwendung spezifischer Prüfungstypen, z.B. → Blind- oder → Doppelblindverfahren, → Crossover-Techniken.
In bezug auf die, auch schon im AMG geforderte, Prüferqualifikation sollte dieser im Bereich der speziellen Indikation über besonders gute Kenntnisse über Diagnose, Verlauf, Eigenarten, alternative Therapien und die Möglichkeit von Spontanheilungen verfügen. Zudem müssen die Voraussetzungen in bezug auf den erforderlichen Zeitaufwand sowie die notwendige apparative und labormäßige Ausstattung (Qualitätskontrolle) gegeben sein. Gewährleistet muß sein, daß die Prüfer die entsprechenden Richtlinien des Prüfprotokolls als auch die gesetzlichen Bestimmungen genau beachten (z.B. → informed consent), die → Compliance der Patienten kontrollieren, und alle Befunde auch vollständig dokumentiert werden. Die Einhaltung organisatorischer Belange, z.B. Beachtung von Lagerungs- und Versandbedingungen, kontrollierte Ausgabe der Medikation, etc. muß gewährleistet sein. Unter Beachtung dieser Voraussetzungen können die vollständig dokumentierten Versuchsergebnisse mittels geeigneter → statistischer Testverfahren analysiert und zu einer induktiven, medizinisch rationalen, Therapiebasis formuliert werden.
Für die Ausbietung neuer Arzneimittel oder bekannter Wirkstoffe in neuer Zusammensetzung, ist im Rahmen eines sogenannten → Zulassungsverfahrens beim → BGA auch eine entsprechende gutachtliche Beweisführung mittels klinischer Prüfungen von seiten des Herstellers zu erbringen.

Klinische Prüfung, Fall-Kontroll-Untersuchung: → klinische Prüfung, retrospektive Untersuchung.

Klinische Prüfung, Kohortenuntersuchung: üblicherweise im deutschen

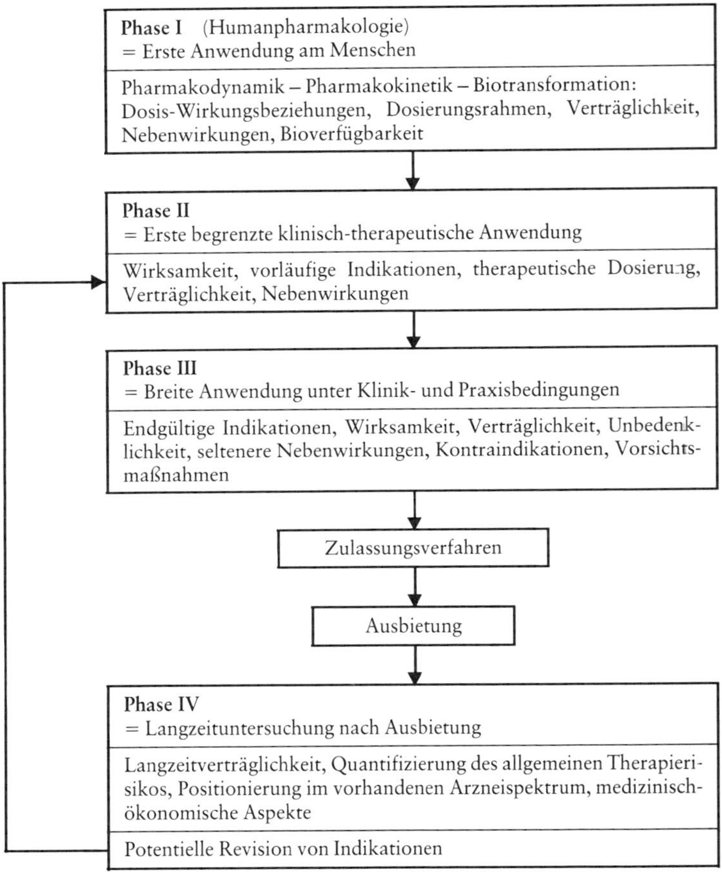

Klinische Prüfung: Ablaufschema der einzelnen Phasen klinischer Prüfungen.

Sprachraum eine Untersuchung von Personen eines Jahrgangs über einen definierten Zeitraum (→ klinische Prüfung, prospektive Untersuchung).

Klinische Prüfung, Longitudinaluntersuchung: vor allem im anglo-amerikanischen Sprachraum gebräuchlicher Begriff für → Klinische Prüfung, prospektive Untersuchung.

Klinische Prüfung, Phase I: erstmalige Anwendung eines Arzneimittels am Menschen (Synonym Humanpharmakologie). Das Untersuchungsziel dieser Phase ist die Ermittlung erster orientierender Aussagen über die pharmakodynamische Vergleichbarkeit zum Tierversuch, die pharmakokinetischen Eigenschaften des Stoffes unter gleichzeitiger Berücksichtigung der Applikationsform und -art, Dosierungsrahmen und dosisbezogene Verträglichkeit sowie den Metabolismus. In der Regel erfolgen diese Studien im Rahmen spezialisierter Krankenhausabteilungen oder humanpharmakologisch ausgerichteter Institute an zahlenmäßig kleinen Kollektiven (oft unter 10) freiwilliger, gesunder Probanden. Die Kontrollen der physiologischen und klinisch-chemischen Parameter sind gegenüber den anderen Phasen engmaschiger und umfangreicher, um möglichst jede Änderung zu erfassen und Risiken zu minimieren. Die eingesetzten Versuchspläne müssen die Versuchsbedingungen bis in das kleinste Detail festlegen, z. B. ob Untersuchungen im Stehen oder Liegen erfolgen, Art, Menge und Frequenz von Flüssigkeitsaufnahmen etc. An die Probanden werden hierdurch hohe → Compliance-Anforderungen gestellt. Das Studium der Effekte erfolgt zu Beginn, in der Regel, nach Gabe von p. o. verabreichten Einzeldosen, wobei die Anfangsdosen Bruchteile der im Tierversuch verwandten Dosen oder, bei Vorliegen von Erkenntnissen chemisch-analoger Stoffe, in einem Bereich von $\frac{1}{10}$ bis $\frac{1}{5}$ der dort therapeutisch eingesetzten Dosen liegen. Diese Dosen werden dann stufenweise bis zur Auslösung von Effekten gesteigert, wobei zwischen der Wiederholung einer Verabreichung adäquate Pausen erfolgen, welche sich nach Kenntnis der möglichst frühzeitig zu ermittelnden pharmakokinetischen Daten richten. Gegebenenfalls kann die Verabreichung auch stufenweise per infusionem erfolgen, wenn das potentielle Medikament später für die parenterale Applikation vorgesehen ist. Wenn möglich, sollte das Präparat bereits in der gleichen galenischen Formulierung verabreicht werden, wie es zum späteren therapeutischen Gebrauch vorgesehen ist.

Schwangere dürfen in Phase-I-Untersuchungen nicht einbezogen werden, Kinder und Jugendliche nur, wenn das Präparat bereits an Erwachsenen untersucht wurde. Bei Frauen im gebärfähigen Alter muß die Einnahme eines effektiven Kontrazeptivums nachgewiesen werden und möglichst durch Schwangerschaftstests kontrolliert werden. Nach Vorlage der Ergebnisse zur Applikation in Einzeldosen kann zur Untersuchung unter wiederholten Dosierungen (Steady-State-Untersuchungen) fortgeschritten werden. Hier ist insbesondere auf das Auftreten potentieller Nebenwirkungen, z. B. allergische Erscheinungen, zu achten.

Da für verschiedene Stoffe bei Gesunden Effekte erst nach Dosierungen gesehen werden, welche deutlich über den therapeutischen Dosen für spezifisch Erkrankte liegen, z. B. bei Antiarrhythmika vom Lokalanästhetikatyp, können hier Phase-I-Untersuchungen auch an Erkrankten vorgenommen werden. Ebenso ist der erstmalige Einsatz von Cytostatika nur an spezifisch Erkrankten durchzuführen.

Klinische Prüfung, Phase II: erste klinisch-therapeutische Anwendung eines Arzneimittels. Die in dieser Phase durchgeführten Studien dienen dem erstmaligen Nachweis der → Wirksamkeit und → Unbedenklichkeit unter indikationsbezogenen, realistischen pathophysiologischen Verhältnissen und erfolgen, bei Vorliegen aller entsprechenden Voraussetzungen (→ klinische Prüfung, allgemeine Aspekte) als → kontrollierte Studien. Die globalen Fragestellungen sind dabei: Ist die eingesetzte Substanz bei der vorliegenden Erkrankung überhaupt und in welchem Ausmaß wirksam? In welchem Ausmaß treten unerwünschte Nebenwirkungen auf? Stehen diese Nebenwirkungen in einem angemessenen Verhältnis zur Hauptwirkung? In welchem Verhältnis steht der Prüfstoff zur bisher anerkannten Standardmedikation? Die Klärung dieser Grundsatzfragen erfolgt in der Phase II noch an einem relativ kleinen Kollektiv, Größenordnung zwischen 100 und 300 Patienten, und hängt von der Indikation sowie der Aussagekraft der einsetzbaren Meßparameter ab.

Da bei verschiedenen Indikationen an einem Untersuchungsort nicht ausreichende Fallzahlen zu erreichen sind, erfolgen die Studien als → multizentrische Prüfungen. Die für den Effektivitätsnachweis herangezogenen Meßparameter müssen für die vorliegende Erkrankung spezifisch, empfindlich und möglichst objektiv sein. Zur Beurteilung der allgemeinen Verträglichkeit erfolgt eine breit angelegte und engmaschige Kontrolle unspezifischer klinisch-chemischer und physiologischer Parameter. Erkrankungen, welche primär oder indirekt, häufig oder immer bestimmte Organläsionen induzieren, erfordern die extensive Untersuchung der entsprechenden organspezifischen Parameter, z. B. Nieren- oder Leberwerte.

Die Applikation des potentiellen Medikaments erfolgt in jener galenischen Formulierung, wie sie für die spätere Therapie vorgesehen ist. Als Ausgangsbasis für die Dosierung dienen die Ergebnisse der → Phase I, doch muß in der Regel eine Anpassung der Dosierung an die neue Situation vorgenommen werden. Hierzu dienen → Titrationsperioden, wobei für jeden Patienten individuell jene Dosis ermittelt wird, welche in der Lage ist, bestimmte Parameter in einem vorgegebenen Ausmaß zu ändern, z. B. eine Senkung des Blutdruckes oder der Pulsfrequenz auf einen vorbestimmten Wert herbeizuführen. Aus diesen Individualwerten lassen sich dann die statistischen Standarddosierungen ermitteln. Wie in der Phase I, erfolgt die Prüfung der Phase II, stets zuerst an Erwachsenen. Schwangere, Stillende und Patienten in moribundem Zustand sind nicht einzubeziehen, es sei denn die Indikation ist speziell für eine dieser Gruppen vorgesehen, z. B. Abstillmittel oder Cytostatika etc.

Die Länge der Prüfung in dieser Phase kann nicht schematisch festgelegt werden und ist abhängig von der Indikation. Sie sollte, in der Regel, jedoch 3 Monate nicht überschreiten. Dem Auftreten von Nebenwirkungen wird in der Phase II besondere Aufmerksamkeit gewidmet, da gegebenenfalls entsprechende Nebenwirkungsfrequenzen sowie deren Art und Ausmaß ausschlaggebende Kriterien für die Entscheidung eines Abbruches auf dieser Ebene oder der Fortsetzung der klinischen Prüfung sind. Dabei ist kritisch, in Bezug auf den vorliegenden Schweregrad der untersuchten Erkrankung abzuwägen, ob die ermittelten unerwünschten Effekte in einem annehmbaren Verhältnis zu den potentiellen therapeutischen Vorteilen stehen. Gleichzeitig sollte in der Phase II bereits untersucht werden, ob die allgemeine Verträglichkeit des Präparates bei bestimmten Kombinationen, welche häufig bei der vorliegenden Erkrankung eingesetzt werden, verändert wird, z. B. Prüfung der Verträglichkeit von Antihypertensiva bei gleichzeitiger Gabe von Diuretika (Untersuchung auf → Interaktionen). Aufgrund der entsprechenden Ergebnisse kann in der Phase II für bestimmte Krankheitskonstellationen schon eine erste Einengung der Indikation und Aufstellung von → Kontraindikationen erfolgen. Die Feststellung therapeutisch-positiver, bisher unbekannter Effekte, ist demgegenüber weitaus seltener. Letztlich kann in der Phase II auch festgestellt werden, ob der eingesetzte Prüfstoff tachyphylaktische (→ Gewöhnung) Eigenschaften zeigt.

Klinische Prüfung, Phase III: breite Anwendung unter Klinik- und Praxisbedingungen. Methodisch besteht prinzipiell kein Unterschied zur Phase II. Die Besonderheit liegt nur in der größeren Zahl einbezogener Patienten, wodurch der therapeutisch induktive Schluß auf die Gesamtpopulation auf eine breitere Basis gestellt wird. Insbesondere können in der Phase III auch seltener auftretende unerwünschte Nebenwirkungen erfaßt werden. Durch stärker praxisbezogene Bedingungen (→ Klinische Prüfung, beim niedergelassenen Arzt) lassen sich bei der Therapiebeurteilung auch bestimmte Umweltfaktoren und → pharmakogenetische Einflüsse besser berücksichtigen. Bisher nicht untersuchte Untergruppen mit gemeinsamen Merkmalen, z. B. Patienten mit bestimmten Organläsionen oder anderen medikamentösen Vorbehandlungen, können differenzierter beurteilt werden. Die höheren Patientenzahlen, zwischen mehreren Hundert und mehreren Tausend, bedingen in der Regel für die Durchführung von Phase-III-Untersuchungen → multizentrische Prüfungen. Insgesamt führt diese Phase zur Präzisierung der Indikationen, Kontraindikationen und Vorsichtsmaßnahmen und bietet Hinweise zu einer differenzierteren Positionierung der neuen Therapie im Rahmen der vorhandenen vergleichbaren Therapeutika. Da die Dauer der Behandlung in dieser Phase durchaus bereits 1–3 Jahre betragen kann, lassen sich auch erste Aspekte der Langzeitverträglichkeit gewinnen.

Klinische Prüfung, Phase IV: Langzeituntersuchung nach Ausbietung. Akute Effekte einer Arzneitherapie, z. B. die Senkung eines erhöhten Blutdruckes oder Beseitigung rheumatischer Beschwerden, ergeben keine Aussagen über die Dauerprognose der behandelten Grunderkrankung. Ebensowenig läßt sich im Rahmen zeitlich eng limitierter Studien eine Quantifizierung der allgemeinen Risiken einer Therapie, z. B. Abklärung des Zusam-

menhangs der Einnahme von Kontrazeptiva und Auftreten von Thrombose oder potentiellem Krebsrisiko, erreichen. Dies erfordert vielmehr sehr langfristig und breit angelegte Untersuchungen mit sehr großen Patientenzahlen, Phase-IV-Feldstudien. Die Frage potentiell mutagener Eigenschaften läßt sich überhaupt erst unter Einbezug zweier aufeinander folgender Humangenerationen feststellen, wobei das Auftreten dieser Effekte bei der zweiten Generation oft erst spät offenbar wird. Umgekehrt können im Rahmen großer Fallzahlen gemachte Zufallsbeobachtungen auch zur Auslösung gezielter Fahndungen führen, welche positiv-therapeutische Aspekte beinhalten. So ließ sich z. B. das Anwendungsspektrum des Antimalariamittels Chloroquin auf rheumatische Erkrankungen erweitern. Die Sicherung der potentiellen neuen Indikationen bedarf aber einer erneuten Untersuchung auf den Ebenen der Phasen II und III.
Letztlich dient somit die langfristige Analyse durch Phase-IV-Untersuchungen der Positionsbestimmung der Therapie im Rahmen des vorhandenen und vergleichbaren Arzneimittelspektrums, und beinhaltet hierbei auch medizinisch-ökonomische Aspekte. Eine prinzipielle Revision der ursprünglichen therapeutischen Einschätzung kann sich auch noch im Rahmen der Phase IV verschiedentlich ergeben. Generell ist davon auszugehen, daß jedes Arzneimittel vom Tag der Ausbietung bis zur Rücknahme aus dem Arzneimittelmarkt einer ständigen, niemals endenden Überprüfung unterliegt.

Klinische Prüfung, beim niedergelassenen Arzt: für zahlreiche Arzneimittel ist die Prüfung im Klinikbereich ungeeignet, da die für ihren Einsatz vorgesehenen Erkrankungen in der Regel keiner klinischen Behandlung bedürfen und somit dort entweder keine oder nicht ausreichende Anzahlen entsprechender Patienten zur Verfügung stehen. Erkrankungen, welche in diesen Bereich fallen, sind z. B.: Adipositas, Eisenmangelanämien, Erkältungskrankheiten (Rhinitis, Bronchitis, grippale Infekte) hypotonische Beschwerdekomplexe, leichtere Hypertonien, klimakterische Beschwerden, Kopfschmerzen, Migräne, Myalgien, Obstipationen, pectanginöse Beschwerden, variköser Symptomenkomplex. Darüber hinaus aber auch jene schwereren Krankheitsbilder, welche, nach Durchlaufen einer klinischen Behandlung, einer längeren Nach- oder Fortbehandlung im außerklinischen Bereich bedürfen, z. B. Zustand nach Myokardinfarkt, Tumorerkrankungen. Der niedergelassene Arzt verfügt hierbei auch aufgrund jahrelanger Kenntnis der entsprechenden Patienten über Detailinformationen zum Milieu und individuelle Reaktion sowie größere Erfahrungen in der Behandlung dieser Erkrankungen als der Kliniker. Unter den praxisbezogenen Verhältnissen lassen sich zudem einige Nebenwirkungen, welche im klinischen Bereich nicht so deutlich oder gar nicht feststellbar sind, ermitteln, z. B. Effekte wie Müdigkeit und Beeinträchtigung der Verkehrstüchtigkeit, wie sie u. a. nach Gabe von Antihistaminika, Antihypertensiva, codeinhaltigen Antitussiva und Psychopharmaka gesehen werden, weiterhin Gewöhnungseffekte und allergische Reaktionen. In der Regel liegt die Ebene, auf der niedergelassene Ärzte, meist in Form → multizentrischer Prüfungen, erstmalig einbezogen werden in der Phase III, nur in Ausnahmefällen früher. Grundsätzlich müssen alle entsprechenden Voraussetzungen (→ klinische Prüfung, allgemeine Aspekte) für die Durchführung der Untersuchung gegeben sein.

Klinische Prüfung, prospektive Untersuchung: klinische Studie, wobei die Beobachtungsrichtung vom Faktor, der Exposition, zum vermuteten Effekt, d.h. zur Krankheit oder zu bestimmten schädigungsverdächtigen pathologischen Merkmalen verläuft.
Faktor (Exposition) → Vermuteter Effekt (Krankheit).

Klinische Prüfung, retrospektive Untersuchung: Rückgriff auf vorhandene Datenbestände oder laufend mitgehende Erfassung.
Effekt (Krankheit) → vermuteter Faktor (Exposition).

Klinische Toxikologie: Lehre von der Diagnose und Behandlung akuter und chronischer Vergiftungen. Spezialauskünfte werden von den offiziellen Informationszentren für Vergiftungsfälle erteilt, deren Adressen u.a. in der «Roten Liste» aufgeführt sind. Diese Zentren verfügen über die vom Bundesgesundheitsamt herausgegebene Informationskartei über toxische Stoffe (Giftstoffregister), die in Gewerbe-, Haushalts- und Umweltchemikalien enthalten sind.

KLT: Konzentrations-Lösungs-Test nach Düker. Rechentest zur Feststellung der Konzentrationsleistung. Wird häufiger zur Beurteilung des Effekts von Psychopharmaka eingesetzt.

Kohäsion: → Cohäsion.

Kolloid-osmotischer Druck: → Osmotischer Druck.

Kolmogoroff-Smirnoff-Test: statistisches → Testverfahren für die Güte der Anpassung der Stichprobe an eine theoretische Verteilung. Er entspricht dem → Chi-Quadrat-Test, ist jedoch für kleine Stichprobenumfänge effektiver. Die Nullhypothese, H_0: Die Stichprobe entstammt der bekannten Verteilung, wird mittels des Prüfquotienten

$$D = \frac{\max |F_B - F_E|}{n}$$

beurteilt. Dabei bedeuten F_E die theoretisch erwarteten absoluten Summenhäufigkeiten und F_B die praktisch beobachteten absoluten Summenhäufig-

keiten. Die betragsmäßig größte Differenz dividiert durch den Stichprobenumfang n ergibt dann die Prüfgröße. Die Testwerte sind statistischen Tafelwerken zu entnehmen.
Für den Vergleich zweier Stichproben lautet der Testausdruck

$$D = \max \left| \frac{F_{B,1}}{n_1} - \frac{F_{B,2}}{n_2} \right|$$

wobei $F_{B,1}$ und $F_{B,2}$ die bei gleichen Klassenfrequenzen absoluten Summenhäufigkeiten sind und n_1 bzw. n_2 die einzelnen Stichprobenumfänge.

Kombination: → Coergismus.

Kombinationspräparate: Arzneimittelzubereitungen mit zwei und mehr Wirkstoffen.
Nachteilige Aspekte der Kombinationspräparate: Durch das fixe Dosenverhältnis der Einzelkomponenten ist die individuelle Dosierung erschwert. Die Wirkungsdauer der Einzelkomponenten ist häufig nicht aufeinander abgestimmt. Einzelne Komponenten sind in der Kombination häufig unterdosiert und daher unwirksam. Probleme der → Bioverfügbarkeit können auftreten. Oft sind in der Kombination Substanzen mit einbezogen, welche für die entsprechende Therapie nicht erforderlich sind und zusätzlich eine Gefahr der Sensibilisierung beinhalten. Bei Auftreten von Nebenwirkungen ist die verursachende Komponente schwer festzustellen. Gefahr der Förderung des therapeutischen Polypragmatismus ohne genauere Diagnose-Stellung.
Vorteilige Aspekte der Kombinationspräparate:
Vereinfachung der Verschreibung, einfachere Einnahmemöglichkeiten für die Patienten und Erhöhung der → Compliance. Meist niedrigere Therapiekosten. Verminderung der Toxizität bzw. Nebenwirkungsraten durch Dosiseinsparung der Einzelkomponenten. Gefahr des Abusus geringer als bei Monopräparaten.
Die vorteilhaften Aspekte der Kombinationspräparate können dann geltend gemacht werden, wenn Grundvoraussetzungen für ihre Anwendung beachtet werden:

1. Der pharmakologische Beweis muß erbracht sein, daß die gleichzeitige Verwendung verschiedener Wirkstoffe bei der entsprechenden Indikation bessere therapeutische Ergebnisse herbeiführt als die Anwendung der Einzelstoffe allein, und daß alle Komponenten auch zum therapeutischen Effekt beitragen.
2. Der Beweis muß erbracht werden, daß die Kombinationspräparate in ihrer vorliegenden galenischen Formulierung bioverfügbar sind, in Einzeldosen keine unerwünschten Nebenwirkungen erzeugen und die Einzelkomponente der Kombination die entsprechend ausreichende Dosierung besitzt.

Unter diesen Gesichtspunkten ist der Einsatz von Kombinationspräparaten berechtigt und sinnvoll. Positive Beispiele von Kombinationspräparaten sind Östrogen/Gestagen-Kombinationen in Antikonzeptiva, Kombinationen von Saluretika mit Antihypertensiva, welche zu einer Wirkungsverstärkung und, aufgrund der Reduzierung der Einzelkomponenten, zu einer Verringerung der Toxizität führen. Aufgrund ihres nachgewiesenen antibakteriell potenzierenden Effektes ist auch die Kombination von Sulfamethoxazol und Trimethoprim sinnvoll. Generell ist aber davon auszugehen, daß echte → Potenzierungen pharmakologisch seltene Ereignisse sind, und dieser Begriff häufig mißverständlich oder fälschlich angewandt wird.
Therapeutisch nicht sinnvoll oder bedenklich ist die Anwendung von Kombinationspräparaten, welche Stoffe enthalten, die sehr individuell dosiert werden müssen, und/oder eine geringe → therapeutische Breite besitzen, z.B. Digitalisglykoside, Antiepileptika.

Kompartiment: fiktiv abgegrenzter Verteilungsraum für ein Pharmakon, dem ein definiertes Volumen zugeordnet ist (→ Verteilungsvolumen) und in dem die betrachteten Wirkstoffe, in ebenfalls definierter Konzentration, unter homogenen Bedingungen vorliegen.
Hierbei braucht es sich nicht um morphologisch eindeutig abgegrenzte Verteilungsräume zu handeln. So kann als Kompartiment auch eine bestimmte Gewebestruktur *(deep compartment)*, z.B. das Zentralnervensystem, Knochenmark usw. angenommen werden. Das morphologisch best abgegrenzte Kompartiment ist der intravasale Verteilungsraum, welcher auch als *zentrales Kompartiment* bezeichnet wird. Kompartimente sind hypothetische Einheiten der Pharmakokinetik und werden hauptsächlich zur Formulierung der → Kompartimentmodelle herangezogen.

Kompartimentmodelle: hypothetische Beschreibung des Weges und des Wirkstoffkonzentrationsverlaufes eines Pharmakons im biologischen System Mensch oder Tier. Dabei wird der Körper, der an sich in bezug auf die Körperflüssigkeiten, Organe, Gewebe und im einzelnen auch Zellen aus vielen Millionen → Kompartimenten besteht, durch ein vereinfachtes Modell dargestellt. Je nach Problemstellung werden ein oder mehrere Kompartimente betrachtet und entsprechend ihrer biologischen Zuordnung einander vor-, nach- und/oder parallelgeschaltet. Dabei wird berücksichtigt, daß ein ein- oder wechselseitiger Austausch von Substanzen unter den Kompartimenten stattfinden kann. Die einfachsten Methoden sind das → Ein-Kompartiment-Modell und das etwas umfassendere → Zwei-Kompartiment-Modell, das für viele praktische Betrachtungen schon ausreicht.
Die mathematische Beschreibung der Modelle führt zu → Konzentrations-Zeit-Kurven für Untersuchungen aus dem Blut, Plasma oder Serum und zu → Kumulationskurven für Bestimmungen aus dem Urin.

Kompartiment, zentrales: → Kompartiment.

Kompatibilität: Verträglichkeit, im Gegensatz zu → Inkompatibilität, z. B. von zwei oder mehreren Bestandteilen eines Arzneimittelgemisches. Kompatibilität zwischen zwei oder mehreren Arzneistoffen oder Arzneistoffen und Begleitstoffen (Adjuvantien) ist primär ein galenisch-pharmazeutisches Problem. Hiervon unabhängig ist aber z. B. auch bei der eigenständigen Zusammensetzung von Injektions- und Infusionslösungen bzw. beim Zusatz von weiteren Stoffen zu Fertigpräparaten auf Kompatibilität der Bestandteile zu achten. Anderenfalls kann es bereits in vitro zu physikalischen oder chemischen Reaktionen zwischen einzelnen Partnern (z. B. Fällungs-, Adsorptionsreaktionen, Komplexbildungen) kommen, welche die Wirksamkeit beeinträchtigen oder zu unerwünschten Wirkungen führen können. Weiterhin muß Kompatibilität zwischen applizierten Arzneimitteln einerseits, Körpergeweben oder -flüssigkeiten andererseits bestehen. Bei Inkompatibilität sind vor allem die Strukturen oder Körperflüssigkeiten im Bereich des Applikationsortes, die mit hohen Konzentrationen des Stoffes Kontakt haben, gefährdet. → Anisotonie oder → Anisohydrie von Injektionslösungen z. B. können lokale Gewebeschäden setzen, blutinkompatible Lösungen bei intravasaler Applikation Hämolyse oder Präzipitation verursachen.
In weiterem Sinne schließlich kann man den Begriff «therapeutische Inkompatibilität» auch auf pharmakologische oder pharmakodynamische → Interaktionen von Arzneimitteln anwenden.

Kompetitive Hemmung: (kompetitiver Antagonismus), Hemmeffekt, der sich auf eine durch einen endogenen Mediator oder ein Arzneimittel über einen Rezeptor ausgelöste Wirkung erstreckt. Der Mechanismus der kompetitiven Hemmung beruht in der Regel auf einer strukturellen Ähnlichkeit von Hemmstoff (Antagonist) und Wirkstoff (Agonist, der daraus resultierenden Affinität beider Stoffe zu bestimmten Rezeptoren sowie der damit verbundenen Kompetition (Konkurrenz) um diese Rezeptoren. Dem Antagonisten fehlt die für den Agonisten typische intrinsische Aktivität ganz oder teilweise, so daß er die von dem Rezeptor ausgelöste biologische Wirkung nicht oder nur partiell hervorrufen kann, während er gleichzeitig den Zutritt des physiologischen Mediators oder eines Arzneimittels zum Rezeptor blockiert. Auf diesem Mechanismus beruht die Wirkung einer ganzen Reihe von Arzneimitteln. Da die Reaktion zwischen Wirkstoff und Rezeptor dem Massenwirkungsgesetz gehorcht, kann dieses Prinzip auch zur Behandlung von Vergiftungen benutzt werden, sofern ein spezifisches Antidot (ein kompetitiver Antagonist) zur Verfügung steht. In Abhängigkeit von → Affinitäts- bzw. → Assoziations- und Dissoziationskonstanten sowie den Konzentrationen beider Stoffe am Wirkort kann der eine den anderen massenwirkungsabhängig vom Rezeptor verdrängen.

Kompetitiver Antagonismus: → Kompetitive Hemmung.

Komplexe Rezeptoren: → Rezeptoren.

Konfidenzintervall: Intervall, das mit einer angenommenen statistischen Sicherheit den betrachteten Parameter enthält bzw. ihn mit der entsprechenden → Irrtumswahrscheinlichkeit nicht enthält. Für den Mittelwert einer normalverteilten Stichprobe wäre das Konfidenzintervall

$$\bar{x} - t_T \frac{\sigma}{\sqrt{n}} \leq \mu \leq \bar{x} + t_T \frac{\sigma}{\sqrt{n}}$$

wobei der Tafelwert t_T Tabellen für den → t-Test zu entnehmen ist.

Konjugationsreaktion: Biologische Konjugationsreaktionen sind enzymatisch gesteuerte → Syntheseprozesse, die bei der → Biotransformation von Pharmaka insbesondere deren Ausscheidungsfähigkeit verbessern.

Konstante, pharmakokinetische: quantitative therapeutische Parameter wie z. B. Dosis, → Verteilungsvolumen, → Lag-Zeit, Geschwindigkeitskonstanten, → Hybridkonstanten, → AUC, → Clearance usw. Pharmakokinetische Konstanten sind entweder vorgegeben (Dosis), resultieren aus der Auswertung von → Konzentrations-Zeit-Kurven (→ fiktive Anfangskonzentration, Geschwindigkeitskonstanten, Lag-Zeit, → c_{max}, → t_{max}, AUC) oder werden aus bekannten Größen berechnet (Clearance usw.). Das Ziel von pharmakokinetischen Untersuchungen an mehreren Tieren oder Menschen ist fast ausschließlich, durch Angabe von Mittelwerten, die wahrscheinlichste Pharmakokinetik am Durchschnittsindividuum zu beschreiben. Dazu werden zur Bildung von mittleren pharmakokinetischen Größen zwei Begriffe unterschieden: → Primärkonstanten (die aus den Geschwindigkeitskonstanten berechnete Halbwertszeit, Verteilungsvolumen, Lag-Zeit, absorbierter Dosisanteil wie auch die verabreichte Dosis selbst) und mathematisch aus Primärkonstanten zusammengesetzte → Sekundärkonstanten (fiktive Anfangskonzentration, AUC, t_{max}, c_{max}, Clearance). Mittelwerte von Primärkonstanten dürfen direkt berechnet werden; mittlere Sekundärkonstanten können folgerichtig nur zuverlässig angegeben werden, wenn sie aus den gemittelten Primärkonstanten berechnet und nicht selbst als Mittel bestimmt wurden. Dies hätte ansonsten inkonsistente Ergebnissen zur Folge.

Konstitutionsisomerie: (Strukturisomerie), durch unterschiedliche Verkettung der Atome innerhalb eines Moleküls bedingte → Isomerieform. Unter den verschiedenen Arten der Konstitutionsisomerie ist im Hinblick auf pharmakologische Wirkungen insbesondere die → Stellungsisomerie bedeutungsvoll.

Konstitutions-Wirkungs-Beziehung: → Wirkung, Strukturabhängigkeit.

Kontamination: Pharmazeutisch: Unerwünschte Verunreinigung eines Arzneimittels durch fremde Wirkstoffe; (→ cross contamination).

Kontingenztafel: Vergleich zweier Merkmale an Hand mehrerer Stichproben von Alternativdaten.
Beispiel: Vergleich der Merkmale Krankheit/Therapie

Merkmal 2: Therapie / Merkmal 1: Krankheit	Operativer Eingriff	Medikamentöse Behandlung	Zeilensummen
Blinddarmentzündung	n_{11}	n_{12}	$n_{11}+n_{12}$
Mandelvereiterung	n_{21}	n_{22}	$n_{21}+n_{22}$
Blutvergiftung	n_{31}	n_{32}	$n_{31}+n_{32}$
Spaltensummen	$n_{11}+n_{21}+n_{31}$	$n_{12}+n_{22}+n_{32}$	$N = n_{11}+n_{12}+n_{21}+ +n_{22}+n_{31}+n_{32}$

Dabei können die einzelnen Merkmale einander in unterschiedlicher Anzahl von Merkmalsausprägungen gegenübergestellt werden. Die Fragestellung lautet: Entstammen die Stichproben einer Grundgesamtheit mit einer zu den Randsummen proportionalen Verteilung. Die relativen Häufigkeiten berechnen sich aus der Beziehung

$$\frac{\text{i-te Zeilensumme}}{N} \text{ und } \frac{\text{j-te Spaltensumme}}{N}$$

Werden jeweils nur zwei Merkmalsausprägungen miteinander verglichen, so geht die Kontingenztafel in die einfache → Vier-Felder-Tafel über.

Kontinuierliche Applikation: → Applikation, kontinuierliche.

Kontraindikationen: alle Gegebenheiten, welche die therapeutische Anwendung eines Arzneistoffes nicht zulassen, werden als Kontraindikationen – *Gegenanzeigen* – bezeichnet.

Die Kontraindikation kann dabei absolut sein, d.h. das Medikament darf bei Vorliegen bestimmter Gegebenheiten in keinem Fall verabreicht werden. Von relativer Kontraindikation spricht man, wenn die Anwendung eventuell – unter kritischer Abwägung des therapeutischen Nutzens und Risikos – für den speziellen Fall erfolgen kann.
Als Gegebenheiten für Kontraindikationen kommen pathophysiologische Zustände, individuelle Prädispositionen und die Gefahr unerwünschter Arzneimittelinteraktionen in Frage. So ist z.B. eine absolute Kontraindikation aufgrund eines pathophysiologischen Zustands die alleinige Verabreichung von β-Sympatholytika (→ β-Rezeptoren-Blocker) bei Vorliegen einer schweren Herzmuskelschwäche, da diese hierdurch verschlechtert wird. Absolut kontraindiziert ist auch die Gabe von Penicillin bei Patienten, welche hiergegen allergisch prädisponiert sind. Ebenso absolut kontraindiziert ist – aufgrund einer speziellen, temporären physiologischen Disposition – die Verabreichung zahlreicher Pharmaka während der Schwangerschaft, da hierbei die Gefahr von Mißbildungen und Entwicklungsstörungen des Fetus besteht.
Eine relative Kontraindikation wäre z.B. für die β-Sympatholytika das Vorliegen einer sehr niedrigen Herzfrequenz, da hier die Gefahr eines weiteren Absinkens bis in den pathologischen Bereich besteht. Relativ kontraindiziert sind auch Pharmaka, welche über den Harn ausgeschieden werden, wenn z.B. Störungen der Nierenfunktion bestehen, da es hierbei zu → Kumulationserscheinungen mit toxischen → Nebenwirkungen kommen kann. In diesen Fällen ist zumindest die Dosierung anzupassen.
Über sog. **Warnhinweise** werden die Therapeuten von seiten des Arzneimittelherstellers in der Regel auch auf diese **Anwendungseinschränkungen** hingewiesen.
Zahlreiche Pharmaka, z.B. die Antirheumatika Phenylbutazon und Indometacin, führen – bei gleichzeitiger Therapie mit den gerinnungshemmenden Cumarinen – zu einer weiteren Steigerung der Gerinnungshemmung und erhöhen somit die allgemeine Gefahr von Blutungen. Bei Patienten, welche z.B. ein Magengeschwür haben, ist aufgrund dieser Gefahr eine derartige Kombination absolut kontraindiziert. Zudem würde das Vorliegen von Magengeschwüren schon bei alleiniger Therapie mit Antirheumatika zumindest relativ kontraindiziert sein, da diese selbst schon die Wundheilung von Ulcera erheblich verzögern bzw. verschlechtern.
Letztlich kann bei Vorliegen einer speziellen Therapie auch ein bestimmter Applikationsmodus kontraindiziert sein: z.B. intramuskuläre Injektionen bei Patienten, welche aufgrund einer gerinnungshemmenden Cumarintherapie eine erhöhte Blutungsneigung zeigen oder die intraarterielle Applikation von Stoffen, welche die Innenwände von Arterien schädigen, z.B. Eisenverbindungen.

Kontrollierte klinische Arzneimittelprüfung: Nach medizinisch-wissenschaftlich und biometrisch fundiertem, detailliert vorgegebenem → Design vollständig und exakt durchgeführte, komplett dokumentierte und mit den Mitteln der statistischen Analyse ausgewertete, prospektive Untersuchung von Arzneimittelwirkungen am Menschen.

Konzentrations-Wirkungskurve: gibt die Beziehung zwischen der Konzentration eines Pharmakons und der ausgelösten Wirkung graphisch wieder. Sie entspricht prinzipiell der → Dosis-Wirkungskurve und tritt an deren Stelle, wenn – wie z.B. bei lokaler Applikation oder bei in vitro-Versuchen – die Konzentration am Wirkungsort als maßgeblicher quantitativer Faktor bekannt ist, und anstatt der applizierten Menge des Pharmakons (→ Dosis) zur Erstellung der Kurve herangezogen werden kann. Konzentrations-Wirkungskurven basieren auf der dem Massenwirkungsgesetz gehorchenden Reaktion zwischen Pharmakon und Rezeptor. Das Ausmaß der Wirkung ist der Zahl der mit dem Pharmakon belegten Rezeptoren, bezogen auf die Gesamtzahl der in Frage kommenden Rezeptoren, proportional; sind all diese Rezeptoren besetzt, ist die maximal mögliche Wirkung erreicht. Neben der Konzentration spielt hinsichtlich der Wirkungsgröße die → Affinitätskonstante des Pharmakons eine wichtige Rolle.

Konzentrations-Zeit-Kurve: graphische Darstellung von pharmakokinetischen Meßwertpaaren. Als Ordinatenachse werden dabei die aus dem Blut, Serum, Plasma oder Urin bestimmten Pharmakonkonzentrationen aufgetragen. Die Abszissenachse beschreibt die Zeit von der Applikation des Präparates bis zur Probenentnahme. Beispiele für Konzentrations-Zeit-Kurven sind die → Batemanfunktion oder → Kumulationskurven. Ein Ziel der graphischen Beschreibung pharmakokinetischer Abläufe ist, die Anpassung von Kompartimentmodellen zu veranschaulichen, und gegebenenfalls Besonderheiten oder Nebeneffekte sofort offenzulegen.

Korngröße: Größe der einzelnen Teilchen eines Haufwerks, wie → Pulver, Granulat etc. Kann durch verschiedene Verfahren wie → Siebanalyse, Mikroskop, → Sedimentationsanalyse gemessen werden. Da bei diesen Methoden verschiedene Parameter wie Volumen, Gewicht, Form, Oberfläche etc. eingehen, sind die erhaltenen Werte nicht miteinander vergleichbar.

Korngrößenverteilung: Zahlenmäßige Angabe der Mengenanteile der verschiedenen Korngrößen in einem Pulver oder Granulat.

Korrelation: Grad des Zusammenhangs von zwei und mehr Zufallsgrößen. Quantitativ wird diese Verknüpfung im Falle von zwei zufälligen Variablen durch den → Korrelationskoeffizienten angegeben.

Korrelationskoeffizient: Grad des Zusammenhangs von zwei zufälligen

→ Variablen in bezug auf Linearität. Der Korrelationskoeffizient ist unabhängig von der Einheit der Merkmale und kann alle Werte zwischen minus Eins und plus Eins annehmen; er wird allgemein mit r bezeichnet. Ist r = ± 1, so ist der Zusammenhang für positives Vorzeichen direkt bzw. für negatives Vorzeichen indirekt. Gilt r = 0, so liegt keine lineare Korrelation zwischen den Zufallsveränderlichen vor. Für die Zufallsvariable X und Y mit den Werten x_i und y_i berechnet sich der Korrelationskoeffizient wie folgt:

$$r = \frac{\sum_i (x_i - \bar{x})(y_i - \bar{y})}{\sqrt{\sum_i (x_i - \bar{x})^2 \sum_i (y_i - \bar{y})^2}}$$

Obgleich in praxi die Aussagekraft des Korrelationskoeffizienten noch sehr hoch veranschlagt wird, sollte man sich vor Augen halten, daß auch schon sehr streuende Daten, wie sie das folgende Beispiel zeigt, einen Wert von r = 0,9 (ideal: r = 1) repräsentieren.

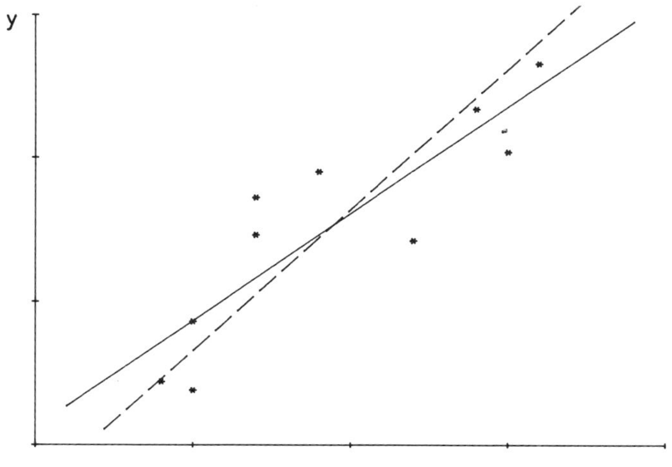

Korrelationskoeffizient: Korrelationsanalyse von zehn Meßwerten (x, y). Die durchgezogene Grade resultiert durch curve fitting mit x als unabhängiger Variable, die gestrichelte Gerade wurde mit y als unabhängiger Größe bestimmt.

Korrespondierende Flächen: Flächen unter der → Bateman-Funktion verhalten sich bei gleicher → Eliminationsgeschwindigkeit (k_e) wie die entsprechenden Initialdosen.

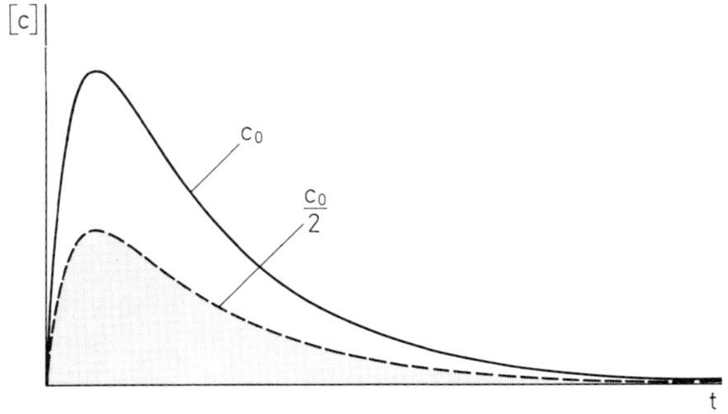

Korrespondierende Flächen von Konzentrations-Zeit-Kurven mit der fiktiven Anfangsdosis c_0 bzw. $c_0/2$. Die Flächen verhalten sich entsprechend 2 : 1.

Kovarianzanalyse: statistisches → Testverfahren zum Vergleich mehrerer → Regressionskoeffizienten.

17-KS: 17-Ketosteroide, im Urin ausgeschiedene Katabolite von Steroidhormonen.

Kubikwurzelgesetz: → Sinkbedingung.

Kumulation: Anhäufung z.B. von Wirksubstanz eines Pharmakons bei → mehrfacher Dosierung. Tritt grundsätzlich auf, wenn Evasion < Invasion, d.h. höhere Dosen Wirkstoff/Zeiteinheit aufgenommen werden, als der Körper/Zeiteinheit ausscheiden kann. Eine Kumulation kann u.a. durch pathologisch bedingte Störung des Gleichgewichtes von Invasions- und Evasionsvorgängen, z.B. Behinderung der Elimination bei Niereninsuffizienz, Leberparenchymschäden, hervorgerufen werden.

Kumulation, begrenzte: → Kumulationsgrenzwert.

Kumulation, natürliche: → Kumulationsgrenzwert.

Kumulationsfaktor (R): sagt aus, «wieviel mal größer als die → Erhaltungsdosis (D) der Wirkstoffgehalt im Organismus nach Abschluß des Kumulationsprozesses ist». (Dettli, 1969)
Für die therapeutische Praxis kann der Kumulationsfaktor (R) nach der vereinfachten Formel

$$R = \frac{1{,}5}{\varepsilon}$$

ε = relatives Dosierungsintervall

mit ausreichender Genauigkeit berechnet werden. Ist $\varepsilon > 1$, d.h., ist das Dosierungsintervall länger als die Halbwertszeit, kommt keine klinisch relevante Kumulation mehr zustande; die Initialdosis kann in solch einem Fall gleich der Erhaltungsdosis sein.

Kumulationsgrenzwert: Bei einem Mehrfachdosierungsschema, bei dem die erneute Gabe des Pharmakons vor vollständiger Elimination der vorangegangenen Dosen erfolgt, kommt es, bezogen auf das Plasmakonzentrationsmaximum der entsprechenden Einzeldosis, zu einer natürlichen, begrenzten → Kumulation; diese erwächst aus einer additiven → Superposition der Plasmakonzentrationen der Einzeldosen. Der im → Fließgleichgewicht erreichte Plasmakonzentrationsbereich (der Kumulationsgrenzwert) ist eine Funktion der → Eliminationshalbwertszeit, der Dosis und des → Applikationsintervalls (vgl. → Halbwertszeitregel).

Kumulationskurve: 1. Die sich bei → Mehrfachdosierung ergebende Blutspiegelkurve, wenn die Zeit zwischen zwei Applikationen im Verhältnis zur → Eliminationshalbwertszeit des Pharmakons klein ist. Es wird ein Fließgleichgewicht (→ steady state) erreicht, und die Konzentrations-Zeit-Kurve bewegt sich nur noch zwischen den asymptotischen Werten der beiden → Grenzkurven.

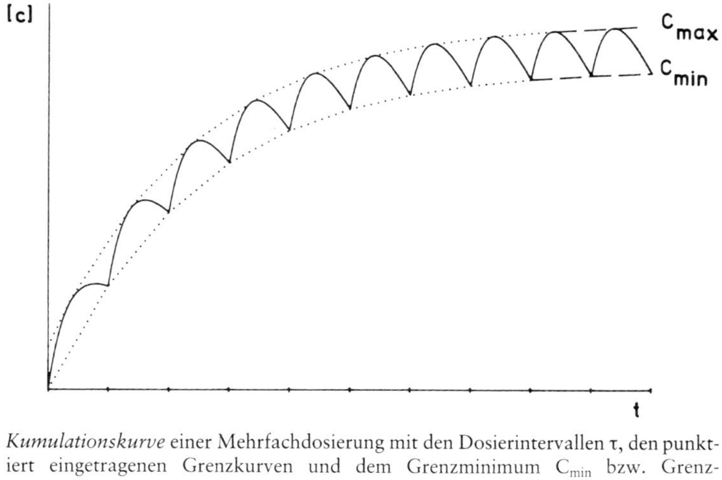

Kumulationskurve einer Mehrfachdosierung mit den Dosierintervallen τ, den punktiert eingetragenen Grenzkurven und dem Grenzminimum C_{min} bzw. Grenzmaximum C_{max}.

2. Urinspiegelkurve. Im Unterschied zu → Blutspiegelkurven, die Konzentrationen beschreiben, repräsentieren Urinspiegeldaten Wirkstoff*mengen*, welche aus einzelnen Sammelintervallen gewonnen und sukzessive aufaddiert wurden.
Findet die Klärung des Pharmakons ausschließlich in der Niere statt, so lassen sich Urin-Spiegelkurven und Blutkonzentrations-Zeit-Kurven, wie sie nach den einzelnen → Kompartimentmodellen beschrieben werden, miteinander vergleichen. Die Beziehung ist

$$c_{Blut} = \frac{1}{k_e} \cdot \frac{dc_{Urin}}{dt} = \frac{1}{k_e \cdot V} \cdot \frac{dm_{Urin}}{dt}.$$

Die Ableitung der Kumulationskurve nach der Zeit dividiert durch die → Eliminationsgeschwindigkeitskonstante ergibt in diesen Fällen die entsprechenden Blutkonzentrationswerte.

L

Lactale Exkretion: → Translactale Passage.

Ladungsdosis: → Sättigungsdosis.

Lag-Zeit: (engl.: lagtime), Intervall zwischen dem Zeitpunkt der Applikation eines Pharmakons und dem seiner Nachweisbarkeit im Blut; kann arzneimittelbedingt (z. B. Tablettenzerfallszeit) sein oder physiologische Ursachen haben (z. B. Passageverzögerung bei der → Magenpassage).

Langmuirsche Adsorptionsisotherme: Kurve, die den Zusammenhang zwischen der Menge a eines an einen Feststoff adsorbierten Stoffes und der Konzentration c in der Nachbarphase (Gas oder Lösung) bei konstanter Temperatur angibt. Die Gleichung dieser Kurve nach Langmuir lautet:

$$a = A \frac{c}{c + B}$$

A und B sind Konstanten.

Langzeitstudie: → klinische Prüfung (Phase IV) von Arzneimitteln über mehrere Monate oder Jahre, zur Ermittlung eines potentiellen Wirkungsabbaus und zur Eruierung der Langzeitverträglichkeit bzw. spät auftretender unerwünschter und/oder seltener Nebenwirkungen.

LD: Letaldosis, → LD 50.

LD 50: mittlere Letaldosis; Dosis, die bei 50% der Individuen eines Kollektivs tödlich wirkt (vgl. → ED 50).

LDL: (Low density lipoproteins). Nach ihrem Verhalten in der Ultrazentrifuge klassifizierte Lipoproteine niedriger Dichte.

Leberclearance: → Organclearance.

Leberpassage: → First pass effect.

Letaldosis: tödlich wirkende Dosis eines Stoffes; in Verbindung mit einem Zahlenwert, z. B. → LD 50, kennzeichnet sie die Dosis eines Pharmakons, die bei dem durch den Zahlenwert umschriebenen Prozentsatz der Individuen eines Kollektivs tödlich wirkt.

Letalität: Kennzahl aus der Krankheitsstatistik. Es gilt:

$$\text{Letalität} = \frac{\text{Mortalität}}{\text{Morbidität}} = \frac{\text{Anzahl der im Beobachtungszeitraum an der betreffenden Krankheit Gestorbenen}}{\text{Anzahl der im Beobachtungszeitraum an der betreffenden Krankheit neu Erkrankten}}$$

Lingualtabletten: → Sublingualtabletten.

Lipidbarriere: → Lipidmembran.

Lipid-Doppelschicht: in der Regel bezogen auf die doppelte Schicht dicht gelagerter, palisadenförmig angeordneter Lipidmoleküle der → Zellmembran bzw. intracellulärer Membranstrukturen. Die Lipid-Doppelschicht übt neben anderen Funktionen einen entscheidenden Einfluß auf die Stoffpassage durch die Zellmembran aus, indem sie lipophile Stoffe relativ ungehindert passieren läßt, den Durchtritt hydrophiler Verbindungen jedoch nicht erlaubt und diese auf ggf. vorhandene andere Transferwege oder -mechanismen verweist.

Lipide: Überbegriff für Fette und fettähnliche Stoffe (→ Lipoide), die durch ähnliche Löslichkeitseigenschaften (unlöslich in Wasser, löslich in organischen Lösungsmitteln) charakterisiert sind. Lipide spielen eine wesentliche Rolle als Membranbestandteile (→ Lipidmembran) und sind in dieser Eigenschaft für den Transfer von Pharmaka durch biologische → Barrieren mitbestimmend. Sie haben weiterhin in Form der → Fettdepots aber auch als Bestandteile lipidreicher Organe (z. B. Zentralnervensystem) als → Verteilungsraum für lipophile Pharmaka Bedeutung.

Lipid/Wasser-Verteilungskoeffizient ($K_{0/w}$): Verhältnis der Verteilung (des nicht-ionisierten Anteils) eines Stoffes zwischen einer Lipid- und Wasserphase. $K_{0/w}$ errechnet sich nach der Formel

$$K_{0/w} = \frac{c_o}{c_w}$$

c_0 = Konzentration des Stoffes (nach Erreichen des Verteilungsgleichgewichts) in der lipophilen Phase;
c_w = Konzentration des Stoffes in der wäßrigen Phase.

Da als Lipidphase zur Bestimmung von K sowohl Öle als auch verschiedene organische Lösungsmittel (z. B. Chloroform, Hexan) verwendet werden, können sich für ein und denselben Stoff je nach Art der Lipidphase unterschiedliche K-Werte ergeben. Zweckmäßig wäre daher die Festlegung auf eine Standard-Lipidphase; in letzter Zeit scheint sich Octylalkohol für diesen Zweck einzubürgern.
Der Lipid/Wasser-Verteilungskoeffizient ist eine wichtige Kenngröße zur Beurteilung der Permeations- und Distributionseigenschaften von Pharmaka. Je größer $K_{0/w}$ ist, desto besser wird der betreffende Stoff → Lipidbarrieren aller Art passieren, desto bereitwilliger wird er sich in lipidreichen Geweben ansammeln. Andererseits ist ein gewisses Maß an Wasserlöslichkeit Voraussetzung für eine hinreichende Verteilung von Stoffen in wäßrigen Körperflüssigkeiten, wie z.B. Darminhalt, Extracellulärflüssigkeit, Blut.

Lipidlöslichkeit: Löslichkeit eines Stoffes in Lipiden bzw. organischen Lösungsmitteln; stellt eine wesentliche Voraussetzung für das Wirksamwerden vieler Pharmaka dar, indem sie deren → Permeation durch biologische → Barrieren entscheidend beeinflußt und für deren Affinität zu lipidreichen Geweben bzw. → Fettdepots verantwortlich ist. Biologische Barrieren haben häufig den Charakter von → Lipidmembranen, die von Fremdstoffen auf dem Weg der → Membrandiffusion permeiert werden; hierfür müssen die Stoffe lipidlöslich sein, um über eine Lösung in den Membranlipiden durch die Barriere hindurchdiffundieren zu können. Lipid- und → Wasserlöslichkeit verhalten sich reziprok proportional zueinander. Als Maß für das Verhältnis von Lipid- zu Wasserlöslichkeit dient der → Lipid-/Wasser-Verteilungskoeffizient. Für alle Wirkungen von Arzneimitteln, die Resorptions- und Verteilungsvorgänge voraussetzen, ist in der Regel ein gewisses Maß sowohl an Lipid- als auch Wasserlöslichkeit erforderlich.
Die Lipidlöslichkeit einer Verbindung ist bei organischen Elektrolyten von

deren → Ionisation bzw. → Dissoziationskonstante abhängig, und zwar sind die nicht-ionisierten Anteile (freie Säure, freie Base) gut, die ionisierten Anteile (Basenkation, Säureanion) dagegen schlecht lipidlöslich. Weiterhin wird die Lipidlöslichkeit von der Molekülgröße und -struktur sowie der Art und Anzahl der Substituenten bestimmt.

Lipidmembran: u.a. im Hinblick auf die Permeation von Pharmaka durch biologische → Barrieren gebrauchter Begriff, welcher der Zusammensetzung (→ Lipid-Doppelschicht) und dem funktionellen Verhalten biologischer Membranen Rechnung trägt. Pharmaka passieren Barrieren mit dem Charakter von Lipidmembranen überwiegend passiv auf dem Weg der → Membrandiffusion in Abhängigkeit von ihrer → Lipidlöslichkeit, d.h., daß dieser Transportmechanismus eine Lösung des Stoffes in den Membranlipiden voraussetzt, damit eine Passage per diffusionem erfolgen kann.

Lipoide: fettähnliche, der Gruppe der → Lipide zugehörige Stoffe; sie verhalten sich, speziell hinsichtlich ihrer Löslichkeitseigenschaften wie Fette, unterscheiden sich aber in ihrer chemischen Struktur von diesen. Zu den Lipoiden gehören u.a. die Phospholipide, Sphingolipide, Steroide, Carotinoide. Sie spielen einerseits eine wesentliche Rolle als strukturelle oder funktionelle Elemente im Organismus (z.B. im Zentralnervensystem oder als Bausteine zellulärer Membranstrukturen); andererseits besitzen zahlreiche körpereigene (z.B. Steroidhormone) oder exogene Wirkstoffe (z.B. Vitamine, verschiedene Gruppen von Arzneimitteln) Lipoidcharakter.

Lipophilie: → Lipidlöslichkeit.

Liquorgängigkeit: Fähigkeit zum Übertritt von Pharmaka aus dem Blut in den → Liquorraum; ist von den Eigenschaften der → Blut-Liquorschranke einerseits, von den physikalisch-chemischen Eigenschaften des Stoffes andererseits abhängig. Lipophile Verbindungen sind relativ gut, hydrophile Verbindungen in Abhängigkeit von der Molekülgröße, schlecht bzw. gar nicht liquorgängig.

Liquorraum: das mit Liquor cerebrospinalis gefüllte Hohlraumsystem im Zentralnervensystem. Als Verteilungsraum für Pharmaka ist der Liquorraum der → transcellulären Phase zuzurechnen. Er unterliegt aufgrund der Existenz der → Blut-Liquorschranke besonderen Verteilungsbedingungen. Die Begrenzung des Liquorraumes gegen das Hirngewebe wird durch die Hirn-Liquorschranke gebildet, deren morphologisches Substrat die Ependymschicht darstellt. Im Gegensatz zur Blut-Liquorschranke verfügt die Ependymschicht ähnlich wie die Kapillarwände über relativ große intercelluläre Poren; sie stellt daher auch für die meisten hydrophilen Stoffe, wenn diese in den Liquor gelangt sind, kein wesentliches Passagehindernis mehr dar. Dies ist bei der intrathecalen Applikation von Fremdstoffen zu berücksichtigen. Für den Abtransport von Pharmaka aus dem Liquorraum ins Blut steht weiterhin der Weg über die Villi arachnoidales zur Verfügung. Diese auch dem physiologischen Liquorumsatz dienenden Strukturen haben die Funktion von Einwegventilen, die sich bei Überwiegen des Liquordruckes über den Venendruck in Richtung zum Blutstrom hin öffnen. Aus der Liquorumsatzrate von ca. 30% pro Stunde läßt sich die Elimination solcher Fremdstoffe, die nur über die Villi arachnoidales abtransportiert werden, aus dem Liquorraum berechnen.

Löslichkeit: Allgemein die Fähigkeit eines Gases, einer Flüssigkeit oder eines Feststoffes, sich in einem anderen gasförmigen, flüssigen oder festen Stoff homogen und molekular zu verteilen, also eine Lösung zu bilden.
Im naturwissenschaftlichen Sprachgebrauch ist Löslichkeit die Menge eines Stoffes, die in einer gesättigten Lösung enthalten ist.
Löslichkeitsangaben der Arzneibücher, die als genaues Verhältnis von Gewicht der gelösten Substanz zu Volumen des Lösungsmittels ausgedrückt werden, beziehen sich auf eine Temperatur von 20 °C, die ungefähren Löslichkeitsangaben auf Raumtemperatur (17–23 °C).

Bezeichnung	Ungefähre Anzahl Volumenteile Lösungsmittel für 1 Gewichtsteil Substanz			
sehr leicht löslich	weniger als	1 Teil		
leicht löslich	von	1 Teil	bis	10 Teile
löslich	über	10 Teile	bis	30 Teile
wenig löslich	über	30 Teile	bis	100 Teile
schwer löslich	über	100 Teile	bis	1 000 Teile
sehr schwer löslich	über	1 000 Teile	bis	10 000 Teile
praktisch unlöslich	mehr als	10 000 Teile		

Löslichkeitskoeffizient: → Ostwaldscher Löslichkeitskoeffizient.

Lösungen: Sind homogene Mischungen von mindestens zwei Bestandteilen, von denen häufig der eine als «Gelöstes», der andere als «Lösungsmittel» oder auch «Lösemittel» bezeichnet wird. Im allgemeinen Sprachgebrauch sind Lösungen flüssige Mischungen, meist von ursprünglich festen Stoffen (Gelöstes) in Flüssigkeiten (Lösungsmittel). Im Gegensatz zu → Emulsionen sind Lösungen Einphasensysteme.

Lösungsgeschwindigkeit: Maß für die pro Zeiteinheit, bei konstantem Druck und konstanter Temperatur in Lösung gehende Substanzmenge. Die Lösungsgeschwindigkeit ist von verschiedenen Faktoren abhängig, wie

Zerteilungsgrad, Kristallform (→ Polymorphie), Viskosität des Lösungsmittels, der bereits vorliegenden Konzentration einer Lösung, etc.
Nach dem 1. Fickschen Gesetz gilt:

$$\frac{dm}{dt} = - QD \frac{dc}{dx}$$

Darin bedeuten:

Q = Größe der Phasengrenzfläche
D = Diffusionskoeffizient (temperaturabhängig)
$\frac{dc}{dx}$ = Konzentrationsgradient (temperaturabhängig)

In der Praxis läßt sich die Lösungsgeschwindigkeit durch den Zerteilungsgrad der zu lösenden Substanz, Temperaturerhöhung und Rühren erhöhen.

Lokal-Therapeutisches System: Ein → therapeutisches System (Arzneimittelreservoir, kontrollierte Wirkstofffreigabe), dem ein bestimmtes Funktionsprinzip zugrunde liegt und das in der topischen, auf den Bereich der Erkrankung begrenzten Therapie eingesetzt wird. Dies können z. B. Wirkstoffplaster oder in der Behandlung offener Wunden etwa spezielle galenische Zubereitungen sein, welche auf die Wunde aufgebracht, durch ein kontrollierendes Prinzip (z. B. Exsudataufnahme) den Wirkstoff freisetzen, weiterhin z. B. therapeutische Systeme zur lokalen Anwendung am Auge.

Lokaltherapie: → Therapie, lokale.

Lotio: → Suspension zur äußeren Anwendung.

LSD: Lysergsäurediäthylamid, halluzinogener Stoff. Durch breiten Mißbrauch insbesondere in den 60er Jahren auch im außermedizinischen Bereich bekannt («Trip Droge»). Führte in nicht seltenen Fällen bereits in sehr kleinen Dosen zu z. T. irreversiblen, schizoiden Verhaltensstörungen.

LTS: → Lokal-Therapeutisches System (→ Therapeutische Systeme).

Lymphtransport: Verteilung applizierter Pharmaka im Organismus über die Lymphwege spielt nur eine untergeordnete Rolle. Die Mehrzahl der applizierten Fremdstoffe wird vom Applikations- bzw. Resorptionsort überwiegend durch das Blut und nur zu einem kleinen Anteil über die Lymphe abtransportiert. Lediglich hochmolekulare Verbindungen (M.G. > 20000; z. B. Schlangengifte oder größere Partikel, z. B. persorbierte Stärkekörner, → Persorption) gelangen zunächst in die Lymphe, um mit dieser der Vena cava zugeführt und anschließend mit dem Blut im Organismus verteilt zu werden.

Lytica: Pharmaka, welche die Wirkung physiologischer Mediatoren aufheben oder hemmen, indem sie aufgrund hoher Affinität zu einem Rezeptor an diesen gebunden werden, wegen fehlender intrinsischer Aktivität diesen nicht zu erregen vermögen, gleichzeitig jedoch den Zutritt für den physiologischen Mediator blockieren. Auf diesem Mechanismus basiert z. B. die Wirkung der Sympatholytica und Parasympatholytica (→ Kompetitive Hemmung).

M

Magen-Darmpassagezeit: → Darmpassagezeit.

Magen-Darmtrakt: → Gastrointestinaltrakt.

Magenpassage: der Magen dient für oral applizierte Arzneimittel in erster Linie als Passageorgan und übt in dieser Funktion häufig einen retardierenden Einfluß auf die Pharmakaresorption aus. Die Dauer der Magenpassage von Pharmaka wird weitgehend vom Füllungszustand und von der Art des Mageninhaltes bestimmt. Sie erfolgt rasch bei Einnahme auf leeren, langsam bei Einnahme auf gefüllten Magen. Die Passagegeschwindigkeit kann auch durch die applizierten Pharmaka selbst verzögert oder beschleunigt werden. Die durch die Magenpassage bedingte Resorptionsverzögerung kann in Fällen, wo kein sofortiger Wirkungseintritt erforderlich ist, durchaus vorteilhaft sein.
Säureempfindliche Arzneimittel sowie Stoffe mit Proteincharakter können während der Magenpassage durch die Magensekrete zerstört werden.
Eine gewisse Rolle spielt der Magen auch als Resorptionsort für Pharmaka. Die gut durchblutete Magenschleimhaut verhält sich wie eine Barriere mit Lipidcharakter und verfügt für lipidlösliche Stoffe über gute resorptive Eigenschaften, bietet im Vergleich zum Dünndarm jedoch nur ein kleines Resorptionsareal. Als Resorptionsmechanismus kommt in erster Linie die → Membrandiffusion in Frage. Aufgrund des niedrigen pH-Wertes des intragastralen Milieus werden Pharmaka mit basischem Charakter wegen ihrer starken → Ionisation von der Resorption weitgehend ausgeschlossen sein, während Verbindungen mit Säurecharakter wegen ihrer geringeren Ionisation in der Regel gut permeieren können. Auch neutrale lipidlösliche Verbindungen (z. B. Alkohol) werden aus dem Magen resorbiert.

Magensaftresistenz: Schutz von oralen festen Arzneiformen gegen die Einwirkungen des Magensaftes, meist durch einen Überzug, der sich erst im alkalischen Bereich des Magen-Darmtrakts auflöst und dort den Wirkstoff freigibt.

Maintenance-period: → Erhaltungsdosisperiode.

MAK: **M**aximal zulässige **A**rbeitsplatz**k**onzentration von Stoffen, ist die höchstzulässige Konzentration eines Arbeitsstoffes als Gas, Dampf oder Schwebstoff in der Luft am Arbeitsplatz, die nach dem gegenwärtigen Stand der Kenntnis auch bei wiederholter und langfristiger, in der Regel 8stündiger täglicher Einwirkung, die Gesundheit des Beschäftigten *nicht* beeinträchtigt.
Die MAK-Werte sind in einer Liste aufgeführt, die jährlich von der Deutschen Forschungsgemeinschaft neu herausgegeben wird.

Mangelsymptomatik: Phänomen, das durch pharmakabedingte Enzyminhibition verursacht wird, wenn diese sich auf anabole Enzyme erstreckt, z.B. Enzyme, die an der Biosynthese physiologischer Mediatoren beteiligt sind; der durch die Synthesehemmung hervorgerufene Mediatormangel bewirkt die entsprechenden Symptome.
So führt die durch α-Methyltyrosin oder α-Methyldopa bedingte Hemmung der Tyrosinhydroxylase (Kompetition mit Tyrosin um das Enzym) zu einer Dopamin- bzw. Noradrenalinmangelsymptomatik (vgl. → Überschußsymptomatik).

Manteltablette: → Tablette, welche aus einem Tablettenkern und einem lückenlosen Mantel, der maschinell aufgepreßt wird, besteht. Der Mantel kann wirkstofffrei sein. Er dient dann zum Schutz des Kerns vor Feuchtigkeit, Lichteinfluß oder zum Kaschieren schlechten Geschmacks oder Geruchs.
Meist ist der Mantel jedoch wirkstoffhaltig; die Vorteile sind:
Trennung inkompatibler Wirkstoffe,

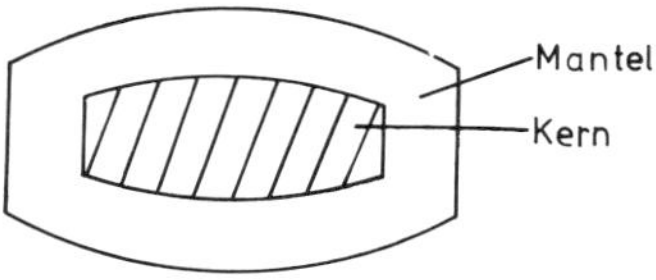

Manteltablette

bei unterschiedlichen Freisetzungsraten des Wirkstoffs aus Kern und Mantel, Steuerung der Wirkungsdauer und Wirkungsstärke,
Steuerung der Resorption im Magen-Darmtrakt durch Auflösung von Mantel und Kern bei verschiedenen pH-Werten.
Manteltabletten können noch weitere Überzüge erhalten.

MAO: Monoaminoxidase, Enzym, welches durch oxidative Desaminierung den Abbau der Catecholamine bewirkt.

MAOI: Monoaminoxidaseinhibitoren, Stoffe, welche unter einer Hemmung der → MAO den Abbau der Catecholamine blockieren, z. B. Hydrazinderivate. Besitzen aufgrund zahlreicher Nebenwirkungen und Interaktionen mit anderen Pharmaka nur noch geringe therapeutische Bedeutung. Früher Einsatz u. a. als Psychostimulantia.

Matched pairs: statistische Zwillinge, ähnliche Patienten, die als Vergleichspaare im Rahmen der → klinischen Prüfung bei den Ergebnissen unterschiedlicher Behandlungen verglichen werden. Die Ähnlichkeiten werden aufgrund äußerer Merkmale wie Alter, Geschlecht, Stadium der Erkrankung etc. definiert.

Match-Placebo: Ausgleichs-Placebo. Häufig werden bei Studien mit → Blindtechniken Pharmaka verglichen, welche aufgrund ihrer unterschiedlichen → Pharmakokinetik-Daten eine entsprechend unterschiedliche Applikationsfrequenz erfordern. So könnte z. B. eine Hypertonie-Vergleichsstudie der Effektivität des → β-Rezeptoren-Bockers Propranolol mit einem Diuretikum, z. B. Hydrochlorithiazid, im ersten Falle eine Applikationsfrequenz von 4 Einzeldosen/die, im zweiten Falle von 2 Einzeldosen/die beinhalten. Um einen Ausgleich des Einnahmerituals zu ermöglichen, werden daher in der Hydrochlorothiazid-Gruppe zusätzlich 2 Match-Placebos verabreicht, so daß in beiden Gruppen eine Dosierfrequenz von 4 × 1/die vorliegt. Dieses Vorgehen ermöglicht es auch, daß der Patient und/oder Untersucher nicht schon aufgrund der sonst vorliegenden Unterschiede in den Applikationsfrequenzen eine Aufdeckung der vorliegenden Behandlung vornehmen kann, wodurch der Blindmodus (→ Blindstudie) unterlaufen würde.

Matrix: Zusammenhängendes dreidimensionales Gerüst mit Hohlräumen. → Einbettung.

Maximalkonzentration: → C_{max}, → Kumulationskurve.

Mazeration: Herstellung eines Drogenauszugs (→ Droge) in der Kälte. Die zerkleinerte Droge wird mit dem Extraktionsmittel ca. 5 Tage in einem verschlossenen Gefäß unter gelegentlichem Umrühren aufbewahrt, dann die Flüssigkeit abgegossen und der Drogenrückstand mit einer Presse ausgepreßt. Der Gesamtauszug wird filtriert und gegebenenfalls auf einen bestimmten Gehalt eingestellt.

MCR: metabolic clearance rate.

MED: Mittlere Einzeldosis. Mengenbezeichnung für die zu vergleichende Dosis eines Arzneimittels für eine Applikation. Besser → ED, da der Begriff MED zu verschwommen. Auch maximale Einzeldosis → EMD.

Median: statistische Größe zur Beschreibung einer Meßwertfolge bzw. deren Verteilung. Dazu werden die Daten der Größe nach geordnet. Der Median ergibt sich dann bei ungeradem Stichprobenumfang als der in der Reihenmitte stehende Meßwert bzw. bei gerader Datenzahl als Mittelwert der beiden mittleren Werte.

Beispiel: x_i = 10, 12, 11, 10, 11, 12, 13, 9, 11

geordnet: 9, 10, 10, 11, 11, 11, 12, 12, 13

Median $\tilde{x}$ = 11

Bei symmetrischen Verteilungen ist der Median identisch mit dem arithmetischen → Mittelwert.

Mehrfachdosierung: Verlangt eine Therapie eine über längere Zeit nahezu konstante Wirkstoffkonzentration, so läßt sich dies erreichen, wenn in kürzeren Intervallen als der → Eliminationshalbwertzeit des Pharmakons die Dosierung wiederholt wird. Die multiple Dosierung bedingt eine → Kumulation des Wirkstoffes und führt bei konstanten Dosierintervallen τ auf eine Konzentration, die sich zwischen den beiden Werten des Mini-

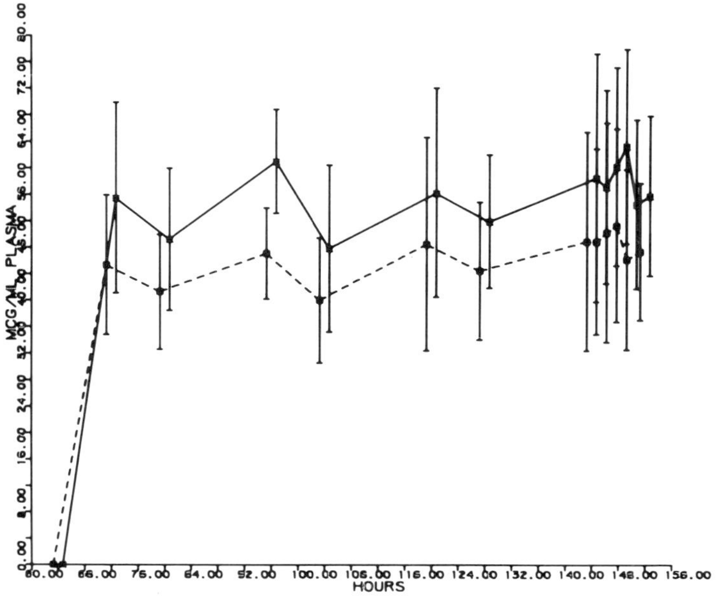

Mehrfachdosierung: Steady State Blutspiegelverlauf von Sulfamethoxazol (SMZ) nach mehrfacher Dosierung. Die erste Messung erfolgte nach 4tägiger Vorbehandlung in 8stündigen Dosierintervallen mit Suppositorien, welche 800 mg SMZ enthielten.

a) Mittelwerte und Standardabweichungen zweier täglicher Messungen (8^{00} Uhr und 15^{00} Uhr) von 5 gesunden Probanden (——: Gesamt-SMZ, – – –: freies nichtmetabolisiertes SMZ).

b) die computerisierte Angleichung des Serumspiegels (curve fitting) unter Zugrundelegung der Mehrfach-Dosierungs-Gleichung bei 8stündigem Dosierintervall zeigt den täglich undulierend verlaufenden Serumspiegel (nach R. K. Liedtke und W. Haase, Arzneim. Forsch. 29, (1979) 345)

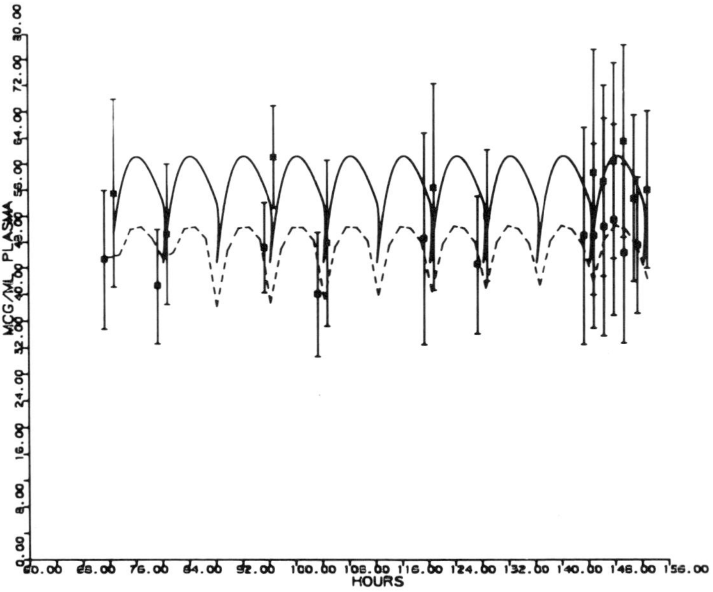

mums und des Maximums der → Grenzkurve (→ Kumulationskurve) bewegt. Dosierung und Dosierintervall werden in der Praxis so gewählt, daß die Wirkstoffkonzentration im therapeutisch wirksamen Bereich und mit Sicherheit unterhalb der toxischen Grenze liegt. Als Maß zur Beurteilung des Kurvenverlaufs dient die Größe ε, die das Verhältnis zwischen Dosierintervall und Halbwertszeit $t_{1/2}$ definiert.

$$\varepsilon = \frac{\tau}{t_{1/2}}.$$

Mehrschichttabletten: → Tabletten, die aus zwei oder mehr Schichten aufgebaut sind. Die Schichten haften fest aneinander und können aus verschiedenen Preßmassen hergestellt sein. Der Zweck der Mehrschichtentablette ist:

1. Trennung von miteinander unverträglichen Wirkstoffen, unter Umständen durch eine neutrale, wirkstofffreie Schicht, z.B. Milchzucker;
2. Erzielung eines bestimmten Wirkungsverlaufs, in dem z.B. die eine Schicht einer → Retardformulierung die → Initialdosis enthält, die sofort nach Einnahme freigesetzt wird; die zweite Schicht die → Erhaltungsdosis verzögert freigibt.

Mehrzentrische-Studie: → Multizentrische Prüfung.

Membrandiffusion: Permeationsprozeß, bei dem lipidlösliche Stoffe biologische Barrieren mit Lipidcharakter passieren. Es handelt sich um den quantitativ wichtigsten Vorgang des Membrantransfers von Pharmaka auf verschiedenen pharmakokinetischen Ebenen (z.B. Resorption, Verteilung). Die Membrandiffusion ist ein passiver Transportvorgang, der ungerichtet, nur dem jeweilig vorliegenden Konzentrationsgradienten folgend, abläuft; sie setzt ein gewisses Maß an Lipophilie des Permeanten voraus, da dieser sich in den Membranlipiden lösen muß, um passieren zu können, d.h., daß die Permeationsrate u.a. vom → Lipid/Wasser-Verteilungskoeffizienten bestimmt wird. Andererseits muß der Stoff ein Mindestmaß an → Wasserlöslichkeit besitzen, um sich hinreichend in dem an die Barriere angrenzenden wäßrigen biologischen Milieu (z.B. Darminhalt, Extracellulärflüssigkeit) verteilen und verfügbare Permeationsflächen nutzen zu können.
Bei Pharmaka mit dem Charakter organischer Säuren oder Basen spielt die Dissoziationskonstante des Stoffes in Relation zu den pH-Werten des Milieus zu beiden Seiten der Membran eine wesentliche mitbestimmende Rolle (→ Nicht-ionische Diffusion). Bei gleichzeitiger Passage mehrerer Pharmaka durch eine Membran nach den Gesetzen der Membrandiffusion tritt im Gegensatz zum → Carriertransport in der Regel keine Interferenz auf. Die Diffusionsrate kann annäherungsweise nach dem 1. Fickschen Gesetz ermittelt werden. Sie ist eine Funktion des Konzentrationsgradienten des Pharmakons zwischen den Kompartimenten, der verfügbaren Permeationsfläche und der Länge der Diffusionsstrecke (Dicke der Barriere) sowie der von den physikalisch-chemischen Eigenschaften des Stoffes abhängigen Diffusionskonstante:

$$\frac{Q}{t} = K \frac{F\,(c_a - c_b)}{L} \qquad \frac{Q}{t} = \text{Diffusionsrate}$$

K = Diffusionskonstante des Stoffes für die jeweilige Barriere
F = Verfügbare Permeationsfläche
L = Länge der Diffusionsstrecke

c_a = Stoffkonzentration im Kompartiment a
c_b = Stoffkonzentration im Kompartiment b.

Membranen, künstliche: physiko-chemische Membranmodelle, die u.a. der in vitro-Untersuchung von Transportvorgängen dienen. Das Modell der Flüssigkeitsphasenmembran (liquid-phase membrane) entspricht einer → Lipidmembran, die mit den beidseitig angrenzenden Wasserphasen nicht mischbar ist; sie kann von lipophilen Stoffen nach Maßgabe ihres Lipid/Wasser-Verteilungskoeffizienten passiert werden, von lipophoben Stoffen dagegen nicht. Das Modell der Porenmembran besteht aus impermeablem, aber von flüssigkeitsgefüllten Kanälen durchsetztem Material; Stoffe, die in den durch die Membran separierten Flüssigkeiten löslich sind, können in Abhängigkeit von ihren physikalisch-chemischen Eigenschaften einerseits, den Poreneigenschaften andererseits (insbesondere Molekülgröße und -form sowie -Ladung in Relation zu Porengröße und -ladung) die Porenmembran passieren. Diese Membranmodelle für sich bzw. in kombinierter Form als Flüssigkeitsphasen-Porenmembran lassen jedoch nur einen Teil der an biologischen Membranen möglichen Stofftransferprozesse zu.

Membranporen: hypothetische, die → Zellmembran durchsetzende hydrophile Kanäle, die aufgrund kinetischer Messungen eine Weite von 0,6–0,7 nm haben dürften, so daß sie die Passage von Wasser und kleinmolekularen hydrophilen Verbindungen bzw. Ionen durch die Membran zulassen, diejenige hydrophiler Stoffe höheren Molekulargewichtes (M. G. $>$ 100) dagegen nicht (vgl. → Poren, hydrophile).

MEPA: Cytostatisches Behandlungsschema mit **M**ethotrexat® – **E**ndoxan® – **P**urinethol® – **A**ra-Cytosinarabinosid, welches bei der akuten Leukämie eingesetzt wird. Modifikation auch als **MEPO,** bei der anstelle von Ara-C, **O**ncovin eingesetzt wird. Die Stoffe werden dabei in verschiedenen Intervallen jeweils abwechselnd verabreicht.

Merkmal: → Zielgröße.

Metabolisierende Enzyme: katalysieren Stoffwechselprozesse im Organismus, u.a. auch die Biotransformation von Pharmaka. Entsprechend der Unterteilung der Fremdstoffmetabolisierung in Phase-I-Reaktionen (Oxidation, Reduktion, Hydrolyse) und Phase-II-Reaktionen (Synthese) können auch die beteiligten Enzyme der einen oder anderen Phase zugeordnet werden. Wichtige pharmakametabolisierende Enzyme sind in nachstehender Tabelle aufgeführt.
Phase-I-Reaktionen schaffen häufig erst die chemischen Voraussetzungen für Phase-II-Reaktionen; andererseits können Verbindungen, die bereits reaktive Gruppen, wie z.B. OH-, NH_2-, COOH-Gruppen, aufweisen, un-

Tabelle: Pharmakametabolisierende Enzyme

1. *Phase-I-Reaktionen*	2. *Phase-II-Reaktionen*
1.1. *Oxidationsprozesse*	2.1. *Synthese-(Konjugations-)prozesse*
Cytochrom P-450	Arylsulfotransferase
Alkoholdehydrogenase	Uridyldiphosphoglucuronyltransferase
Aldehyddehydrogenase	Glycinacyltransferase
Aldehydoxidase	Glutathionthiolesterase
Monoaminoxidase	Arylaminacetyltransferase
Diaminoxidase	N-Methyltransferase
Xanthinoxidase	Thiomethyltransferase
1.2. *Reduktionsprozesse*	
Azoreduktase	
Nitroreduktase	
1.3. *Hydrolyseprozesse*	
Acetylesterase	
Arylesterase	
Carboxylesterase	
Cholinesterase	
Arylsulfatase	
Beta-Glucuronidase	

mittelbar Syntheseprozessen (d.h. Phase-II-Reaktionen) unterzogen werden. Außerdem kann die Biotransformation von Pharmaka bereits mit einer Phase-I-Reaktion beendet sein. Die metabolisierenden Enzyme sind in erster Linie in der Leber, ferner in Körpergrenzflächenbereichen, z.B. Haut, Darmschleimhaut, Lunge, Niere, lokalisiert.

Metabolisierung: → Biotransformation, → Metabolisierende Enzyme.

Metabolisierungsreaktionen: biochemische Prozesse, die eine Umwandlung chemischer Verbindungen bewirken. Die grundlegenden Reaktionen für die → Biotransformation von Pharmaka sind → Oxidations-, → Reduktions-, → Synthese- und → Hydrolyseprozesse.

Metabolismus: (Stoffwechsel), Gesamtheit der in einem biologischen System ablaufenden chemischen Umwandlungsreaktionen. Metabolismus von Pharmaka: → Biotransformation.

Metabolit: im Stoffwechsel entstehendes oder umgesetztes Produkt; unter Bezug auf Pharmaka ein durch → Biotransformation aus der ursprünglich applizierten Verbindung gebildetes Umwandlungsprodukt.

Methylierung: Einführung einer CH_3-Gruppe in eine Verbindung; ist als Biotransformationsreaktion den → Syntheseprozessen zuzurechnen. Als Substrate für diese Reaktion kommen Pharmaka in Frage, die phenolische

OH-, N- oder S-Gruppen besitzen. Die den Prozeß katalysierenden mehr oder weniger spezifischen Methyltransferasen sind zum Teil weit über den Organismus verbreitet, zum Teil auf einzelne Organe beschränkt. Als Methyldonator dient häufig Methionin, das unter Mitwirkung von ATP zunächst in eine aktivierte Form überführt werden muß

$$\text{R—OH} \xrightarrow[\text{Methyltransferase}]{\text{aktiv. Methionin}} \text{R—O—CH}_3$$

Durch Methylierung werden sowohl endogene Stoffe (z.B. Catecholamine) als auch Fremdstoffe metabolisiert.

MHK: **M**inimale **H**emm**k**onzentration. Kleinste Konzentration (µg/ml) eines Antibiotikums, welche eine Keimvermehrung hemmt.

MIC: **m**inimal **i**nhibitory **c**oncentration, Synonym mit → MHK.

Michaelis-Konstante: → Michaelis-Menten-Reaktion.

Michaelis-Menten-Reaktion: Kapazitätslimitierte → Elimination.
Reaktionsgeschwindigkeit (Vm) als Funktion der Pharmakonkonzentration c:

$$Vm = \frac{\alpha E_o c}{K_m + c}$$

α = Proportionalitätsfaktor
E_o = Enzymkonzentration
K_m = Michaeliskonstante
Produkt E_o = maximale Geschwindigkeit der Reaktion $V_{max} = \alpha E_o$

Die Michaeliskonstante K_m entspricht der Halbsättigungskonzentration. Bei der Konzentration $c = K_m$ ist die Geschwindigkeit der enzymatischen Reaktion $V_{max}/2$.

Mikrokapseln: Kugel- oder eiförmige, umhüllte Partikel oder traubenförmige Aggregate solcher Partikel mit Teilchendurchmessern von 1 µm bis zu 2000 µm. Mikrokapseln bestehen aus einem Kern, der den fein zerteilten flüssigen oder festen Wirkstoff enthält, und einem Mantel aus Gelatine, natürlichen oder synthetischen Polymeren oder anderem Material.
Die Mikroverkapselung dient dem Schutz des Wirkstoffes, und/oder dessen gesteuerter Freisetzung, aber auch der Überführung von Flüssigkeiten in Pulverform.

Mikronisierung: Zerkleinerung eines Feststoffes bis zu einer Teilchengröße im Mikrometerbereich ($\leqq$ 10 µm), technisch meist mit Luftstrahlmühlen

durchgeführt. Durch Mikronisieren kann die Lösungs- und Absorptionsgeschwindigkeit, häufig auch die Absorptionsrate, eines Wirkstoffes erheblich gesteigert werden.
So kann durch Mikronisierung z.B. die wirksame Dosis von Griseofulvin auf die Hälfte, von Spironolacton auf ein Viertel gesenkt werden.

Mikrosomenoxidase: Mischfunktionelles Enzymsystem im endoplasmatischen Reticulum vorwiegend der Leberzellen, das bei der Biotransformation von Pharmaka eine wesentliche Rolle spielt. Nach Abtrennung des endoplasmatischen Reticulums von den übrigen Zellbestandteilen durch Ultrazentrifugation spricht man von Microsomen. Die bestbekannte mischfunktionelle Oxidase ist Cytochrom-P-450. Die von diesem Enzym gesteuerten Oxidationsreaktionen erfordern die Anwesenheit von NADPH und O_2. Das Enzymsystem ist unspezifisch und vermag die Oxidation zahlreicher organischer Verbindungen zu katalysieren. Seine Aktivität variiert interindividuell erheblich und ist u.a. vom Ernährungszustand, Alter und Geschlecht abhängig. Das Enzymsystem ist durch zahlreiche Fremdstoffe induzierbar, was eine beschleunigte Biotransformation von Pharmaka mit Wirkungsverkürzung bzw. Wirkungsabschwächung zur Folge haben kann. Umgekehrt können verschiedene Substrate um das Enzym konkurrieren und somit zu Interaktionen mit Wirkungsverlängerung bzw. -verstärkung führen.

Mimetica: Pharmaka, welche den durch physiologische Mediatoren ausgelösten Effekt nachahmen. Sie müssen neben → Affinität zu dem für die Wirkung maßgeblichen → Rezeptor über intrinsische Aktivität (→ intrinsic activity) verfügen. Sie werden aufgrund ihrer Affinität an den Rezeptor gebunden, vermögen diesen aufgrund ihrer intrinsischen Aktivität zu erregen und mithin die für ihn typische biologische Reaktion auszulösen, z.B. Sympathomimetica, Parasympathomimetica.

Mimetica, indirekte: Pharmaka, die den durch physiologische Mediatoren ausgelösten Effekt über einen Eingriff in deren Kinetik (z.B. Synthese, Speicherung, Freisetzung, Abbau der Mediatoren oder Wiederaufnahme in die Speicher) nachahmen; z.B. wirken Cholinesterasehemmstoffe durch Inhibition des Acetylcholinabbaus als indirekte Parasympathomimetica bzw. Cholinomimetica.

Minimale Eliminationsfraktion (Q_o): entspricht der extrarenalen Dosisfraktion (f_{nr}), d.h. demjenigen Bruchteil des resorbierten Anteils der Dosis eines Pharmakons, der *nicht* in unveränderter Form mit dem Harn ausgeschieden wird (vgl. → renale Dosisfraktion f_r) : $Q_o = f_{nr} = 1 - f_r$.
Die minimale Eliminationsfraktion eines Pharmakons wird um so kleiner, die renale Dosisfraktion um so größer sein, je stärker dessen → Polarität

ausgeprägt ist. Der Q_0-Wert dient als Kenngröße zur Berechnung der Arzneimitteldosierung bei Niereninsuffizienz. Weiterhin kann der Q_0-Wert zur Abschätzung des Verhaltens eines Stoffes bei verschiedenen pharmakokinetischen Prozessen herangezogen werden. Niedrige Q_0-Werte bedeuten in der Regel schlechte Resorption aus dem Gastrointestinaltrakt, (bei einem Q_0-Wert $< 0{,}05$ findet eine Resorption mittels Membrandiffusion kaum mehr statt), fehlende bzw. nur geringgradige Permeation der Blut-Hirnschranke, geringgradige tubuläre Rückresorption sowie geringgradige oder fehlende Bindung an Plasmaproteine oder andere makromolekulare Reaktionspartner im Organismus.

Minimalkonzentration: → Kumulationskurve, → Schwellenkonzentration.

Minimum der Summe der Abweichungsquadrate: Die weitaus gebräuchlichste Methode des → curve fitting beruht auf der Minimierung der Summe der Abweichungsquadrate, d.h. der Summe der quadrierten Differenzen zwischen praktischem Meßwert und Funktionswert des theoretischen Ausgleichsmodells, jeweils betrachtet für denselben Abszissenwert. Die Lösung des curve fitting Problems aufgrund dieses Verfahrens setzt voraus, daß die Meßfehler normal verteilt sind. Die praktische Bestimmungsgleichung lautet

$$S = \sum_i \{f_i\,(a, b, \ldots) - y_i\}^2 \stackrel{!}{=} \text{Minimum}$$

mit $f_i\,(a, b, \ldots)$ als theoretischem Funktionswert mit den freien Veränderlichen a, b. . . . und y_i als praktischen Meßdaten. Das Minimum wird durch Anpassung der Variablen a, b. . . . bestimmt. Dies kann empirisch durch Variieren geschehen oder durch mathematische Behandlung als Extremwertproblem: Sind die Veränderlichen linear verknüpft, so führen die Ableitungen

$$\frac{\partial S}{\partial a} = 0, \ \frac{\partial S}{\partial b} = 0, \text{usw.}$$

zu einem symmetrischen linearen Gleichungssystem.
Beispiel: → lineare Regression $y = a + bx$
Variable: a, b; Anzahl der Meßwerte: n
Basisgleichung:

$$S = \sum_i \{a + b \cdot x_i - y_i\}^2 \stackrel{!}{=} \text{Minimum}$$

Die Ableitungen

$$\frac{\partial S}{\partial a} = 2 \sum_{i=1}^{i} \{a + bx_i - y_i\} \cdot 1 = 0$$

$$\frac{\partial S}{\partial b} = 2 \sum_{n=1}^{n} \{a + bx_i - y_i\}\, x_i = 0$$

führen zu dem Gleichungssystem

$$an + b \sum_i x_i = \sum_i y_i$$

$$a \sum_i x_i + b \sum_i x_i^2 = \sum_i x_i y_i$$

das als Lösung die unbekannten Variablen liefert.

$$D = n \sum_i x_i^2 - (\sum_i x_i)^2$$

$$a = \frac{1}{D} [\sum_i y_i \sum_i x_i^2 - \sum_i x_i \sum_i x_i y_i]$$

$$b = \frac{1}{D} [n \sum_i x_i y_i - \sum_i x_i \sum_i y_i]$$

Ist der Zusammenhang der Veränderlichen nicht linear, wie zum Beispiel bei der Auswertung pharmakokinetischer Konzentrations-Zeit-Kurven, so läßt sich eine Lösung mittels des → Gauß-Newton-Iterationsverfahrens bestimmen. In jedem Fall führt auch diese Methode auf ein symmetrisches Gleichungssystem.

Mittelwert: → Erwartungswert einer → zufälligen Variablen. Maßzahl eingipfliger Verteilungen.

Mittelwertsbildung: Rechenvorschrift zur Ermittlung des → Mittelwertes. Für normalverteilte Zufallsvariable ergibt sich der Mittelwert $\bar{x}$ aus

$$\bar{x} = \frac{1}{n} \sum_{i=1}^{n} x_i,$$

der auch als arithmetisches Mittel bezeichnet wird, für die Binomialverteilung gilt

$$\bar{x} = n \cdot p,$$

wobei n die Anzahl der Versuche und p die Wahrscheinlichkeit für das Eintreten des gewünschten Ergebnisses ist.
In der Praxis werden aber auch noch weitere Größen verwendet: der bei medizinisch-biologischen Untersuchungen häufig gebrauchte geometrische Mittelwert

$$\bar{x}_G = \sqrt[n]{x_1\, x_2 \ldots x_n}$$

und das harmonische Mittel

$$\bar{x}_H = \frac{n}{\sum_{i=1}^{n} \frac{1}{x_i}}$$

Es gilt dabei allgemein

$$\bar{x}_H \leq \bar{x}_G \leq \bar{x}$$

Mittlerer Fehler des Mittelwertes: Bei n mit gleicher Präzision durchgeführten Messungen, stellt die → Varianz das mittlere Fehlerquadrat der Einzelmessungen dar. Die Varianz des Mittelwertes ist dann gleich der durch n dividierten Einzelvarianzen,

$$s_{\bar{x}}^2 = \frac{s_{x_i}^2}{n}$$

und der mittlere Fehler ergibt sich zu

$$s_{\bar{x}} = \sqrt{\frac{s_{x_i}^2}{n}} = \sqrt{\frac{\sum_{i=1}^{N} (x_i - \bar{x})^2}{n\,(n-1)}}.$$

Mizellbildner: → Grenzflächenaktive Stoffe.

MLD: **m**inimale **L**etal**d**osis, kleinste Menge eines Stoffes, bei der erstmalig im Tierversuch bei einer bestimmten Tierart Todesfälle auftreten.

Modellapparat: Technisches Gerät → *«in vitro»* Simulation von → *«in vivo»* Vorgängen. → Half-Change-Test.

Molekülgröße: ist sowohl für die Pharmakodynamik als auch Pharmakokinetik von Arzneimitteln mitverantwortlich. Mit zunehmender Größe nimmt die Beweglichkeit des Moleküls, speziell die Fähigkeit zur Permeation biologischer Barrieren ab. Spezifische pharmakodynamische Effekte setzen andererseits eine gewisse Molekülmindestgröße voraus, da diese mit der Größe des fraglichen Rezeptorareals korrespondieren muß und erst ab einer bestimmten Molekülgröße ausreichende Variationsmöglichkeiten der Molekularstruktur bestehen. Auch für die Festigkeit der → Pharmakon-Rezeptorbindung ist die Molekülgröße bedeutsam, da diese mit steigender Zahl potentieller Bindungsstellen zunehmen kann. Niedermolekulare Verbindungen sind dementsprechend gewöhnlich nur zu unspezifischen cellulären Effekten, z. B. Desinfektion, Narkose, befähigt. Die große Mehrzahl der spezifisch wirksamen Arzneimittel besitzt eine mittlere Größe mit etwa

10–20 C-Atomen im Molekül und einem Molekulargewicht von etwa 150–500.

Molekülverbindungen: Zusammenlagerung von zwei oder mehr verschiedenen Molekülen, die vor allem durch Van der Waalssche Kräfte, Wasserstoffbrücken zusammengehalten werden (→ Assoziationen). Hauptvalenzen werden bei ihrer Entstehung weder gelöst noch gebildet.

Monitor: Versuchsbeobachter und -kontrolleur. Speziell im Rahmen von Studien welche unter → FDA-Regulationen erfolgen etablierte Funktion eines Fachmannes (in der Regel Mediziner), welcher bei klinischen Prüfungen in regelmäßigen Abständen den Fortgang einer laufenden Studie verfolgt. Dazu gehören u. a. die Kontrolle der Vollständigkeit und Validität des eingehenden Datenmaterials, Prüfungen auf mögliche Abweichungen vom → Design, Abklärung und Weitergabe möglicher unerwarteter Nebeneffekte sowie regelmäßige direkte Beratungen am Prüfort selbst und gegebenenfalls frühzeitiges korrigierendes Eingreifen. In der Regel ist der Monitor eine delegierte Persönlichkeit der Pharmazeutischen Industrie, welche auch gegenüber der FDA eine entsprechende Qualifikation nachweisen muß. Die Monitoren sind nach FDA-Richtlinien verpflichtet, die Ergebnisse ihrer Tätigkeit in Berichtsform der FDA zur Verfügung zu stellen.

Monogenetische Vererbung: → Pharmakogenetik.

Monopräparate: Arzneimittelspezialitäten, welche nur einen Wirkstoff beinhalten, s. → Kombinationspräparate.

Monotropie: Form der → Allotropie und → Polymorphie, bei der nur eine Modifikation eines Elements oder einer Verbindung stabil ist und unter bestimmten Bedingungen die anderen metastabilen Modifikationen irreversibel in die stabile übergehen.
z. B. weißer Phosphor → schwarzer Phosphor.

MOPP: Cytostatische Kombinationstherapie bei Lymphomen mit **Mu**stard – (Stickstoff-Lost) – **O**ncovin – **P**rocarbazin – **P**rednisolon.

Morbidität: Kennzahl aus der Krankheitsstatistik. Sie ist definiert als:

$$\text{Morbidität} = \frac{\text{Anzahl der im Beobachtungszeitraum an der betreffenden Krankheit neu Erkrankten}}{\text{mittlere Gesamtbevölkerung im Beobachtungszeitraum}}$$

Der betrachtete Zeitraum beträgt i. a. ein Jahr.

Mortalität: Kennzahl aus der Krankheitsstatistik. Sie ist definiert als:

$$\text{Mortalität} = \frac{\text{Anzahl der im Beobachtungszeitraum an der betreffenden Krankheit Gestorbenen}}{\text{mittlere Gesamtbevölkerung im Beobachtungszeitraum}}$$

Der Beobachtungszeitraum beträgt i. a. ein Jahr.

Mosaik-Test: Prüfung der nicht verbalen Intelligenz durch Legen geometrischer Muster mit Würfeln. Wird verschiedentlich zur Eruierung der vigilanzfördernden Effekte psychotroper Pharmaka eingesetzt.

Motilität, gastrointestinale: → Verweilzeit.

MPI: (Maudsley, personality inventory) Test zur quantitativen Beurteilung psychosomatischer Störungen. Wird verschiedentlich zur Eruierung psychopharmakologischer Effekte eingesetzt.

M-Rezeptor: Morphin- → Rezeptor.

MTD: Mittlere Tagesdosis, Mittlere Einnahmemenge eines Arzneistoffes für einen Tag. → TD.

MTD: Maximale Tagesdosis → TMD.

Multivarianzanalyse: Statistisches → Testverfahren zur Prüfung der → Varianzen mehrerer normalverteilter Stichproben. Die Nullhypothese für k Stichprobengruppen ist H_0: $s_1^2 = s_2^2 = \ldots = s_k^2 = s^2$ und wird geprüft mittels

$$\chi^2 = \frac{2.3026}{c}\left[f \cdot \log s^2 - \sum_i f_i \cdot \log(s_i^2)\right]$$

mit

$$c = \frac{\sum_i \frac{1}{f_i} - \frac{1}{f}}{3\,(k-1)} + 1$$

$$s^2 = \frac{\sum_i f_i s_i^2}{f}$$

und $f_i = n_i - 1$ = Zahl der Freiheitsgrade der i-ten Gruppe
= i-ter Stichprobenumfang minus Eins

$f = \sum_i f_i$ = Summe der einzelnen Freiheitsgrade

s_i^2 = Schätzwert der Varianz in der i-ten Gruppe
s^2 = Schätzwert der gewogenen Varianz.

Die Zahl der Freiheitsgrade zur Beurteilung der Nullhypothese ist $k-1$.

Multizentrische Prüfung: im nationalen oder internationalen Rahmen, an verschiedenen klinischen Untersuchungsstätten, nach gleichem Prüfprotokoll erfolgende → klinische Prüfung. Dieses Vorgehen ermöglicht, insbesondere bei selteneren Erkrankungen, die Erzielung höherer Fallzahlen und somit eine Beschleunigung der Resultate. Unter der Voraussetzung einer weitgehend homogenen Qualität der Untersuchungsstätten, bietet die multizentrische Prüfung auch die Möglichkeit, die Validität der therapeutischen Effekte über deren Reproduzierbarkeit zu sichern. Gleichzeitig kann auch untersucht werden, ob verschiedene Effekte, z.B. die Nebenwirkungsfrequenz, regionale Unterschiede zeigen.

Mutagenität: Eigenschaft eines Stoffes, irreversibel das Genom zu verändern. Bei verdächtigen Stoffen erfolgen daher tierpharmakologische Prüfungen auf mutagene Effekte, welche zum präklinischen Arzneimittelprüfbereich «Schädigung der Nachkommenschaft» gehören.

N

NA: **N**or**a**drenalin (Synonym: Norepinephrin, Arterenol).

N-Acylierung: → Acylierung.

n.a.d.: (**n**o **a**bnormal **d**etection), ohne pathologischen Befund, Synonym mit dem deutschsprachigen: o.B.

NADP: **N**icotinamid**a**denin**d**inucleotid**p**hosphat, Pyridinnucleotid, das als Coenzym wasserstoffübertragender Enzyme (Dehydrogenasen, Oxidoreduktasen) u.a. auch bei der → Biotransformation zahlreicher Pharmaka eine wichtige Rolle spielt.

Nahrungsmitteltoxikologie: → Toxikologie.

N-Desalkylierung: → Desalkylierung.

NE: **N**orepin**e**phrin, (Synonym Noradrenalin).

Nebenwirkungen: (Synonym: unerwünschte Wirkungen). In wertneutraler Betrachtung sind Nebenwirkungen außerhalb der durch ein bestimmtes Arzneimittel erzeugten spezifisch-pharmakologischen Hauptwirkungen direkt oder indirekt auftretende zusätzliche Begleit- oder Folgeeffekte. Das Erscheinen von Nebenwirkungen ist darin begründet, daß, insbesondere bei der systemischen Applikation, nicht nur spezielle Organe oder Organsysteme betroffen werden, sondern alle Organe. Da die zur Auslösung von Wirkungen erforderlichen Dosen in den einzelnen Organen unterschiedlich sind, d.h. eine unterschiedliche Empfindlichkeit vorliegt, kommt es zwangsläufig bei Stoffen mit Hauptwirkungen auch zu Nebenwirkungen. Bei Arzneimitteln, welche keinerlei Begleiteffekte auslösen sollen, muß daher der begründete Verdacht geäußert werden, daß diese auch über keine Hauptwirkung verfügen. Die therapeutische Dosierung muß demnach im Idealfall so gewählt werden, daß eine maximale Hauptwirkung bei gleichzeitig minimalen Nebeneffekten erzielt wird.
Nebenwirkungen müssen nicht zwangsläufig schädlich sein, in der Regel sind sie jedoch unerwünscht. In der Therapie muß daher stets über das Kriterium der → Unbedenklichkeit entschieden werden, ob das Verhältnis erwünschter Effekte und unerwünschter Nebenwirkungen für die entsprechende Therapie in einem angemessenen Verhältnis steht. Eine im Rahmen therapeutischer Maßnahmen positiv beurteilte Nebenwirkung ist z.B. der sedative Effekt bei Antihistaminika. Verschiedentlich kommt es im Rahmen → klinischer Prüfungen sogar zu einer therapeutischen Revision des Anwendungsspektrums, wenn sich die ursprüngliche Nebenwirkung als nützlicher erweist als die ursprüngliche Hauptwirkung. Allgemein treten Nebenwirkungen bei Überdosierungen auf. Hierbei handelt es sich aber nicht um spezifische Nebenwirkungen, sondern quantitativ bedingte, toxische Erscheinungen, welche für alle Individuen, unter Berücksichtigung der biologischen Variabilität (→ Variabilität, biologische) reproduzierbar sind. Diese Effekte sind daher vorhersehbar und lassen sich über pharmakologische Kenngrößen, als → therapeutische Breite, auch weitgehend quantifizieren. So ist z.B. die Auslösung von Herzrhythmusstörungen als Folge einer überdosierten Herzglycosidtherapie ebenso vorhersehbar wie die vom sedativen bis in den narkotischen Bereich gehende Wirkung von z.B. Barbituraten sowie deren Effekte der → Gewöhnung.
Demgegenüber stehen jene individuellen Reaktionen mit Charakter unerwünschter Nebenwirkungen, welche qualitativer Natur und, in der Regel, nicht vorhersehbar sind. Hierzu gehören die → Arzneimittelallergie und die → Idiosynkrasie, z.B. die Penicillinallergie oder das Auftreten hämolytischer Anämien nach Analgetikaeinnahme bei Vorliegen eines hereditären Enzymdefektes (→ Pharmakogenetik), im weiteren Sinne auch Überempfindlichkeitsreaktionen bei Neugeborenen, bei denen Enzymfunktionen noch nicht voll ausgereift sind.
Eine gewisse Sonderstellung bei den Nebenwirkungen nimmt das Auftreten

von Abhängigkeit (→ Arzneimittelabhängigkeit) ein, da hier die Übergänge verschiedentlich fließend sind. Während verschiedene Arzneimittel zu gewohnheitsmäßiger Selbstmedikation verleiten, welche oft nur bedingt mit dem Wirkungsspektrum zusammenfällt und von der psychischen Konstitution der Patienten abhängt (z. B. Einnahmemißbrauch bei leichten Analgetika), führen andere Stoffe, z. B. Opiate, reproduzierbar und vorhersehbar zu Suchterscheinungen. Bei verschiedenen Stoffen, z. B. Äthanol, kann wiederum aus einer vorliegenden Gewohnheitsbildung eine Abhängigkeit mit allen Charakteristika der Sucht (Alkoholkrankheit) entstehen. Diese Mechanismen sind daher nicht nur von der Art des Pharmakons, sondern auch von der Persönlichkeitsstruktur abhängig.
Die Art und Frequenz des Auftretens von Nebenwirkungen ist für die einzelnen Medikamentenklassen sehr unterschiedlich. In globaler Weise kann davon ausgegangen werden, daß mit dem anteilsmäßigen Auftreten im Rahmen der Pharmakotherapie in etwa nachfolgender Reihe, geordnet nach *abnehmenden* Nebenwirkungsfrequenzen, gerechnet werden kann: Antibiotika-Chemotherapeutika-Zytostatika-Diagnostika-Kardiaka.
Die Hauptmanifestationsorte sind, in anteilsmäßig *absteigender* Reihenfolge, in etwa: Haut-Gastrointestinaltrakt-ZNS/allgemeines NS-Herz/Kreislauf-Blut und Blutbildende Organe-Niere/Leber-Stoffwechsel. Die nachfolgend tabellarisierten Befindlichkeitsstörungen wurden bisher als auch durch Arzneimittel induzierbare Erscheinungen festgestellt:

Angstgefühl
Alpträume
Appetitlosigkeit
Appetitsteigerung
Asthma bronchiale
Übelkeit
Mundtrockenheit
Metallgeschmack
Störung oder Verlust der Geschmacksempfindung
Zungenbrennen
Schmerzen der Ohrspeicheldrüse beim Kauen
Dysphagie
Diarrhoe
Obstipation
Anurie
Polyurie
Ohrensausen
Schwerhörigkeit
Hörverlust
Schwindel
Sehstörungen
Photophobie
Beeinträchtigung der Geruchsempfindung
Erschwerte Nasenatmung
Nasenbluten
Kopfschmerzen
Müdigkeit
Wesensveränderung
Konzentrationsschwäche
Parästhesien
Schmerzen
Hautjucken
Muskelschwäche
Herzrhythmusstörungen
Pektanginöse Beschwerden

Das z. B. bei den besonders häufigen und auffälligen Hautveränderungen beobachtete Spektrum ist sehr bunt und beinhaltet u. a. Erscheinungen wie: Flush – Urtikaria – Quincke-Ödeme – Exantheme unterschiedlichster Er-

scheinungsform – Lupus Erythematodes-ähnliche Veränderungen – Hyperkeratosen – Rhagaden – Erytheme – Dermatitis – photodynamische Reaktionen – Kontaktekzeme – Pigmentstörungen – Petechien – Ekchymosen – Purpura.
Der sichere Nachweis von unerwünschten Arzneimittelwirkungen ist problematisch. So ist bei den meisten Arzneimitteln wegen des nicht eindeutig auftretenden Charakters der Reaktion, der gleichzeitigen Einnahme mehrerer Mittel oder von → Kombinationspräparaten, Problemen der → Compliance sowie der häufigen Unterlassung oder Undurchführbarkeit einer genauen Nachprüfung, ein eindeutiger Kausalzusammenhang schwer festzustellen. Zudem treten die unterwünschten Nebenwirkungen im allgemeinen nicht als gesonderte klinische Erscheinungen oder Laborbefunde auf, die von der Symptomatik der eigentlichen Erkrankung eindeutig abgrenzbar sind.
Das Vorliegen einer individuellen arzneimittelbedingten Nebenwirkung läßt sich, wie nachfolgend tabellarisch dargestellt, aussagemäßig eingrenzen (modifiziert nach Karch und Lasagna):
Zur quantifizierenden Erfassung des Auftretens unerwünschter Nebenwirkungen sind repräsentative Populationen stationär und ambulant behandelter Patienten aller medizinischen Gebiete erforderlich, welche mittels definierter und standardisierter Methoden untersucht werden. Hierzu eignen sich insbesondere kontrollierte Phase IV-Studien (→ klinische Prüfung, Phase IV), welche auch Angaben zur Fehlerbreite beinhalten.

NEFA: (non esterified fatty acids), freie Fettsäuren, Synonym mit FFS und FFA.

Neutralisations-Periode: → Wash-out-period.

NF: häufig gebrauchte Abkürzung für das Chemotherapeutikum Nitrofurantoin.

Nicht-ionische Diffusion: (non-ionic diffusion), der → Membrandiffusion zuzurechnender Transportvorgang, bei dem Pharmaka mit dem Charakter organischer Elektrolyte in Form der nicht-ionisierten Anteile der Moleküle (→ Ionisation) Barrieren mit Lipidcharakter auf dem Diffusionsweg passieren. Für die große Zahl von Arzneimitteln mit den Eigenschaften organischer Säuren oder Basen handelt es sich um den wichtigsten Mechanismus zur Passage von Körpergrenzflächen (z.B. bei der Permeation der Darmschleimhaut). Da der Vorgang der Membrandiffusion ein gewisses Maß an → Lipidlöslichkeit des Permeanten voraussetzt, sind praktisch nur die ungeladenen, lipophilen Anteile des Moleküls permeationsfähig, die ionisierten, hydrophilen Komponenten dagegen nicht. Die nicht-ionische Diffusion wird daher entscheidend von der → Dissoziationskonstante (pK_a) des

Nebenwirkung ist arzneimittelbedingt:	Befunde:				
eindeutig	Vorfall tritt in angemessenem Zeitraum zur Arzneimittelgabe auf	a) Vorfall verläuft nach einem für das verdächtige Medikament bekannten Reaktionsschema	Nachweis der Arzneimittelkonzentration im Blut oder Körperflüssigkeit	Besserung nach Absetzen	Auftreten nach erneuter Gabe
wahrscheinlich	ja	a) ja b) Vorfall **nicht** durch bekannte Merkmale des klinischen Zustands erklärbar	∅	∅	∅
möglich	ja	a) ja b) Vorfall könnte auch durch klinischen Zustand oder andere Therapie herbeigeführt sein	∅	∅	∅
bedingt	ja	a) nein b) Vorfall **nicht** durch das klinische Bild erklärbar	∅	∅	∅
zweifelhaft	keiner der Befunde trifft zu				

Stoffes und den pH-Werten des Milieus in den durch die Barriere getrennten Kompartimenten bestimmt. Weitere permeationsbestimmende Faktoren sind der → Lipid/Wasser-Verteilungskoeffizient des nicht-ionisierten Moleküls, der Konzentrationsgradient der nichtionisierten Anteile des Stoffes zwischen den beiden Kompartimenten sowie die generell bei Diffusionsvorgängen wirksamen Faktoren, wie z. B. Molekülgröße, Ausmaß der Permeationsfläche, Länge und Eigenschaften der Diffusionsstrecke etc. (vgl. → Membrandiffusion). Die Verteilung organischer Elektrolyte zwischen zwei durch eine Lipidmembran getrennten Kompartimenten mit unterschiedlichen pH-Werten kann mit Hilfe folgender Formeln berechnet werden;
Für Säuren:

$$\frac{c_1}{c_2} = \frac{1 + 10^{(pH_1 - pK_a)}}{1 + 10^{(pH_2 - pK_a)}}$$

Für Basen:

$$\frac{c_1}{c_2} = \frac{1 + 10^{(pK_a - pH_1)}}{1 + 10^{(pK_a - pH_2)}}$$

c_1, c_2 = Gesamtkonzentration (ionisierte + nichtionisierte Anteile) im Kompartiment 1 bzw. 2
pH_1, pH_2 = pH-Wert im Kompartiment 1 bzw. 2
pK_a = Dissoziationskonstante

Nicht-ionische Membrandiffusion zwischen 2 durch eine Lipidbarriere getrennten Kompartimenten (Gefäßraum bzw. Magen) mit unterschiedlichen Milieu-pH-Werten. Pharmaka mit dem Charakter organischer Elektrolyte passieren Lipidmembranen in Form des ungeladenen lipophilen Moleküls; die Diffusionsvorgänge dauern an, bis für diese Zustandsform zu beiden Seiten der Barriere Gleichverteilung erreicht ist; infolge pH/pK_a-abhängigen Überganges in die ionisierte Form kann es jedoch zu beträchtlichen Unterschieden in der Gesamtkonzentration des Stoffes zwischen den Kompartimenten kommen. (Werte in eckigen Klammern: Stoffkonzentrationen).
zu 1: Schwache Säuren mit hohem pK_a-Wert liegen in beiden Kompartimenten überwiegend in der nicht-ionisierten, gut permeationsfähigen Form vor und können daher in Abhängigkeit vom Konzentrationsgradienten die Membran in beiden Richtungen passieren; wegen des hohen pK_a-Wertes in Relation zum pH des Blutes, herrscht auch im Gefäßraum die ungeladene Form vor, so daß dort nur eine geringgradige pH-abhängige Anreicherung des Stoffes erfolgt.
zu 2: Vergleichsweise stärkere Säuren mit niedrigerem pK_a-Wert sind im Magen vorwiegend nicht ionisiert, im Blut dagegen überwiegend ionisiert, was zu einer starken Anreicherung des Stoffes in der ionisierten Form im Blut führt.

	Kompartiment 1 (Magen) pH 1.0	Lipid-membran	Kompartiment 2 (Gefäßraum) pH 7.4
1. Säure	[1] nicht ionisiert	⇌	nicht ionisiert [1]
pKa 8	[10^{-7}] ionisiert		ionisiert [0.25]
	[~1] gesamt		gesamt [1.25]
2. Säure	[1] nicht ionisiert	⇌	nicht ionisiert [1]
pKa 4	[0.001] ionisiert		ionisiert [2512]
	[1.001] gesamt		gesamt [2513]
3. Base	[1] nicht ionisiert	⇌	nicht ionisiert [1]
pKa 8	[10^{7}] ionisiert		ionisiert [4]
	[~10^{7}] gesamt		gesamt [5]
4. Base	[1] nicht ionisiert	⇌	nicht ionisiert [1]
pKa 4	[1000] ionisiert		ionisiert [0.0004]
	[1001] gesamt		gesamt [1.0004]

zu 3: Basische Verbindungen mit relativ hohem pK_a-Wert (> 7.4) besitzen in beiden Kompartimenten überwiegend die ionisierte Form, diffundieren daher um so schlechter durch Lipidbarrieren, je höher ihr pK_a-Wert ist. Im gewählten Beispiel (pK_a 8) kommt es wegen des höheren Ionisationsgrades im Magen zu einer beträchtlichen Anreicherung in diesem Kompartiment.
zu 4: Bei basischen Stoffen mit niedrigerem pK_a-Wert (im Beispiel: pK_a 4) ist das Verhältnis im Blut zur Seite der nicht-ionisierten, im Magen dagegen zu derjenigen der ionisierten Form verschoben. Derartige Stoffe werden daher aus dem Magen nicht resorbiert, sondern treten bei Vorliegen entsprechender Konzentrationsgradienten aus dem Blut in den Magen über und reichern sich relativ zum Blut dort an. Lediglich basische Pharmaka mit sehr niedrigem pK_a-Wert (< 1) sind auch im Magen partiell nicht ionisiert und somit permeationsfähig, weisen dort aber die höhere Gesamtkonzentration auf.

Nierenclearance: → Clearance, renal.

NIMH: National Institute of Mental Health (USA).

Nitroreduktase: in Leber und anderem Gewebe vorkommendes Enzym, das Nitroverbindungen in ihre Aminoanaloge überführt (→ Reduktion).

N-Lost: Stickstofflost, Cytostatikum.

Non-Compliance: → Compliance.

Non-ionic diffusion: → Nicht-ionische Diffusion.

Non-responder: Patienten, die im Rahmen einer → klinischen Prüfung auf die verabreichte Therapie unzureichend oder gar nicht reagieren.

Normalverteilung: → Gauß-Verteilung.

N-Rezeptor: Nalorphin (Morphinantagonist), → Rezeptor.

n.t.: (non tested), nicht geprüft.

Nullhypothese: (H_0), Grundlage aller statistischen → Testverfahren. Durch sie wird die Zielsetzung des Tests (mathematisch) formuliert; zum Beispiel bei der Prüfung, ob zwei Mittelwerte $\bar{x}_1$ und $\bar{x}_2$ gleich sind, H_0: $\bar{x}_1 = \bar{x}_2$ bzw. $H_0 = \bar{x}_1 - \bar{x}_2 = 0$, oder beim Vergleich mehrerer Varianzen, H_0: $s_1^2 = s_2^2 = s_3^2 = \ldots = s^2$. Da durch die Nullhypothese zwar Unterschiede nicht aber Übereinstimmung zwischen den zu vergleichenden Größen festgestellt werden kann, wird allgemein nur ermittelt, ob diese abgelehnt wird. Wird sie nicht verworfen, so bedeutet dies also keinesfalls eine Bestätigung oder Beweis für die Richtigkeit der Annahme, sondern nur, daß kein signifikanter Unterschied festgestellt werden konnte. → Fehler erster Art, → Fehler zweiter Art.

O

o.a.d.: (once a day), einmal täglich, Rezeptanweisung. (Synonym o. d.).

Oberflächen-pH- der pH-Wert an der Oberfläche resorbierender Grenzschichten stellt für Pharmaka mit dem Charakter organischer Elektrolyte einen wesentlichen permeationsbestimmenden Faktor dar, weil er für deren

→ Ionisationsgrad und somit deren → Löslichkeit mitverantwortlich ist. Im Magen-Darmtrakt kann der effektive, an der Schleimhautoberfläche herrschende pH deutlich vom pH-Wert des Darminhaltes abweichen. So liegt der pH-Wert in den oberen Abschnitten des Dünndarmes im Darminhalt bei ca. 6,6, an der Mucosaoberfläche dagegen bei 5.3.

Occupancy: → Gesetz der korrespondierenden Teilflächen.

OD: (overdose), Überdosis.

O-Desalkylierung: → Desalkylierung.

Öl-Wasser-Verteilungskoeffizient: → Lipid/Wasser-Verteilungskoeffizient.

Offene Studie: Untersuchungstechnik im Rahmen der → klinischen Prüfung. Bei der offenen Studie wissen sowohl der Patient als auch der Prüfer, ob zur Zeit mit einem → Placebo bzw. einer Vergleichssubstanz, oder dem zu prüfenden Wirkstoff, dem Verum, behandelt wird. Gegensatz hierzu: → Blindstudie. Die offene Studie ist, in der Regel, dort geeignet, wo sicher objektivierbare und psychisch nicht beeinflußbare Meßparameter vorliegen.

oGTT: oraler Glukose-Toleranz-Test. Belastungsuntersuchung zur Aufdeckung eines latenten Diabetes mellitus, bei dem oral definierte Mengen Glukose verabreicht werden und hiernach die Insulinregulation unter Messung des Blutzuckers verfolgt wird. Der Test wird auch zur Beurteilung der potentiellen diabetogenen Wirkung von Arzneimitteln eingesetzt.

Ol.: (Oleum) Öl; z. B. Ol. Ricini (Rizinusöl).
Mit Oleum werden in der Pharmazie auch feste Fette bezeichnet, z. B. Ol. Cacao, Kakaobutter.

Onkotischer Druck: → Osmotischer Druck.

Optische Isomerie (Spiegelbildisomerie): Form der Stereoisomerie, die auf dem Vorkommen eines asymmetrischen Atoms (meist C-Atoms, aber z. B. auch S-, P-, N-Atoms) im Molekül beruht, und durch eine spiegelbildlich gegensätzliche Struktur der → Enantiomeren sowie eine gleichgroße, aber einander entgegengesetzte Drehung der Ebene polarisierten Lichtes charakterisiert ist.
Die rechts-(+) und links-(−) drehenden Isomere eines Pharmakons können sich in ihrer pharmakologischen Aktivität erheblich voneinander unterscheiden, obwohl sie, abgesehen von ihrer gegensätzlichen optischen Akti-

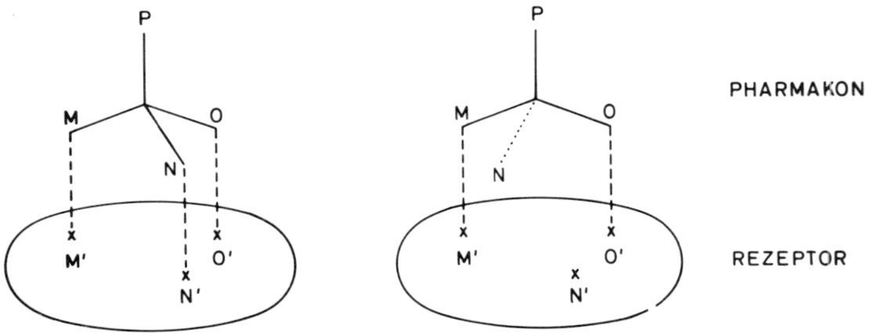

Optische Isomerie als Ursache unterschiedlicher Komplementarität zwischen Pharmakon und Rezeptoroberfläche.
(Aus K. Karzel, R. K. Liedtke: Allgemeine Pharmakologie. Fischer, Stuttgart/New York, 1977)

vität, identische physikalische und chemische Eigenschaften zeigen. So ist (−)-Noradrenalin etwa 70mal stärker wirksam als (+)-Noradrenalin, (+)-Methadon im Vergleich zu (−)-Methadon analgetisch praktisch unwirksam. Dagegen ist die malariatherapeutische Wirkung von (+)- und (−)-Chloroquin etwa gleich groß.
Wirkungsdifferenzen zwischen Enantiomeren dürften durch eine mehr oder weniger gute bzw. fehlende strukturelle Komplementarität von Pharmakon und Rezeptoroberfläche bedingt sein.

Orale Applikation: Verabreichung von Arzneimitteln per os, ist die bequemste und am häufigsten geübte (ca. 75% aller Arzneimittel werden oral angewandt) Zufuhrmethode. Sie kann im Vergleich zu anderen Applikationsrouten je nach Sachlage Vorteile bieten oder mit Nachteilen verbunden sein. Die relativ langsame Resorption (vgl. → Magenpassage, → Enterale Resorption) bedingt, insbesondere bei rasch eliminierten Stoffen, konstantere Blutspiegel, als sie z. B. nach i. v. Injektion erreicht werden; dieser Effekt kann zusätzlich durch galenische Maßnahmen (→ Retardpräparate) verstärkt werden. Durch die langsame Resorption werden weiterhin hohe und häufig gefährliche Initialkonzentrationen im Blut bzw. einzelnen Organen vermieden. Der langsame und zudem intra- und interindividuell zeitlich variierende Wirkungseintritt kann andererseits (z. B. bei Notfällen) nachteilig sein. Weiterhin eignen sich nicht alle Patienten (z. B. Bewußtlose, Geisteskranke, Kinder, Erbrechende) für diesen Applikationsmodus. Das gleiche gilt für Arzneimittel, die auf Grund ihrer chemischen Natur im Gastrointestinaltrakt (z. B. unter dem Einfluß von Magensäure oder Enzymen) zerstört werden, die wegen ihrer physikalisch-chemischen Eigenschaften (z. B. zu geringe Lipidlöslichkeit) nicht resorbiert werden, die einem starken → First-pass-Effekt unterliegen oder die lokal mucosaschädigend wirken.

Organclearance: Anteil eines einzelnen Organs bei der Elimination eines Arzneistoffes. Bei Pharmaka, die praktisch nur durch die Funktion eines einzelnen Organs, z.B. Leber, Niere, ausgeschieden werden, ist demnach die Organclearance mit der Gesamtclearance (→ Clearance, totale) identisch.

Osmotischer Druck: Der osmotische Druck basiert auf Konzentrationsunterschieden und dem Bestreben nach Konzentrationsausgleich zwischen den durch eine semipermeable Membran getrennten Kompartimenten; in Analogie zu den Gasgesetzen: Druck, der von der Gesamtheit der in einer Flüssigkeit gelösten Teilchen auf die Wand des Flüssigkeitsbehälters ausgeübt wird. Dementsprechend ist der osmotische Druck temperaturabhängig. Der osmotische Druck des Blutplasmas beträgt bei 38 °C im Mittel 5616 Torr (= 748,6 kPa). Dies entspricht einer Osmolarität von etwa 291 mOsmol. Experimentell kann die Osmolarität auf Grund der Gefrierpunktserniedrigung der Lösung ermittelt werden; sie beträgt für Blutplasma unter vorstehenden Bedingungen $\Delta = 0{,}54$ °C. Parenteral applizierte Arzneimittellösungen sollten einen dem Blutplasma entsprechenden osmotischen Druck aufweisen, insbesondere, wenn es sich um größere Volumina (z.B. Infusionslösungen) handelt (→ Isotonie).
Eine wichtige Rolle beim Stoffaustausch durch die Kapillarwandporen spielt ferner der kolloidosmotische (= onkotische) Druck des Plasmas bzw. der Extracellulärflüssigkeit. Da den Plasmaproteinen aufgrund ihrer Partikelgröße der Durchtritt durch die hydrophilen Kapillarporen weitgehend verwehrt ist, die Extracellulärflüssigkeit somit proteinarm ist, herrscht im Gefäßraum ein vergleichsweise hoher kolloid-osmotischer Druck, der den des Extracellulärraumes um ca. 25 Torr (= 3,32 kPa) übersteigt. Dem steht ein hydrostatischer Kapillardruck gegenüber, der von etwa 35–45 Torr (= 4,65–5,98 kPa) im arteriellen Schenkel auf 10–15 Torr (= 1,33–1,99 kPa) im venösen Schenkel der Kapillare abfällt. Diese Druckverhältnisse bedingen, daß im arteriellen Kapillarschenkel filtrationsabhängige Stofftransporte aus dem vasalen in den extravasalen (z.B. Passage intravasal injizierter Pharmaka), im venösen Schenkel dagegen Transporte aus dem extra- in den intravasalen Raum (z.B. Resorption s.c. injizierter Pharmaka) ablaufen (→ Filtration).

Ostwaldscher Löslichkeitskoeffizient: Kenngröße für die Verteilung eines Gases zwischen einer Flüssigkeits- und einer Gasphase. In seiner Funktion als Maß für die Löslichkeit eines Gases in einer Flüssigkeit hat er vor allem für die Beurteilung der Transportkapazität des Blutes für Inhalationsanästhetica Bedeutung. Die Löslichkeit von Gasen im Blut kann bedingt durch gelöste und celluläre Blutbestandteile erheblich von deren Wasserlöslichkeit abweichen. Sie ist temperaturabhängig und nimmt in der Regel mit steigender Temperatur ab. Die Blut/Gas-Verteilungskoeffizienten einiger

Inhalationsanästhetica bei 37 °C und 760 mm Hg betragen für Stickoxidul 0,468, Enfluran 1,91, Halothan 2,36, Chloroform 10,3, Methoxyfluran 13,0, Diäthyläther 15,2. Die Koeffizienten gelten für den Gleichgewichtszustand zwischen Flüssigkeits- und Gasphase und beziehen sich auf den Gasphasenwert 1,0.

O/W-Emulsion: Öl/Wasser-Emulsion.

Oxidation: Veränderung chemischer Verbindungen durch Abgabe von Elektronen. Oxidationsprozesse spielen eine wichtige Rolle bei der Metabolisierung von Pharmaka. Sie können als enzymatisch katalysierte Reaktionen zur Entstehung aktiver und inaktiver Metabolite führen. Als Beispiele für Oxidationsprozesse regulierende Enzymsysteme sind die → Mikrosomenoxidase der Leber sowie die Alkohol-, Aldehyd- und Xanthindehydrogenase zu nennen.
Wichtige oxidative Biotransformationsreaktionen von Pharmaka sind:
1. Hydroxylierung aromatischer Ringe (z.B. Salicylsäure);
2. Seitenkettenoxidation (z.B. Barbiturate)
3. Oxidative N-Desalkylierung (z.B. Codein)
4. Oxidative O-Desalkylierung (z.B. Chinin);
5. Oxidative Desaminierung (z.B. Amphetamin);
6. Oxidation von Thioverbindungen (z.B. Phenothiazine);
7. Oxidative Desulfurierung (z.B. Parathion);
8. Oxidative S-Desalkylierung (z.B. 6-Methylthiopurin).
Oxidationsreaktionen schaffen häufig erst die Möglichkeit für den Ablauf weiterer → Biotransformationsvorgänge, wie z.B. → Konjugationsprozesse.

P

Paardifferenzentest: → Wilcoxon-Test.

PABA: (p-Amino-benzoic-acid) p-Aminobenzoesäure.

Packungsbeilage: → Fertigarzneimittel dürfen nur mit einer Packungsbeilage in den Verkehr gebracht werden, die eine Reihe von Angaben enthalten muß, wie Herstellername, Arzneimittelbezeichnung, wirksame Bestandteile nach Art und Menge, Anwendungsgebiete, → Gegenanzeigen, → Nebenwirkungen, → Wechselwirkungen, Dosierungsanleitung und Art der Anwendung, sowie andere wichtige Hinweise, z.B. auf die Beeinträchtigung der Verkehrstüchtigkeit nach Einnahme des betreffenden Arzneimittels (§ 11 → AMG).

PAH: **p-A**mino**h**ippursäure, eingesetzt zur Diagnostik der renalen Clearance. PAH-Clearance entspricht weitgehend der Nierendurchblutung. → tubuläre Sekretion.

PALI: (**P**rogrammed **a**ccelerated **l**aboratory **i**nvestigation). Testprogramm für klinische Labordatenverarbeitung mittels Computern.

PAMBA: (**p-A**mino**m**ethyl**b**enzoic **a**cid). p-Aminomethylbenzoesäure, antifibrinolytischer Stoff.

Parenterale Applikation: im Gegensatz zur → oralen Applikation werden Arzneistoffe unter Umgehung des Gastrointestinums als primärem Absorptionsort (→ enterale Resorption) verabreicht.
Parenterale Applikationsformen sind → cutane Applikation, → Infusion, → Inhalation, → Injektion, intraarteriell, intraarticulär, intracardial, intracutan, intramusculär, intraossär, intrethecal, intravenös.

Partikelgröße, Partikelgrößenverteilung: → Korngröße, → Korngrößenverteilung.

PAS: **p-A**mino**s**alicylsäure, Tuberkulostatikum.

Pastillen: zur oralen Anwendung bestimmte, meist tablettenähnliche, Arzneizubereitung.

Pat.: Patient.

PBI: (**P**rotein **b**ound **I**odide). An Plasma-Protein gebundenes Jod.

PChe: **P**seudo**ch**olin**e**sterase, baut Hemmstoffe der Acetylcholinesterase ab.

P_{diast}: Arterieller diastolischer Blutdruck.

Penetration: Eindringen eines Stoffes in Zellen bzw. Zellschichten oder Gewebe, ohne daß die Blutkapillaren erreicht werden (vgl. → Permeation). Pharmaz.: Feststellung der Konsistenz von Salben.

Peritonealdialyse: Verfahren zur beschleunigten Elimination dialysierbarer Stoffe aus dem Organismus, bei dem isotonisch-isoionische Salzlösung durch die Peritonealhöhle geleitet wird; die Pharmaka treten durch Diffusion in die Perfusionslösung über und werden mit dieser abgeführt. Die Peritonealdialyse ist wirksamer als die → forcierte Diurese, ist der → Hämodialyse und → Hämoperfusion jedoch unterlegen.

Perkolation: Verfahren zur Herstellung eines Drogenauszugs. Die zerkleinerte Droge wird nach 24stündiger → Mazeration in einem röhrenförmigen Gefäß, das mit einem verschließbaren Auslauf versehen ist, durch kontinuierliche Zugabe von frischem Lösungsmittel vollständig extrahiert. Nach Filtrieren wird schonend konzentriert.

Permeabilität: Durchlässigkeit von Trennschichten (z.B. biologische → Barrieren) für gasförmige oder flüssige bzw. gelöste Stoffe. Die Permeabilität für bestimmte Stoffe wird vom morphologischen Aufbau und den funktionellen Eigenschaften der jeweiligen Barriere bestimmt. Biologische Barrieren verhalten sich vielfach wie Lipidmembranen, die von einer unterschiedlichen Anzahl kleinerer oder größerer hydrophiler → Poren durchsetzt sein können. Dementsprechend können lipophile Verbindungen derartige Barrieren relativ gut permeieren, indem sie sich in den Membranlipiden lösen und per diffusionem passieren. Hydrophile Stoffe sind dagegen auf den Porenweg angewiesen und können somit manche biologischen Barrieren praktisch nicht (→ Hautbarriere), andere nur nach Maßgabe der Porengröße in Relation zur Größe des Stoffmoleküls durchwandern (→ Filtration, → Diffusion, → Blut-Hirnschranke, → Poren).

Permeation: Durchwandern von Stoffen durch biologische Barrieren, wie z.B. Haut, Schleimhäute. Die Permeation (bzw. → Penetration) eines Pharmakons wird einerseits von den funktionellen und morphologischen Eigenschaften der zu passierenden → Barriere, andererseits von quantitativen und qualitativen Stoffeigenschaften bestimmt, wie z.B. Konzentrationsgradient, Löslichkeitseigenschaften, Molekülgröße, Ionisationsgrad; in entsprechenden Fällen (z.B. Permeation von Pharmaka durch die Schleimhautbarriere im Gastrointestinaltrakt) können auch die Eigenschaften des Milieus zu beiden Seiten der Barriere die Permeationsvorgänge maßgeblich beeinflussen.

Permeationsbeschleuniger: → Sorptionsvermittler.

Penetrationsbeschleuniger: → Sorptionsvermittler.

Persistenzquote: Im Rahmen der Therapie mit Herzglykosiden verwandter Begriff. Entspricht dem in Prozent angegebenen Anteil des Glykosids, der nach 24 Stunden im Organismus noch wirksam ist. Persistenzquote in Prozent + → Abklingquote in Prozent = 100%.

Persorption: Form des intercellulären Transportes, bei dem relativ große Partikel (mit einem Durchmesser bis zu 70 µm) aus dem Darmlumen in den Organismus aufgenommen werden. Die Partikel (z.B. Stärkekörner) wandern im Dünndarm im Bereich der Desquamationszone zwischen den einschichtig angeordneten Schleimhautzellen hindurch und gelangen aus der Subepithelialregion in die Lymphgefäße und von dort weiter in den Blutstrom. Die physiologische bzw. pathophysiologische Bedeutung der Persorption ist noch weitgehend ungeklärt.

PETN: (**P**entaerylthrol**te**tra**n**itrat), antianginöse Nitroverbindung mit verlängerter Wirkung.

Pflaster: Gewebe mit Haftschicht zur reversiblen Abdeckung begrenzter Areale der Körperoberfläche. Zweck ist meist der Schutz von offenen Wunden vor Infektion. Seltener sind Pflaster mit Wirkstoffen (z.B. zur Rheumatherapie oder zur Aufweichung der Hornhaut), in neuerer Zeit aber auch als Möglichkeit der → cutanen Applikation (z.B. von Nitroglycerin) eingesetzt.
(→ Therapeutische Systeme)

PG: Prosta**g**landine.

PGE: Prostaglandine E_{1-3}, ubiquitäres Vorkommen, Effekte: Blutdrucksenkung, Kontraktion der glatten Muskulatur von Dünndarm, Bronchien, antilipolytische Wirkungen.

PGF: Prostaglandin F, bewirkt überwiegend Uteruskontraktionen.

Phagocytose: Form der → Endocytose, bei der particuläre Stoffe mit einem Durchmesser > 0,1 µm auf dem Weg über eine Plasmalemmvesiculation aus dem Extracellulärraum in die Zelle aufgenommen werden. Die Bedeutung der Phagocytose für die Aufnahme von Arzneistoffen in den Organismus bzw. die Zelle ist noch weitgehend ungeklärt.

Pharmaka: sind nach der weitest möglichen Auslegung biologische Wirkungen ausübende → Dosen von → Stoffen. Diese Definition umfaßt somit neben Arzneimitteln auch andere Stoffe, wie z.B. Gifte.

Pharmakodynamik: → Pharmakologie.

Pharmakogenetik: Subdisziplin der Pharmakologie, untersucht die genetisch bedingten Ursachen der individuellen Reaktion auf Pharmaka (→ Variabilität, biologische).
Da mutierte DNS-Moleküle als Gensubstrat über die nachgeschalteten Replikations- und Translationsvorgänge colinear veränderte Proteine erzeugen, finden sich, bei Trägern entsprechender Erbanlagen, selektierte, von der Norm abweichende → Rezeptorstrukturen oder konformationsveränderte Enzyme mit abweichender physiologischer Aktivität. Diese

morphologischen und/oder biochemischen Alterationen führen ihrerseits, nach Applikation von Pharmaka, bei denen die entsprechenden Rezeptoren oder Enzyme in den Wirkungsmechanismus einbezogen sind, zu Störungen der Pharmakon-Rezeptor-Wechselbeziehungen oder der → Biotransformationsvorgänge. Als klinische Folge finden sich ein abweichendes pharmakokinetisches Verhalten und/oder das Auftreten spezifischer, unerwünschter → Nebenwirkungen.
Allgemein lassen sich die pharmakogenetischen Faktoren in monogenetisch und polygenetisch bedingte unterteilen. Monogenetische Anlagen sind durch singulär lokalisierte Gene, polygenetische Anlagen durch multipel lokalisierte Gene vererbt. Klinisch-statistisch zeigen dabei die monogenetischen Anlagen innerhalb einer Population charakteristische mehrgipflige, multimodale Verteilungen, wobei die einzelnen Maxima den möglichen Genotypen entsprechen. Polygenetische Anlagen zeigen demgegenüber innerhalb einer Population eingipflige → Normalverteilungen. Ein klinisch relevantes Beispiel für eine monogenetisch bedingte Veränderung der Enzymaktivität stellt die hepatische Acetylierung des Isoniacids (INH) durch die N-Acetyltransferase dar.
Da durch die Acetylierung eine verbesserte Nierengängigkeit des INH bewirkt wird, bestimmt somit die Geschwindigkeit des Acetylierungsvorgangs auch die → Eliminationshalbwertszeit. Durch das Vorliegen des genetisch bedingten Enzympolymorphismus, finden sich zwei Gruppen, sogenannte Schnell- und Langsaminaktivierer, welche auch dadurch gekennzeichnet sind, daß die beiden Phänotypen unterschiedliche Konzentrationen von Acetyltransferase in der Leber zeigen. Klinisch läßt sich nachweisen, daß es, aufgrund der genetisch determinierten unterschiedlichen Ausscheidungsraten, nach einer einmaligen Gabe von INH, zu einer zweigipfligen, bimodalen Verteilungskurve der Blutspiegelkonzentrationen kommt (Abb.). Therapeutisch bedeutsam ist hierbei, daß bei den sogenannten Langsaminaktivierern die Gefahr einer kumulativen Überdosierung mit toxischen Erscheinungen höher ist. Ebenfalls zu den klinisch relevanten monogenetisch bedingten Abweichungen in der pharmakologischen Reaktion gehört die sogenannte Suxamethonium-Sensibilität sowie der → Glukose-6-Phosphat-Dehydrogenase-Mangel (G6PD). Bei ersterer liegt eine atypische Plasmapseudocholinesterase vor, wodurch es nach Gabe von Suxamethonium zu einer, gegenüber der Norm, verlängerten Muskelrelaxierung kommt, der G6PD-Mangel führt nach Applikation zahlreicher Pharmaka (u. a. vieler Analgetika) zu einer hämolytischen Anämie. Demgegenüber konnten z. B. die erheblichen interindividuellen Schwankungen der Plasmahalbwertszeit von Antipyrin und Bishydroxycoumarin als Folge polygenetisch vererbter Anlagen identifiziert werden.

Pharmakographie: → Pharmakologie.

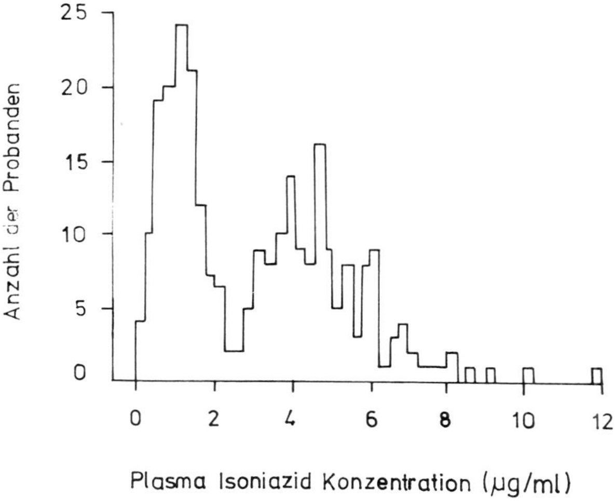

Pharmakogenetik: Konzentration von Isoniazid im Plasma von 483 Versuchspersonen, 6 Stunden nach 9,8 mg/kg Isoniazid p.o. Bimodale Verteilung der Plasmakonzentrationen durch das Vorliegen des Enzympolymorphismus. (n. Evans, Manley u. McKusick 1960)

Pharmakokinetik: Lehre von der quantitativen Auseinandersetzung zwischen Organismus und appliziertem Pharmakon, beschäftigt sich insbesondere mit den Prozessen der → Resorption, → Verteilung und → Elimination von Pharmaka. Unter klinischen Bedingungen stützt sich die Pharmakokinetik vorwiegend auf die in Körperflüssigkeiten (vor allem Blut und Harn) ermittelten Arzneimittelkonzentrationen bzw. die daraus erstellten → Zeit-Konzentrationskurven. Da die klinische Wirksamkeit eines Pharmakons in der überwiegenden Mehrzahl der Fälle mit den Zeit-Konzentrationskurven korreliert, stellt die Pharmakokinetik somit eine wesentliche Grundlage zur Ermittlung quantitativer therapeutischer Daten (→ Konstante, pharmakokinetische) dar, wie z.B. Dosis, Applikationshäufigkeit etc.

Pharmakokinetik, lineare: pharmakokinetische Prozesse, Absorption und Exkretion, ggf. Metabolisierung und Verteilung, die ausschließlich nach einer Kinetik 1. Ordnung verlaufen.

Pharmakologie: Lehre von den biologischen Wirkungen und Wirkungsmechanismen der → Pharmaka unter Einschluß ihrer Herkunft, Zusammensetzung oder chemischen Struktur, ihrer physikalischen und chemischen Eigenschaften, der pharmakokinetischen Prozesse, denen sie unterlie-

gen, sowie ihrer diagnostischen, prophylaktischen, therapeutischen und sonstigen Verwendung.
Die Pharmakologie kann unter verschiedenen Gesichtspunkten gegliedert werden, in:

A. 1. Pharmakographie (deskriptive Pharmakologie): Phänomenologische Beschreibung der Wirkung von Pharmaka auf biologische Organismen nach Art und Stärke.
   2. Pharmakodynamik: Analyse der Wirkungsbedingungen, Angriffspunkte, Wirkungsmechanismen der Pharmaka (Ursachenanalyse).
   3. Pharmakokinetik: Quantitative Auseinandersetzung zwischen Organismus und einverleibtem Pharmakon (→ Resorption, → Verteilung, → Elimination = Schicksal des Stoffes im Organismus).

B. 1. Allgemeine Pharmakologie: Analyse prinzipieller Gemeinsamkeiten der Wirkungen von Pharmaka und Ableitung von Gesetzmäßigkeiten (z.B. pharmakokinetische Gesetzmäßigkeiten, Dosis-Wirkungsbeziehungen, Prinzipien der Pharmakon-Rezeptor-Wechselwirkungen).
   2. Spezielle (systematische) Pharmakologie: Wirkungen definierter Stoffe oder Stoffgruppen auf biologische Organismen.
   3. Klinische Pharmakologie: Erforschung von Arzneimittelwirkungen beim Menschen (→ Klinische Pharmakologie).

Pharmakologische Kenngrößen: dienen dem Zweck, die Wirkung von Pharmaka auf biologische Systeme durch einen Zahlenwert zu charakterisieren, indem z.B. Dosis bzw. Konzentration des Stoffes und ausgelöste Wirkung zueinander in Beziehung gesetzt werden, etwa in Form der mittleren Effektivdosis (→ ED 50), oder indem verschiedene Wirkungsqualitäten (z.B. toxische und therapeutische Wirkung) in Form des → therapeutischen Quotienten miteinander verglichen werden.

Pharmakon-Rezeptor-Bindung: → Chemische Bindung.

Pharmakopoe: Arzneibuch, Zusammenstellung von Beschreibungen, Prüf- und Herstellungsvorschriften für Arzneimittel, die in den einzelnen Staaten oder Staatenverbänden durch spezielle Kommissionen erstellt werden und dann von den zuständigen Behörden als verbindliche Verordnung erlassen werden. In der Bundesrepublik Deutschland und den übrigen Mitgliedstaaten des Europarates ist das Europäische Arzneibuch (Ph.Eur.) gültig.

Pharmakovigilanz: Arzneimittelüberwachungsmaßnahmen, die der systematischen Erkennung und Erfassung potentieller Zusammenhänge zwischen Arzneimitteln und unerwünschten → Nebenwirkungen dienen, und zwar beschränkt auf Nebenwirkungen, die bei bestimmungsmäßigem Gebrauch und therapeutischer Dosierung unerwartet auftreten. Intoxikationen infolge von Überdosierung oder Therapiefehlern sowie Außerachtlassen von Kontraindikationen fallen dementsprechend nicht unter den Begriff.

Pharmazeutische Verfügbarkeit: Kenngröße für das Freisetzungsverhalten eines Arzneistoffes aus seiner Arzneiform (→ Freigabe, → Freigabegeschwindigkeit) und sein Löslichkeitsverhalten (→ Löslichkeit, → Lösungsgeschwindigkeit, → Wasserlöslichkeit). Die pharmazeutische Verfügbarkeit kann mitbestimmend für die → Resorptionsquote und somit die → Bioverfügbarkeit sein.
(→ Biopharmazie, → Biopharmazeutische Faktoren)

Pharmazie: Wissenschaft von den chemischen und physikalisch-chemischen Eigenschaften der Arzneimittel, unter Einschluß der Gewinnung bzw. Herstellung der → Arzneistoffe sowie deren pharmazeutisch-technologischer Verarbeitung (Arzneiformenlehre) zu → Arzneimitteln entsprechend den Erfordernissen der therapeutischen Anwendung, der analytischen Bestimmung und Qualitätskontrolle sowie des Vertriebs von Arzneimitteln. Im Vergleich zur Pharmakologie umfaßt die Pharmazie die extrabiologischen Aspekte der Arzneimittel.

Phase I-Untersuchung: → klinische Prüfung, Phase I.

Phase II-Untersuchung: → klinische Prüfung, Phase II.

Phase III-Untersuchung: → klinische Prüfung, Phase III.

Phase IV-Untersuchung: → klinische Prüfung, Phase IV.

Ph.Eur.: **Ph**armacopoea **Eur**opaea = Europäisches Arzneibuch.
Dient der Vereinheitlichung der Qualitätsnormen von Arzneimitteln in Europa und wurde von den Mitgliedern des Europarates veranlaßt. Das Übereinkommen über die Ph.Eur. «ergänzt, ohne Widerspruch zu schaffen, Gesetze und Abkommen, internationale sowie nationale, die die Volksgesundheit betreffen» (aus der dt. Übersetzung der Ph.Eur.). Zusammen mit dem → DAB bildet es das «Arzneibuch der Bundesrepublik Deutschland».

p.i.: **p**ost **i**njectionem oder auch **p**ost **i**nfusionem.

Pillen: Kugelförmige, zur oralen Anwendung bestimmte Arzneizubereitung; fast ausschließlich in der Apotheke auf Rezept hergestellt; aufgrund besserer gelenischer Formulierungen inzwischen als Darreichungsform obsolet.

PINN: (**p**roposed **i**nternational **n**on-proprietary **n**ames), vorgeschlagene Bezeichnung als → INN.

Pinocytose: Form der → Endocytose, bei der Flüssigkeiten mit darin gelösten oder suspendierten Stoffen auf dem Weg über eine Plasmalemmvesiculation aus dem Extracellulärraum in die Zelle gelangen. Die Pinocytose ermöglicht u. a. die Aufnahme hydrophiler großmolekularer Verbindungen in die Zelle bzw. den Organismus.

pK-Wert: der mit −1 multiplizierte dekadische Logarithmus der → Dissoziationskonstante, die sich durch Anwendung des Massenwirkungsgesetzes auf die Dissoziation schwacher Elektrolyte berechnen läßt.

pI_{50}: Mit Minus Eins multiplizierter dekadischer Logarithmus der molaren Konzentration eines Enzymhemmstoffes, die eine 50%ige Hemmung des Enzyms bewirkt.

Placebo: Scheinmedikament. Besteht aus pharmakologisch ineffizienten Stoffen (z.B. Milchzucker, inerte Füllmassen), und ist in der äußerlichen Aufmachung und Verabreichungsweise nicht von aktiven Medikamenten zu unterscheiden.
Placebos zeigen in beträchtlichem Umfang therapeutische Effekte. Bei verschiedenen Symptomen und Beschwerden, z.B. Kopfschmerzen, Migräne, Angina pectoris, Magen-Darm-Störungen, Asthma, Rheuma fanden sich auch im Rahmen → kontrollierter Studien, Besserungsraten bei 30%–60% aller hiermit behandelten Patienten. Der zugrunde liegende Wirkungsmechanismus ist noch nicht völlig geklärt, doch dürfte die Wechselbeziehung zwischen verordnendem Arzt, als positiv motivierendem Suggestor, und hierfür empfänglichen Patienten, von besonderer Bedeutung sein. So ließ sich nachweisen, daß die dem Patienten offerierte positive oder negative Erwartungshaltung des Verordners gegenüber der Therapie, die Reaktionsraten auf Placebos auch gleichsinnig beeinflußte. Neben dem Einsatz und der Persönlichkeit des Therapeuten sind für Placeboeffekte auch die Art der Verabreichung sowie die Ausprägung der bestehenden Streßsituation (Leidensdruck) ausschlaggebend.
Die günstigsten Effekte bei der Anwendung von Placebos liegen im Bereich jener Erkrankungen, welche psychosomatische Komponenten besitzen, und insbesondere dort, wo primär anxiolytische, sedative und hypnotische Effekte erzielt werden sollen. Stimulative Effekte werden seltener gesehen.
Placebos führen nicht nur zu positiven therapeutischen Effekten, sondern auch zu unerwünschten → Nebenwirkungen. Beobachtet wurden unter anderem: Müdigkeit, Nervosität, Kopfschmerzen, Schwindel, Erbrechen, Diarrhoe, Obstipation, Schweißausbrüche.
In Analogie zu pharmakologisch aktiven Stoffen wurden auch zeitlich

definierte Maximaleffekte, Kumulationserscheinungen nach Mehrfachapplikation und Beziehungen der Wirksamkeit in Abhängigkeit vom Schweregrad der Erkrankung nachgewiesen.
Der Einsatz von Placebos erfolgt heute in zweierlei Richtung:
1. Als vergleichende Kontrolle bei → klinischen Prüfungen pharmakologisch wirksamer Medikamente, um das Ausmaß der unspezifischen Effekte von der tatsächlichen Pharmakonwirkung zu differenzieren.
2. Als Therapeutikum bei jenen Erkrankungen, bei denen, nach genauer Diagnosestellung, a) eine Therapie mit pharmakologisch aktiven Medikamenten nicht erforderlich ist, die Verordnung aber dem Gefühl der konkreten Behandlungsbedürftigkeit des Patienten (unterstützende Psychotherapie), oder, im Falle von Kindern den Angehörigen (soziotroper Effekt) entgegenkommt, b) für die vorliegende Indikation keine alternative wirksame Therapie bekannt ist.

Die Therapie kann hierbei entweder mit «reinen» Placebos oder auch **Pseudo-Placebos** (engl. «impure» placebos) erfolgen. Letztere beinhalten biologisch wirksame Stoffe, welche aber nicht indikationsbezogen effizient oder deutlich unterdosiert sind (z.B. Vitamine, homöopathische Zubereitungen). Grundsätzlich kontraindiziert ist die Anwendung von Placebos, wenn hierdurch eine bereits begonnene Behandlung verlängert oder die Chance einer anderen effektiven Therapie verzögert oder ausgelassen wird, z.B. bei infektiösen Erkrankungen.

Placebo-Reaktor: Patient, welcher bereits auf die pharmakologisch ineffiziente Therapie mit Scheinmedikamenten (→ Placebo) deutliche physiologische Reaktionen zeigt, z.B. Besserung des allgemeinen Wohlbefindens, Reduktion neurovegetativer Erscheinungen.

Placebo-Responder: → Placebo-Reaktor.

Placebo-run-in-Periode: Einlaufperiode mit alleiniger → Placebobehandlung bei verschiedenen → klinischen Prüfungen zur Eignungsbestimmung (Einschluß-Ausschlußkriterien) des einbezogenen Patientenkollektivs (daher synonym auch Selektionsphase). Hauptziel ist die Ermittlung von → Placeboreaktoren.
Gleichzeitig dient die Placebo-run-in-Periode auch der vollständigen Elimination einer eventuell vorhergegangenen Medikation (kombinierte Placebo-run-in- und → -wash-out-Periode) bzw. der hierdurch bedingten Resteffekte dieser Therapie, um den tatsächlichen Status der vorliegenden Erkrankung als Ausgangsbasis für die Untersuchung zu erfassen. Die Placebo-run-in-Periode ist daher besonders bei Untersuchungen wichtig, bei denen → Placeboeffekte eine Beeinflussung der Resultate bewirken könnten und/oder die Vormedikation das Ausgangsbild verfälschen würde, z.B. bei essentiellen Hypertonikern mit Reserpin-Vorbehandlung.

Placentaschranke: zwischen maternalem und fetalem Blut befindliche Barriere, die für den Stoffaustausch zwischen mütterlichem und kindlichem Organismus mitbestimmend ist. Beim Menschen bzw. den Primaten besteht die Placentaschranke im Gegensatz zu fast allen anderen Mammalia nur aus fetalem Gewebe. Die fetalen Chorionzotten flotieren frei in den mit maternalem Blut gefüllten intervillösen Räumen; sie weisen die 3 folgenden Lagen auf: 1. das die Zotten bedeckende Trophoblastenepithel; 2. das Chorionbindegewebe; 3. das Endothel der fetalen Kapillaren. Die Trennschichtdikke nimmt vom Beginn bis zum Ende der Schwangerschaft von ca. 25 μm auf ca. 3,5 μ ab, während die Austauschfläche auf 11–14 m^2 anwächst; die Uterusdurchblutung steigt bis auf ca. 500 ml/min, die fetale Blutströmung auf 270 ml/min an. Das von der Placenta kommende Nabelvenenblut wird zum größten Teil (80–90%) zunächst über das fetale Leberparenchym geleitet, wodurch ein Filtereffekt zustande kommt, wenn auch wegen der enzymatischen Unreife der fetalen Leber vielfach nicht im Sinn eines → First-pass-Metabolisierungseffektes. Die Placentaschranke verhält sich wie eine porendurchsetzte Lipidbarriere, welche von lipophilen Pharmaka entsprechend den Gesetzen der → Membrandiffusion, von kleinmolekularen hydrophilen Stoffen auf dem → Porenweg passiert werden kann. Für endogene Stoffe existieren darüber hinaus offensichtlich → Carrier-Transportsysteme, während Makromoleküle (z.B. mütterliche Antikörper) vermutlich mittels → Endocytosemechanismen in den Fetalkreislauf übertreten können. Bezogen auf Pharmaka permeiert in der Regel jedoch nur der freie, nicht an mütterliche Plasmaproteine gebundene Anteil des Stoffes. Bedingt durch die Passageprozesse an der Placentaschranke und die Besonderheiten des fetalen Blutweges ist der Eintritt der Wirkung eines der Mutter verabreichten Pharmakons beim Fetus in der Regel deutlich hinausgezögert. Bei gut permeationsfähigen Verbindungen kann innerhalb von etwa 40 min ein Verteilungsgleichgewicht zwischen mütterlichem und fetalem → Kompartiment erreicht sein. Diese Verzögerung des Wirkungseintritts hat vor allem im Hinblick auf die Anwendung von Allgemein- und Lokalanästhetica während der Geburtsphase praktische Bedeutung. Andererseits ist bei jeder Pharmakotherapie in der Schwangerschaft zu berücksichtigen, daß die Placentaschranke zahlreiche Fremdstoffe passieren läßt (vgl. → Gestationspharmakologie, → Teratogenität).

Plasmahalbwertszeit: Zeitspanne innerhalb der die Konzentration eines Pharmakons im Plasma auf die Hälfte des Ausgangswertes abfällt (vgl. → Eliminationshalbwertszeit). Die Plasma-Konzentrationszeitkurve kann sich in Abhängigkeit vom Applikationsmodus und vom zugrunde liegenden → Kompartimentmodell aus mehreren Phasen zusammensetzen, für die unterschiedliche Halbwertszeiten gelten. Praktisch wichtig sind vor allem die Verhältnisse beim offenen → Zwei-Kompartiment-Modell, die sich bei i.v. → Bolusinjektion des Pharmakons am leichtesten verdeutlichen lassen.

In der Regel fällt die Plasmakonzentration in der anfänglichen α-Phase, die dem Transfer des Stoffes aus dem zentralen in das periphere Kompartiment entspricht (Distributionsphase), rascher ab als während der anschließenden β-Phase, die überwiegend die definitive Elimination des Pharmakons aus dem zentralen Kompartiment beinhaltet (Eliminationsphase). Der Verlauf der zugehörigen Plasma-Konzentrations-Zeitkurve läßt sich durch zwei Exponentialfunktionen beschreiben (biexponentieller Verlauf; Formel s. → Zwei-Kompartiment-Modell).
In den meisten Fällen wird die Fläche unter einem der beiden Teile der Plasma-Konzentrations-Zeit-Kurve größer als diejenige unter dem anderen Teil sein. Hieraus leitet sich der Begriff der → dominanten Halbwertszeit ab; sie entspricht der Phase, die den größeren Anteil zur Gesamtfläche beiträgt. In der Mehrzahl der Fälle handelt es sich hierbei um die Halbwertszeit der Eliminationsphase (β-Phase).
In der therapeutischen Praxis genügt die dominante Halbwertszeit meistens, um die Wirkungsdauer und das kumulative Verhalten eines Pharmakons hinreichend genau zu charakterisieren.

Plasmapherese: (Synonyme: Plasmafiltration, Plasmaseparation, Plasmaaustausch) extrakorporales Verfahren zur Beseitigung hochmolekularer Stoffe aus dem Blut. Das aus einer Vene des Patienten entnommene Blut wird durch Zentrifugation oder Membranfiltration in Plasma und zelluläre Bestandteile zerlegt; die Zellen werden anschließend in einer geeigneten (meist eiweißhaltigen) Trägerlösung reinfundiert; das Plasma wird verworfen (oder evtl. nach Aufarbeitung, d. h. nach Entfernung der pathologischen Bestandteile, ebenfalls reinfundiert). Das Verfahren dient der Elimination endogener pathologischer Proteine (z. B. bei Immunopathien) und toxisch wirkender → Xenobiotica (z. B. Knollenblätterpilztoxin, Digitoxin, Thyroxin), insbesondere solcher, die stark an Plasmaproteine gebunden sind.

Plasmaproteinbindung: Anlagerung von Pharmaka an Plasmaproteine. Erfolgt bei zahlreichen mit dem Blut im Organismus verbreiteten Pharmaka, wobei das Verhältnis zwischen gebundenem und freiem Anteil von Stoff zu Stoff erheblich variieren kann. Bevorzugt werden lipophile Stoffe gebunden, hydrophile Pharmaka dagegen in geringerem Ausmaß oder gar nicht. Als Bindungssubstrat für Fremdstoffe dient in erster Linie (wenn auch nicht ausschließlich) die Albuminfraktion des Blutes, die separate Bindungsstellen für Pharmaka mit saurem bzw. basischem Charakter aufweist, wobei die auch andernorts im Organismus wirksamen Arten der → chemischen Bindung zum Tragen kommen können.
Die Bindung zwischen Pharmakon und Protein ist in der Regel reversibel und gehorcht dem Massenwirkungsgesetz (→ Assoziationskonstante):

$$\text{Protein} + \text{Pharmakon} \leftrightharpoons \text{Pharmakon-Protein-Komplex.}$$

Der prozentuale Anteil gebundenen und freien Pharmakons kann jedoch in Abhängigkeit von der Stoffkonzentration variieren; überschreitet die Pharmakongesamtkonzentration ein gewisses Niveau, steigt der Anteil der ungebundenen Form an.
Mit der Plasmaproteinbindung ist einmal ein Transporteffekt verbunden, insbesondere für schlecht im Plasmawasser lösliche Stoffe; die gebundenen lipophilen Stoffe werden in der Peripherie im Bereich des Wirkortes freigesetzt und können den Gefäßraum verlassen. Andererseits bedingt die Plasmaproteinbindung einen Depoteffekt, da zwar praktisch nur die in freier Form vorliegenden Stoffanteile am Austausch durch die Kapillarwand teilnehmen, die gebundenen Anteile aber massenwirkungsabhängig als Ersatz für aus dem Gefäßraum ausgetretene freie Anteile wieder freigesetzt werden. Die pharmakodynamische Aktivität eines Stoffes steht nur zu dessen jeweils freiem Anteil in Korrelation; in der gebundenen Form ist der Stoff pharmakologisch inert.
Die Plasmaproteinbindung wirkt sich weiterhin auf die Eliminationsvorgänge aus; der proteingebundene Anteil eines Pharmakons unterliegt nicht der → glomerulären Filtration, wird nicht in den → Fettdepots abgelagert und ist in vielen (nicht in allen) Fällen auch von der Biotransformation in der Leber ausgenommen. Diese Faktoren tragen zum Depoteffekt der Plasmaproteinbindung bei. Aktive Exkretionsvorgänge, wie z.B. die → tubuläre Sekretion in der Niere und die aktive Sekretion von Pharmaka in die Galle, werden durch die Proteinbindung dagegen offensichtlich nicht beeinträchtigt.
Kompetition von zwei oder mehreren Stoffen um die gleichen Bindungsstellen der Plasmaproteine, kann ferner Ursache pharmakokinetischer Arzneimittelinteraktionen sein, indem ein Stoff einen anderen aus seiner Bindung verdrängt und damit die Konzentration seines freien Anteils im Plasma und Gewebe erhöht, was zu verstärkten pharmakodynamischen bzw. zu toxischen Wirkungen führt.

Plasmaultrafiltrat: entsteht u.a. bei der glomerulären Plasmafiltration in der Niere. Es handelt sich um ein weitgehend eiweißfreies Filtrat des Plasmas; dies ist für die Pharmakotherapie insofern bedeutsam, als an Plasmaproteine gebundene Anteile eines Stoffes praktisch nicht filtriert werden und somit in der gebundenen Form von der renalen Exkretion ausgenommen sind.

Plasmavolumen: (PV), der von den nicht-cellulären Blutkomponenten eingenommene Anteil des → Gefäßraumes. Das durchschnittliche Plasmavolumen des erwachsenen Menschen beträgt 4,3% des Körpergewichtes, unterliegt jedoch interindividuellen, u.a. alters- und geschlechtsabhängigen, Variationen. Die Bestimmung des Plasmavolumens erfolgt mit Hilfe von Indi-

katoren, die weitgehend selektiv an die Plasmaproteine gebunden werden (z. B. Evans-Blau, ^{131}J-Albumin).
Das Plasmavolumen kommt als ausschließlicher → Verteilungsraum für Pharmaka nur gelegentlich in Frage, temporär z. B. für hochmolekulare, i. v. applizierte Plasmaersatzstoffe oder für hochgradig selektiv an Plasmaproteine gebundene Stoffe.

Plasmawasser: proteinfreier Anteil des Plasmas, ergibt sich nach der Gleichung:

$$p_{H_2O} = 100 - 0{,}75 \cdot p_P$$

p_{H_2O} = Plasmawasser (ml/100 ml Plasma)
p_P = Plasmaproteine (g/100 ml)
0,75 = Korrekturfaktor (entsprechend einem geschätzten Volumen von 0,75 ml für 1 g gelöstes Protein).

Das Plasmawasservolumen umfaßt somit ca. 90% des → Plasmavolumens. Als ausschließlicher Verteilungsraum für Pharmaka spielt es keine Rolme, es bildet jedoch einen Teil der extracellulären Flüssigkeitsphase (→ Extracellulärraum).

Plasmawasser-Wirkstoffkonzentration: Konzentration eines Pharmakons im Plasmaultrafiltrat, d. h. bezogen auf den freien (nicht an Plasmaproteine gebundenen) Anteil.

Plasma-Wirkstoffkonzentration: Konzentration eines Pharmakons im Blutplasma, d. h. plasmaproteingebundener und freier (nicht gebundener) Anteil zusammengenommen.

Plv.: (Pulvis), Pulver.

pm: mittlerer arterieller Blutdruck, arterieller Mitteldruck.

Polarität: Eigenschaft von Molekülen, die diesen durch polare Gruppen (z. B. —OH, —COOH, —NH_2) verliehen wird und für deren pharmakokinetisches und pharmakodynamisches Verhalten mitbestimmend ist. Polarität ist für das Ausmaß der Wasserlöslichkeit von Molekülen mitverantwortlich, beeinträchtigt deren Permeationsfähigkeit durch → biologische Barrieren und geht häufig mit einer geringen Affinität zu biologischen Reaktionspartnern einher. Pharmaka gelangen häufig als apolare und daher gut permeationsfähige Moleküle in den Organismus und werden hier durch → Biotransformation in stärker polare und somit besser ausscheidungsfähige Metaboliten überführt. Als biologisches Maß für die Polarität eines Pharmakons kann dessen → renale Dosisfraktion dienen. Extrakorporal kann die molekulare Polarität durch den → Lipid/Wasser-Verteilungskoeffizienten charakterisiert werden.

Polygenetische Vererbung: → Pharmakogenetik.

Polymorphie: Bezeichnung für die Tatsache, daß feste Stoffe in verschiedenen Kristallformen bei gleicher chemischer Zusammensetzung auftreten können. Beruht auf verschiedener Anordnung der Moleküle im Kristallgitter.
Die verschiedenen Kristallformen unterscheiden sich in ihren Gitter- und Oberflächenenergien und damit in ihrer thermodynamischen Aktivität. Dies äußert sich in unterschiedlichem Schmelzpunkt, Dampfdruck, unterschiedlicher Härte, Löslichkeit und Lösungsgeschwindigkeit, Reaktivität (z.B. Oxidations- und Hydrolysegeschwindigkeit), Stabilität.
Beispiele für polymorphe Substanzen: Schwefel, Phosphor, Kohle (Diamant und Graphit), Chloramphenicolpalmitat, Sulfonamide, Barbiturate.
Für Verbindungen, die mit unterschiedlichem Kristallwassergehalt kristallisieren, gilt ähnliches. Sie werden als pseudopolymorphe Stoffe bezeichnet. Beispiel: Ampicillintrihydrat ist deutlich geringer wasserlöslich als die wasserfreie Form. Am stabilsten ist immer die energieärmste Kristallmodifikation.

Polyzentrische Studie: → Multizentrische Prüfung.

POMP: cytostatisches Kombinationsschema bei akuten Leukosen bestehend aus **P**rednisolon – **O**ncovin – **M**ethotrexat – **P**urinethol.

Poren, hydrophile: befinden sich offensichtlich – wenn auch morphologisch nicht nachgewiesen – in zahlreichen biologischen → Barrieren und ermöglichen die Passage hydrophiler (lipidunlöslicher) Pharmaka. Die Permeation hydrophiler Stoffe durch wasserführende Poren kann auf dem Diffusions- oder Filtrationsweg erfolgen: sie ist jedoch von der Größe des Pharmakonmoleküls in Relation zur Porenweite abhängig. Die Transportkapazität insgesamt wird darüber hinaus von der Porengesamtfläche/Oberflächeneinheit der jeweiligen Barriere bestimmt. In den Zellmembranen der meisten Körperzellen dürften die hydrophilen Poren eine Weite von etwa 0,6 nm aufweisen, so daß diese Barrieren auf passivem Weg nur von relativ kleinen hydrophilen Verbindungen (mit einem Molekulargewicht bis ca. 100) permeiert werden können. Die Leberzellmembran läßt auch wesentlich größere lipidunlösliche Verbindungen passieren, während sich die Haut – mit Ausnahme der Hautanhangsgebilde – praktisch wie eine porenfreie Barriere verhält.
Die Kapillarwände besitzen hydrophile Poren mit einer Weite von etwa 5–7 nm, welche den Durchtritt relativ großer Moleküle erlauben (→ Filtration).

Die Anzahl der Poren liegt in den meisten Kapillaren in einer Größenordnung von 1–2 × 10^9 Poren/cm^2 Wandfläche; dies entspricht etwa 0,1% der Kapillaroberfläche. In den Glomeruli der Niere nimmt die Porenoberfläche dagegen 5–10% der Wandoberfläche ein (→ glomeruläre Filtration).

Potenzierung: Form des → Synergismus (Coergismus), die bei der Kombination von zwei Stoffen mit gleicher oder ähnlicher Wirkungsqualität auftreten kann.

ppm: **p**arts **p**er **m**illion.

PRA: Plasma-Renin-Aktivität.

Pränatale Toxizität: → Toxizität, Teratogenität, Gestationspharmakologie.

Präp.: Präparat.

PRC: Plasma-Renin-Concentration.

Preßdruck: Der zur Herstellung von Tabletten aus einem → Pulver oder → Granulat notwendige Druck. Durch Variation des Preßdrucks können Eigenschaften von Tabletten wie → Bruchfestigkeit, Zerfallbarkeit, Härte, Abrieb weitgehend beeinflußt werden.

Primärkonstante, pharmakokinetische: Basisparameter, die selbst nicht mehr aus weiteren pharmakokinetischen Größen zusammengesetzt berechnet werden können. Dazu zählen die verabreichte Dosis, wie auch der absorbierte Dosisanteil (Bioverfügbarkeit), das → Verteilungsvolumen, die → Lag-Zeit oder die aus den Geschwindigkeitskonstanten berechneten Halbwertszeiten. Bei der Angabe von gemittelten pharmakokinetischen Konstanten können Primärkonstanten direkt berechnet werden (→ Sekundärparameter).

Priming dose: → Anfangsdosis.

Propharmakon: (engl. prodrug) Verbindung die als «latenter» Wirkstoff zugeführt und erst durch Biotransformation im Organismus in die wirksame Form überführt wird, z. B. Cyclophosphamid.
Ein Propharmakon kann im Vergleich zum definitiven Wirkstoff pharmakokinetische Vorteile auf Grund modifizierter Resorptions-, Biotransformations- und Exkretionsraten bieten.
In Abhängigkeit von den unterschiedlichen physikalisch-chemischen bzw.

pharmakokinetischen Eigenschaften können Wirkungseintritt, Wirkungsdauer und Wirkungsstärke variieren.
Weiterhin können Unterschiede in Geruch, Geschmack, lokaler Reizwirkung, chemischer Stabilität und physikalischer Form praktisch bedeutungsvoll sein.

Proteinbindung: Bindung von Pharmaka an celluläre oder extracelluläre Eiweißstoffe, häufig auf die → Plasmaproteinbindung bezogen, erstreckt sich aber ebenso auf andere Proteine (z.B. Rezeptorproteine). Die Bindung eines Pharmakons an Rezeptorproteine kann der erste Schritt zur Auslösung einer biologischen Wirkung sein (vgl. → Chemische Bindung, → Gewebespiegel, → Rezeptoren).

Prüfplan: → Design.

Pseudo-Placebo: → Placebo.

P_{syst}: Arterieller systolischer Blutdruck.

PTC: (Phenylthiocarbamid), wird nur für sogenannte Schmecktests im Rahmen der Pharmakogenetik eingesetzt, da offensichtlich genetisch bedingte Unterschiede im Ausmaß der geschmacklichen Wahrnehmungsfähigkeit für diesen Stoff bestehen.

PTU: häufige Abkürzung für das thyreostatisch wirkende Propylthiouracil.

Puder: → Pulver mit einer Teilchengröße unter 0,1 mm Durchmesser, die zur lokalen Anwendung auf der Haut, der Schleimhaut oder am verletzten Gewebe bestimmt sind.

Puffer: Kombinationen von schwachen Säuren oder Basen mit ihren Salzen, die in Lösung bei Zusatz kleiner Säure- oder Alkalimengen eine starke Änderung der Wasserstoffionenkonzentration verhindern. Die meisten flüssigen Arzneimittel (Ampullen, orale Liquida) sind auf einen schwach sauren pH-Wert eingestellt (pH 5,5–6,5), sei es aus Stabilitätsgründen, wegen des besseren Geschmacks oder der besseren Verträglichkeit. Sollen pH-Verschiebungen vermieden werden, müssen zur pH-Einstellung Puffer eingesetzt werden. Die → Pufferkapazität sollte so groß sein, daß bei Herstellung und Lagerung nur eine geringe Änderung der Wasserstoffionenkonzentration eintreten kann. Sie muß andererseits so gering sein, daß der unphysiologische pH-Wert des Arzneimittels sich rasch auf den pH-Wert der Körperflüssigkeit einstellen kann (in Injektionsflüssigkeit, Augentropfen).

Pufferkapazität: nach van Slyke definiert als das Verhältnis aus Zunahme an starker Base bzw. Säure zur daraus folgenden pH-Veränderung.

$$\beta = 2{,}3 \cdot c \frac{K_a[H_3O^+]}{K_a + [H_3O^+]^2}$$

c = Gesamtpufferkonzentration
K_a = Dissoziationskonstante
$[H_3O^+]$ = Wasserstoffionenkonzentration

Pulmonale Applikation: Verabreichung von Pharmaka über die Lunge. Als Arzneiform kommen chemische Elemente oder Verbindungen in Frage, die bei normalen Druck- und Temperaturverhältnissen in gas- oder dampfförmigem Aggregatzustand vorliegen, ferner als → Aerosole zubereitete Stoffe. Abgesehen von der Sauerstofftherapie wird dieses Applikationsverfahren praktisch fast ausschließlich für Narkosezwecke herangezogen. Die Dosierung von Therapiegasen erfolgt aufgrund ihres Partialdruckes. Der wirksame Partialdruck eines Therapiegases ist abhängig einerseits vom Volumen und Druck des Therapiegases, andererseits vom Volumen des Trägergases (z.B. Luft).

Pulmonale Exkretion: → Exkretion, pulmonal.

Pulmonale Resorption: Aufnahme von Pharmaka über die Lunge. Die Lunge verfügt aufggrund der großen Alveolaroberfläche von 70–100 m^2, der reichlichen Kapillarisierung und der kurzen Permeationsstrecke (Luft-Blut-Weg) von ca. 400–700 nm Länge über günstige Voraussetzungen für Resorptionsvorgänge. Geeignet für die pulmonale Resorption sind vor allem in Gasform vorliegende Stoffe. Als Aerosol appliziert können aber auch feste oder flüssige Stoffe über die Lunge aufgenommen werden. Die Resorption gasförmiger Stoffe erfolgt durch Diffusion in Richtung des Druckgradienten. Die Dosierung von Therapiegasen wird aufgrund des Partialdruckes vorgenommen (→ pulmonale Applikation). Die Diffusionsrate eines Therapiegases ist seinem Partialdruck, Diffusionskoeffizienten und Druckgradienten direkt proportional, dem Luft-Blut-Weg umgekehrt proportional. Der Diffusionskoeffizient wird in erster Linie vom Molekulargewicht bzw. der Dichte des betreffenden Gases bestimmt. Der Luft-Blut-Weg kann, unter pathologischen Bedingungen (z.B. Lungenödem), verlängert sein. Die Resorptionsrate ist weiterhin von der Durchblutungsintensität, der durch den → Ostwaldschen Löslichkeitskoeffizienten charakterisierten Blutlöslichkeit des Gases, und von der Kontaktzeit zwischen Gas und Kapillarblut abhängig.

Pulver: Natürliche oder künstlich hergestellte Haufwerke trockener fester

Stoffe, deren kristalline oder amorphe Ueilchen nach DIN 15 600 maximal 0,3 mm Durchmesser haben.
Feine Pulver mit Teilchengrößen unter 0,1 mm werden als Puder bezeichnet. Pulver als → Darreichungsform sind gleichmäßige Mischungen von feinzerteilten Wirkstoffen, meist zur oralen Anwendung bestimmt.

pur.: (purus), rein.

PV: → Plasmavolumen.

Q

Quellung: Flüssigkeitsaufnahme eines → Gels unter Volumenvergrößerung. Nur Flüssigkeiten, die das Gel → solvatisieren, bewirken eine Quellung.

q.s.: (quantum satis), genügend, Rezeptanweisung.

R

RAAS: Renin – Angiotensin – Aldosteron – System.

Räume, transcelluläre: vorgebildete Hohlräume im Organismus; z.B. die liquorgefüllten Hohlräume im Zentralnervensystem, die Lumina im Bereich des Gallen-, Harn-, Magen-Darm-Systems, in exogenen Drüsen, Gelenken, Augenkammern (→ Flüssigkeit, transcellulär). Die einzelnen transcellulären Räume unterliegen als Verteilungsräume für Pharmaka jeweils eigenen Gesetzmäßigkeiten.

Randomisierung: (Synonym: Randomisation), Zufallszuteilung. Grundlage jeder Versuchsplanung. Es bereitet oft Schwierigkeiten, gleichartige Versuchseinheiten für eine anstehende Untersuchung zu finden. In solchen Fällen bildet man → Blöcke, innerhalb derer die Versuchseinheiten weitestgehend übereinstimmen. Die zufällige Zuteilung der Versuchseinheiten zu den Untersuchungen sichert nicht nur eine optimale Elimination von äußerlich nicht erkennbaren Fehlerquellen (Trends), sondern auch die Unabhängigkeit der Ergebnisse.

rate constant of elimination: → Eliminationskonstante.

RBF: (renal blood flow), Nierendurchblutung.

Reabsorption: (Rückresorption), erneute Aufnahme bereits in den Darminhalt oder den Tubulusharn abgegebener Stoffe (→ tubuläre Rückresorption, → enterale Rückresorption).

Reabsorption, enteral: → Enterale Rückresorption.

Reabsorptionsprozesse: können im Darm und den Nierentubuli ablaufen und sind, soweit sie sich auf Fremdstoffe erstrecken, meist passiver Natur, vorwiegend → Membrandiffusionsvorgänge. Sie können die Eliminationsgeschwindigkeit bzw. den Verlauf der → Zeit-Konzentrationskurve des betroffenen Stoffes wesentlich mitbestimmen (vgl. → Reabsorption, → Enterohepatischer Kreislauf, → Tubuläre Rückresorption).

Reabsorption, tubuläre: → tubuläre Rückresorption.

Reaktion, individuelle: → Variabilität, biologische.

Reaktion nullter Ordnung: → kinetischer Prozeß, bei dem die Änderung der Konzentration pro Zeiteinheit konstant ist, d.h. nicht in irgendeiner Form von der Konzentration selbst abhängt. Bei Betrachtung der Konzentrationsabnahme lautet der Geschwindigkeitsausdruck

$$-\frac{dc}{dt} = \text{konstant} = k.$$

k wird als Geschwindigkeitskonstante bezeichnet und hat die Dimension [Konzentration/Zeit]. Integriert man das Geschwindigkeitsgesetz in den Zeitgrenzen Null bis t, so ergibt sich der Zusammenhang

$$c = c_0 - kt$$

wobei c die Konzentration zur Zeit t bedeutet und c_0 die Anfangskonzentration ist. Reaktionen nullter Ordnung in der Pharmakokinetik basieren meist auf der Tatsache, daß zahlreiche enzymatische Systeme, die bei Biotransformationsvorgängen, bei renalen und biliären Exkretionsvorgängen sowie bei aktiven Resorptionsprozessen mitwirken, eine Sättigungsgrenze aufweisen. Ist die verfügbare Enzymkapazität durch das Substrat-(Pharmakon)-Angebot voll ausgelastet (Kapazitätslimitierte Kinetik, Sättigungskinetik), so folgt der Substratumsatz einer Reaktion O. Ordnung. Dies ist z.B. bei der Alkoholelimination der Fall. Sinkt die Substratkonzentration im

Organismus bzw. im Bereich des Umsatzorgans so weit ab, daß keine vollständige Auslastung der Enzymkapazität mehr besteht, so geht die Kinetik nullter Ordnung in eine solche erster Ordnung über (Alkoholelimination). Ein dosisabhängiger Übergang von einer Kinetik 1. Ordnung in eine Kinetik 0. Ordnung findet sich z. B. bei Phenytoin, Acetylsalicylsäure, Dicoumarol und Probenecid. Mit steigender Dosis (oberhalb einer bestimmten Dosisgröße) nimmt in diesen Fällen die Plasmakonzentration überproportional zu (Dosisabhängige Kinetik), da dann statt einer Reaktion 1. Ordnung eine solche 0. Ordnung zum Tragen kommt.

Reaktion erster Ordnung: → kinetischer Prozeß, bei dem die Änderung der Konzentration pro Zeiteinheit linear von der (sich zeitlich ändernden) Konzentration abhängt,

$$-\frac{dc}{dt} = kc.$$

k ist die Geschwindigkeitskonstante und hat die Dimension [1/Zeit]. Integration in den Zeitgrenzen Null bis t ergibt die explizite Darstellung

$$c = c_0 \cdot e^{-kt}.$$

Daraus ist ersichtlich, daß für Reaktionen erster Ordnung die Konzentration exponentiell mit der Zeit abnimmt.
Bei einer nicht vollständig durch Substrat abgesättigten Enzymmenge ist bei hoher Substratkonzentration die Chance, ein freies Enzymmolekül zu treffen, größer, als bei niedriger Substratkonzentration. Deshalb wird bei hoher Substratkonzentration pro Zeiteinheit eine größere Substratmenge umgesetzt als bei niedriger Substratkonzentration.

Reaktion zweiter Ordnung: → kinetischer Prozeß, der zum Beispiel bei Reaktionen vom Typ

$$A + B \rightarrow \text{Reaktionsprodukt}$$

vorliegt, sofern die Konzentrationsänderungen der Beziehung

$$-\frac{d[A]}{dt} = -\frac{d[B]}{dt} = k\,[A]\,[B]$$

genügen. Dann lautet das Geschwindigkeitsgesetz für die von jedem Reaktionspartner umgesetzte Menge c

$$\frac{dc}{dt} = k\,(a_0 - c)\,(b_0 - c),$$

wobei a_0 und b_0 die Anfangskonzentrationen von A und B sind sowie k die Geschwindigkeitskonstante, die in diesem Fall die Dimension [Konzentration · Zeit]$^{-1}$ besitzt. Durch Integrieren und Umformen ergibt sich die Berechnungsformel für k zu

$$k = \frac{1}{t(a_0 - b_0)} \ln \left\{ \frac{b_0 (a_0 - c)}{a_0 (b_0 - c)} \right\}$$

bzw. für $a_0 = b_0 = a$

$$k = \frac{1}{at} \cdot \frac{c}{a - c}.$$

Reaktionskinetik: → kinetische Prozesse.

Rectale Applikation: Route der gastrointestinalen Arzneimittelverabreichung, bei der die Wirkstoffe in → Suppositorien- oder Klysmaform zugeführt werden. Die Resorption (Mechanismen s. → Enterale Resorption) erfolgt z. T. über die von mehrschichtigem Plattenepithel bekleidete Rectalschleimhaut, z. T. über die Mucosa des angrenzenden Colonabschnittes. Vorteilhaft im Vergleich zu anderfn Resorptionsorten im Gastrointestinaltrakt kann sich auswirken, daß das Leberfilter umgangen wird, die durch Darmsekrete bedingten Einflüsse auf Arzneimittel hier keine große Rolle spielen, und dieser Zufuhrweg eine Alternative bei der Therapie mit magenreizenden Mitteln bietet und bei Patienten mit Brechneigung eine relativ sichere Dosierung ermöglicht.

Rectalkapseln: → Kapseln aus Weichgelatine zur rectalen Applikation.

Reduktion: Veränderung chemischer Verbindungen durch Aufnahme von Elektronen; Reduktionsprozesse spielen bei der → Biotransformation von Pharmaka eine wichtige Rolle. Sie können als enzymatisch gesteuerte Vorgänge zur Entstehung aktiver und inaktiver Metabolite führen. Als katalysierende Enzyme sind → Nitroreduktasen und → Azoreduktasen anzuführen, die in ihrer Aktivität von der Anwesenheit von NADPH (Nicotinamidadenindinucleotidphosphat) abhängig sind. Sie sind in erster Linie in den Lebermikrosomen lokalisiert, finden sich aber auch in anderen Geweben. Unter dem Einfluß von Nitroreduktasen werden aromatische Nitroverbindungen in ihre Aminoanaloge überführt.

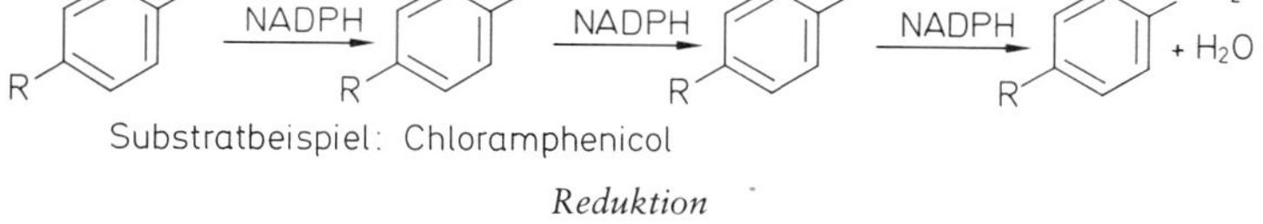

Reduktion

Eine Nitroreduktase wird auch von E. coli im Darm gebildet, so daß geeignete Substrate bereits dort durch Reduktion metabolisiert bzw. inaktiviert werden können.

Azoreduktasen katalysieren die Spaltung von Azoverbindungen ($R_1 - N = N - R_2$) und die Reduktion der Bruchstücke zu primären Aminen:

$$R_1 - N = N - R_1 \xrightarrow{NADPH} R_1 - NH - NH - R_2 \xrightarrow{NADPH} R_1 - NH_2 + R_2 - NH$$

Substratbeispiele: Prontosil, 4-Dimethylaminoazobenzol (Buttergelb).

Regionale Chemotherapie: Arzneimittelbehandlung umschriebener Körperbezirke, wird insbesondere in der Onkologie angewendet, um die Tumorzellen einer möglichst hohen Konzentration des antineoplastischen Chemotherapeuticums auszusetzen, den übrigen Organismus dagegen möglichst wenig zu belasten. Neben den auch anderweitig geübten lokaltherapeutischen Verfahren (Anwendung des Wirkstoffes an Haut- oder Schleimhautoberflächen, intratumorale Applikation, Instillation in vorgebildete Hohlräume wie Pleura-, Peritonealhöhle, Blase, Liquorraum) sind für diesen Zweck auch spezielle Techniken entwickelt worden, wie z.B. die extrakorporale Perfusion. Hierbei werden die das tumorbefallene Körpergebiet versorgenden Gefäße zeitweise vom Kreislauf isoliert und an eine Herz-Lungen-Maschine angeschlossen, welche die pharmakonhaltige Perfusionsflüssigkeit über die Arterie (in der Lunge auch über die Vene) in die Tumorregion und über die Vene wieder zurückbefördert. Wenn eine extrakorporale Perfusion nicht möglich ist, kann das Pharmakon über arterielle Katheter an den Tumor herangeführt werden.

Regression: Art des Zusammenhangs von zufälligen → Variablen. Ist die Verknüpfung linear, so spricht man von → linearer Regression, im anderen Fall von → nichtlinearer Regression. Regressionen werden im allgemeinen mittels → curve fitting Verfahren ermittelt.

Regression, empirische: → Curve fitting von statistischen Meßdaten durch ein empirisches Ausgleichsmodell.

Regression, lineare: linearer Zusammenhang von zufälligen Variablen. Beschränkt sich die Fragestellung auf zwei Zufallsveränderliche, so wird deren Regression durch die Gerade.

$$Y = a + b \cdot X$$

repräsentiert. Dabei bezeichnen die Größe a den Wert der Zufallsvariablen Y für X = O und b den → Regressionskoeffizienten. Die lineare Verknüpfung von mehreren Zufallsgrößen wird durch die Beziehungen

$$Y = a + bX_1 + cX_2 + dX_3 + \ldots$$

beschrieben, Die Koeffizienten a, b. . . . werden am besten mittels → curve fitting bestimmt.

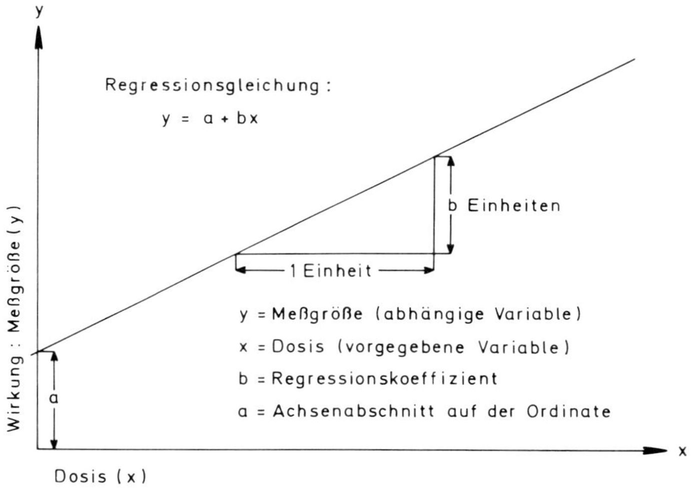

Lineare *Regression*

Regression, nichtlineare: Gehorchen Zufallsvariable einem nichtlinearen Zusammenhang, so spricht man von nichtlinearer Regression. Für zwei Zufallsvariable X und Y läßt sich diese Verknüpfung entsprechend dem Grad des Zusammenhanges in der Form

$$Y = a + bX + cX^2 + dX^3 + \dots$$

darstellen. Die Koeffizienten a, b. c. . . . bestimmen sich nach den Methoden des → curve fitting. Es ist zu beachten, daß die Bestimmung der Koffizienten ein lineares Problem darstellt! Bezüglich curve fitting nichtlineare Probleme bedeuten, daß die *Unbekannten* a, b, c, . . . nichtlinear verknüpft sind.

Regressionskoeffizient: Steigung der Ausgleichsgeraden bei linearem Zusammenhang zweier zufälliger Variabler (→ lineare Regression).

Regressionskurve: Anpassungs- bzw. Ausgleichskurve zur graphischen Darstellung des Zusammenhangs von Zufallsvariablen. Regressionskurven können empirisch oder mittels → curve fitting gewonnen werden.

Relatives Dosierungsintervall: → Dosierungsintervall, relatives.

Renale Dosisfraktion (f_r)**:** Bruchteil des resorbierten Anteils der Dosis eines Pharmakons, der unverändert mit dem Harn ausgeschieden wird (vgl. → minimale Eliminationsfraktion).

Renale Exkretion: → Exkretion, renal.

Repetitive Dosierung: → Mehrfachdosierung.

Resorption (→ Absorption), Aufnahme von Stoffen durch die Zellmembran in die Zelle bzw. durch biologische Barrieren in den Organismus. Die Resorption von Pharmaka umfaßt die Passage von Körpergrenzflächen (Haut, Schleimhäute) und den Übertritt in die Blutgefäße bzw. nach Applikation in das Körperinnere den direkten Übertritt in Blut- oder Lymphgefäße. Wichtigste Resorptionsorte für Arzneimittel sind der Magen-Darmtrakt (→ enterale Resorption), der Respirationstrakt (→ pulmonale Resorption), das Unterhautzellgewebe und die Muskulatur (→ vasculäre Resorption), ferner die Haut (→ cutane Resorption).

Resorption aus dem Extracellulärraum: Aufnahme extravasculär injizierter Pharmaka in die Blut- oder Lymphgefäße bzw. in erweitertem Sinn auch Übertritt von Pharmaka, die nach der Applikation bereits Barrieren (z.B. Haut, Schleimhäute) passiert haben, in die Gefäße. Der Abtransport der Pharmaka aus dem Extracellulärraum erfolgt überwiegend auf dem Blutweg. Nur großmolekulare Stoffe (Mol. Gew. > 20000) werden vom Applikationsort bevorzugt mit der Lymphe abtransportiert (→ Lymphtransport). Der Eintritt lipidlöslicher Stoffe in die Blutkapillaren erfolgt mittels → Membrandiffusion. Hydrophile Verbindungen wandern dagegen durch die 5–7 nm weiten hydrophilen Kapillarporen, und zwar kleinmolekulare Stoffe auf dem Weg der → Diffusion, großmolekulare (bis zur Größe der Plasmaproteine) auf dem der → Filtration. Die Resorptionsrate ist abhängig von der Größe der verfügbaren Permeationsfläche, der Länge der Diffusionsstrecke, dem Diffusions- bzw. Filtrationskoeffizienten sowie dem Konzentrationsgradienten des Pharmakons und der Blutströmungsrate. Die Resorptionsrate kann, durch exogene und endogene Faktoren verändert werden. Lokale Einwirkung von Wärme oder gefäßerweiternden Stoffen beschleunigt, von Kälte oder gefäßkonstriktorischen Stoffen verzögert, die Resorption aus dem Extracellulärraum. Hyaluronidasezusatz fördert über eine raschere und weitere Verbreitung der Injektions- oder Infusionslösung im Interstitium die Resorption. Lokale Gewebeschädigung durch Injektion anisotonischer oder anisoionischer Lösungen sowie lokale Freisetzung von endogenen Mediatoren (z.B. Histamin, Serotonin) nach der Applikation mancher Pharmaka (z.B. Morphin) führt in der Regel zu einer Resorptionsverzögerung. Lokale Entzündung bewirkt infolge der entzündlichen Stase eine Resorptionshemmung, während die entzündungsbedingte pH-Verschiebung die Resorption ionisierbarer Verbindungen in Abhängigkeit von deren Säure-Basencharakter und pKa-Wert aus dem entzündeten Bereich hemmen oder fördern kann.

Resorptionsbarrieren, künstliche: zusätzliche Barrieren, die sich unter pathologischen bzw. physikalischen oder chemischen Einflüssen an resorbierenden Grenzflächen ausbilden können und die Stoffaufnahme in den Organismus durch die angrenzende biologische Barriere hindurch behindern, z.B. unter der Einwirkung von Adstringentien durch Reaktion mit den Mucoproteiden an der Schleimhautoberfläche des Darmes entstehende, schlecht permeable Barriereschicht.

Resorptionsbeeinflussende Faktoren: endogene oder exogene Faktoren, welche die Resorption lokal oder systemisch applizierter Pharmaka vom Applikationsort beschleunigen bzw. quantitativ erhöhen oder verzögern bzw. reduzieren können. So kann z.B. bei der cutanen Applikation die Resorption durch Verwendung von → Sorptionsvermittlern in manchen Fällen erheblich beschleunigt werden; bei der subcutanen Injektion führt der Zusatz von Hyaluronidase zur Injektionslösung zu einer beschleunigten, derjenige von gefäßkonstringierenden Mitteln (z.B. Adrenalin) zu einer verzögerten Resorption. Insbesondere die → enterale Resorption kann durch zahlreiche Faktoren beeinflußt werden, was Konsequenzen für den Wirkungseintritt, die Wirkungsdauer, die Wirkungsintensität evtl. auch die Wirkungsqualität haben kann.

Resorptionsgeschwindigkeitskonstante: → Resorptionskonstante.

Resorptionskapazität, begrenzte: zeigt der Darm für bestimmte Stoffe, deren Aufnahme nur begrenzt dosisabhängig erfolgt, d.h., daß die Resorption mit Erhöhung der applizierten Menge über ein gewisses Maß hinaus nicht dosisproportional zunimmt. Ein derartiges Verhalten wurde z.B. bei Thiamin, Riboflavin und Ascorbinsäure beobachtet.

Resorptionskonstante: (k_a; Synonym: Absorptionskonstante) Kenngröße für die in der Regel exponentiell ablaufende Konzentrationsabnahme eines Stoffes am Applikationsort in Abhängigkeit von der Zeit:

$$k_a = \frac{\ln c_1 - \ln c_2}{t_2 - t_1}$$

c_1, c_2: Konzentrationen des Stoffes am Applikationsort zu den Meßzeitpunkten t_1 bzw. t_2.
Die Resorptionskonstante ist von quantitativen (Dosis) und qualitativen Stoffeigenschaften (Löslichkeit etc.) sowie von den Resorptionsbedingungen am Applikations- bzw. Resorptionsort abhängig. Sie ist mitbestimmend für → c_{max} und → t_{max}.

Resorptionsquote: Kenngröße für das Verhältnis von resorbiertem Anteil zu applizierter Menge (Dosis) eines Pharmakons. Die Resorptionsquote ist

u. a. von der Arzneiform (→ pharmazeutische Verfügbarkeit), den physikalisch-chemischen Eigenschaften des Wirkstoffes und biologischen Faktoren (→ Resorption, → Darmpassagezeit, → Applikationskoeffizient) abhängig.

Retardformen: Arzneimittelformulierung mit verzögerter und kontrollierter Wirkstoff-Freigabe zur Erzielung einer verlängerten therapeutischen Wirkung. → Depoteffekt.

Retitration: → Dosistitration eines Patienten, wenn nach einer bestimmten Behandlungszeit der Patient nicht mehr auf die ursprünglich ermittelte Dosis ausreichend anspricht oder unerwünschte Nebenwirkungen auftreten.

Rezept: schriftliche Anweisung des Arztes an den Apotheker zur Abgabe von Arzneimitteln, welche insbesondere Art, Menge und Dosierstärken sowie gegebenenfalls die Applikationsfrequenz und Therapiedauer beinhalten.

Rezeptor-Effektor-System: umfaßt folgende Gebilde:
a) Spezifische Rezeptoren gleicher Art, von denen bei Reaktion mit einem → Agonisten Reize (Stimuli) ausgehen können;
b) Effektorstrukturen, in denen der durch einen Reiz ausgelöste Effekt abläuft;
c) ggf. zwischen Rezeptor und Effektor geschaltete Strukturen, an denen sich die der Reiz-Effektor-Koppelung dienenden Prozesse abspielen.

Rezeptorhypothese: von Langley (1905) und Ehrlich (1909) aufgestellte und von anderen Autoren weiterentwickelte Theorie, nach welcher der erste Schritt einer spezifischen Pharmakonwirkung in der reversiblen Bindung des Pharmakons an eine als → Rezeptor bezeichnete Zellkomponente besteht. Die Tendenz eines Stoffes zur Anlagerung an einen bestimmten Rezeptor wird → Affinität genannt. Verfügt ein Stoff neben Affinität zu einem Rezeptor auch über eine spezifische Wirkaktivität (→ intrinsic activity, efficacy), so vermag er über eine Veränderung der physikalischen bzw. chemischen Eigenschaften des Rezeptorareals einen Reiz (Stimulus) auszulösen, der letztlich (evtl. über weitere zwischengeschaltete Vorgänge) die biologische Wirkung im Effektororgan hervorruft (→ Rezeptor-Effektorsystem). Die Wirkungsintensität ist hierbei der Zahl der von Pharmakonmolekülen besetzten spezifischen Rezeptoren proportional. Gleichzeitiges Vorhandensein von Affinität und Wirkaktivität bei einem Pharmakon sind zwar Voraussetzung für die Auslösung der rezeptorspezifischen Wirkung; ein Pharmakon mit Affinität, aber ohne Wirkaktivität, kann jedoch insofern einen Effekt über einen definierten Rezeptor ausüben, als es diesen für andere Stoffe (z.B. physiologische Mediatoren) blockiert und auf diese Weise → lytisch (z.B. sympatholytisch) wirkt.

Rezeptoren: celluläre Strukturen, die als Bindungs- bzw. Reaktionsstellen für endogene Mediatoren oder Fremdstoffe fungieren und biologische Wirkungen in Gang setzen können. Rezeptoren werden gewöhnlich als Makromoleküle oder umschriebene Areale von Makromolekülen angesehen, die meist aus Aminosäuren, gelegentlich auch aus anderen Komponenten, wie z.B. Nucleinsäuren oder Polysacchariden, aufgebaut sind. Pharmakon und Rezeptor müssen eine enge strukturelle Komplementarität besitzen, um miteinander reagieren zu können. Der Reaktion zwischen Pharmakon und Rezeptor können verschiedene Typen → chemischer Bindungen zugrunde liegen.
Ihrer Struktur bzw. Funktionsweise nach können folgende Rezeptorarten unterschieden werden:

1. Spezifische Rezeptoren = Rezeptoren I. Ordnung, von denen aus durch einen Stoff mit → Affinität zum Rezeptor und → Wirkaktivität ein biologischer Effekt ausgelöst werden kann.

1.1. Einfache Rezeptoren, bei denen das Rezeptorareal auf ein einziges Makromolekül beschränkt ist;

1.2. Komplexe Rezeptoren, bei denen das Rezeptorareal durch Zusammentritt einer makromolekularen Komponente mit einem niedermolekularen Cofaktor gebildet wird;

1.3. Zwischenmolekulare Rezeptoren, die aus zwei oder mehreren verschiedenen Molekülen zusammengesetzt sind.

2. Allosterische Rezeptoren = Rezeptoren II. Ordnung, die nicht direkt, sondern über Einwirkung auf einen Rezeptor I. Ordnung einen Effekt auslösen, d.h. das Pharmakon greift nicht am Rezeptor I. Ordnung an, sondern in seiner näheren oder weiteren Umgebung an einer allosterischen Reaktionsstelle, von der aus ein Aktivierungs- oder Hemmeffekt im Bereich des Rezeptors I. Ordnung hervorgerufen werden kann, indem z.B. die Bindung eines Substrates an den Rezeptor erleichtert oder erschwert wird.

3. Unspezifische Rezeptoren = Stille Rezeptoren = Akzeptoren, binden Wirkstoffmoleküle mit entsprechender Affinität, ohne daß daraus ein direkter biologischer Effekt resultiert; indirekt können sie jedoch eine Wirkung beeinflussen (z.B. eine Wirkungsabschwächung bedingen), indem Pharmakonmoleküle festgelegt werden und deren Konzentration am spezifischen Rezeptor reduziert wird.

Rezeptur: Zusammensetzung und Herstellungsvorschrift eines Arzneimittels.

Rezepturarzneimittel: Arzneimittel, die nach einem ärztlichen Rezept in der Apotheke zubereitet werden.

RF: releasing factor.

RGT-Regel: Reaktions-Geschwindigkeits-Temperaturregel. In Annäherung zutreffende Regel, daß sich bei einer Temperaturerhöhung um 10 °C die Reaktionsgeschwindigkeit chemischer Prozesse verdoppelt.

Rheologisch: Allgemein: Das Fließverhalten betreffend.
Pharmazeutisch: das Fließverhalten von Flüssigkeiten und Schüttgütern (→ Pulver, → Granulate).
Ein gutes Fließverhalten von Schüttgütern, z.B. Pulvern und Granulaten ist für das Abfüllen (z.B. in → Kapseln) und Weiterverarbeiten (z.B. zu Tabletten) wichtig, um Entmischen und Gewichtsschwankungen zu vermeiden (→ content uniformity).
Die rheologischen Eigenschaften eines Schüttgutes werden durch Messung der Ausflußzeit einer definierten Menge aus einem Trichter und des Böschungswinkels des entstehenden Kegels bestimmt.
Die Fließeigenschaften hängen u.a. von der → Korngröße, → Korngrößenverteilung, Form, Oberfläche, elektrostatischen Aufladung und dem Feuchtigkeitsgehalt des Schüttgutes ab.
Fließcharakteristik: Man unterscheidet 2 Arten des Fließens:
Massenfluß: Alles Material in einem Trichter fließt gleichzeitig.
Kernfluß: Beim Fließen bildet sich ein Krater, die Kraterwände stürzen irregulär ein. Die Fließdichte ist ungleichmäßig, es entstehen Entmischungen.
In der Praxis trifft man häufig Mischtypen von Massen- und Kernfluß an.

RIA: (**R**adio**i**mmuno**a**ssay). Radioimmuntest, Bestimmung von kleinsten Konzentrationen physiologischer Stoffe (z.B. Insulin, Peptidhormone) oder Arzneimitteln (z.B. Digoxin) mittels einer Radio-Isotopen und spezifische Antikörper anwendenden Analysetechnik.

RINN: (**R**ecommmended **i**nternational **n**on-proprietary **n**ames). Vorgeschlagene internationale Freinamen für Arzneimittel.

Rp: (**R**eci**p**e!), Nimm, einleitende Rezeptformel für den Apother, die aufgeführten Arzneistoffe in der gewünschten Form und Menge an den Patienten abzugeben.

RR: (**R**iva-**R**occi), Gängige Abkürzung vor der Angabe der Blutdruckwerte. Gleichzeitig Hinweis, daß der Blutdruck *indirekt* über die Ermittlung der Korotkoff-Töne, also der Methode nach Riva Rocci, ermittelt wurde.

Rückresorption: → Reabsorption.

Rückresorption, enterale: → Enterale Rückresorption.

Rückresorption, tubuläre: → Tubuläre Rückresorption.

Rückverteilung: → Umverteilung.

S

Sättigungsdosis: überwiegend bei der Therapie mit Herzglykosiden verwandter Begriff. Gibt die zur Erreichung der → Vollwirkdosis erforderliche Gesamtmenge eines Glykosids an. Sie ist abhängig von der Applikationsweise, Größe und Häufigkeit der Einzeldosen. Wird die Sättigungsdosis i. v. innerhalb eines Tages verabreicht, ist sie identisch mit der Vollwirkdosis.

Sättigungskinetik: → Reaktion nullter Ordnung.

Safety: (Sicherheit) → Unbedenklichkeit.

Salben: sind plastisch verformbare → Gele, in denen ein oder mehrere Arzneistoffe suspendiert, emulgiert oder gelöst sind, zur lokalen Anwendung. Häufig wird unter Salbe eine → W/O-Emulsion, unter Creme eine → O/W-Emulsion und unter Gel ein wäßrig transparentes Gelee verstanden. Diese Bezeichnungen sind nach der o. a. Definition unkorrekt und sollten deshalb vermieden werden.

s.c.: Subcutan.

Scheinmedikament: → Placebo.

Schichtung: Bildung von → Blöcken und Unterblöcken.

Schlepper: → Sorptionsvermittler.

Schranken: → Barrieren, biologische.

Schwellendosis: kleinste Dosis, die eine meßbare Wirkung hervorruft. Synonym → Schwellenkonzentration.

Schwellenkonzentration: Kleinste Konzentration, die eine meßbare Wirkung hervorruft. Synonym → Schwellendosis.

Screening: (Aussieben), erste routinemäßige Untersuchung potentieller Wirkstoffe auf pharmakologische Effekte an Laboratoriumstieren. Erst nach Ermittlung bestimmter Wirkprofile erfolgt eine genauere Analyse der spezifischen Effekte.
Im klinisch-diagnostischen Bereich wird der Begriff Screening auch für die grobrastrige Einordnung bzw. den Ausschluß bestimmter Krankheitsbilder mittels einiger weniger aussagekräftiger Untersuchungsparameter (z. B. Reihenuntersuchungen Tb, Hypertonie) verwandt.

SD: (standard deviation) → Standardabweichung.

S-Desalkylierung: → Desalkylierung.

Sekundärkonstante, pharmakokinetische: pharmakokinetische Größe, welche sich aus → Primärkonstanten berechnen läßt. Dies sind z. B. die → fiktive Anfangskonzentration, die Fläche unter der Konzentrations-Zeit-Kurve → AUC, → t_{max}, → c_{max} oder die → Clearance. Die Unterscheidung in primäre und sekundäre Parameter der Pharmakokinetik hat ihren Hintergrund in der Mittelwertsbildung. Um konsistente Mittel zu erhalten, dürfen Sekundärkonstante nur aus Mittelwerten von Primärparametern berechnet werden.
Zu den Sekundärkonstanten zählen auch alle → Hybridkonstanten.

Selektionsphase: → Placebo-run-in-Phase.

Sensibilisierung: → Arzneimittelallergie → Pharmakogenetik.

Sequentialanalyse: → Sequenzanalyse.

Sequenzanalyse: statistische Testmethode, bei der mit optimal wenigen Beobachtungen Zufallsvariable verglichen und beurteilt werden können. Die Sequenzanalyse ist einer der modernsten Zweige der Statistik. Grundlage bilden die Folgetestpläne.
Dabei wird zur Entscheidung

$A > B$, A besser als B
$A = B$, kein Unterschied zwischen A und B
$B > A$, B besser als A

wie folgt vorangegangen: Ist A besser als B, so wird im Folgetestplan das Feld senkrecht über dem schwarzen Quadrat angekreuzt, hat sich B besser als A ergeben, dann wird wagerecht das Feld daneben markiert. Ist kein Unterschied festzustellen, so unterbleibt ein Eintrag. Für alle weiteren Versuche geht man genau gleich vor, nur wird dann jeweils die zuletzt erhaltene Marke als Bezugsquadrat genommen. Sobald eine der Randlinien überschritten wird, läßt sich mit der angenommenen Irrtumswahrscheinlichkeit das Ergebnis angeben. Folgetestpläne finden sich in allen größeren statistischen Tafelwerken.

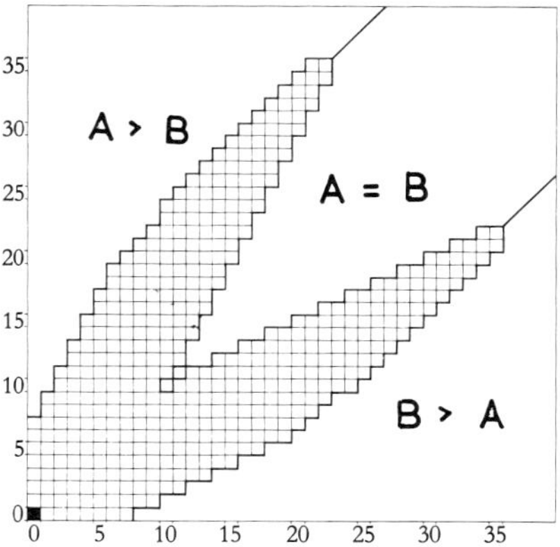

Sequenzanalyse, geschlossener Folgetestplan für eine zweiseitige Irrtumswahrscheinlichkeit von 10% bzw. 0,1.
(Aus Documenta Geigy, Wissenschaftliche Tabellen nach J. Bross, Biometrics, 8 (1952) 188)

Side effects: → Nebenwirkungen.

SI-Einheiten: (Système International d'unités) Die Angabe von Meßergebnissen, auch im medizinischen Bereich, ist in der Bundesrepublik durch das Gesetz über Einheiten im Meßwesen vom 2. 7. 1969 geregelt. Danach dürfen ab. 1. 1. 1978 nur noch SI-Einheiten benutzt werden. Für medizinische Belange wesentlich ist u. a. der Wegfall der Kalorien.
Das SI benutzt 7 Basisgrößen, für welche es nur eine Basiseinheit gibt. Deren Definitionen finden sich in der DIN-Norm 1301 sowie den §§ 3,4 des Einheitengesetzes.

Bei den SI-Einheiten werden folgende Begriffe unterschieden:
Meßgröße: Meßbare Eigenschaft eines definierten Systems, z. B. Temperatur einer bestimmten Menge Wasser.
Einheit: Ausgewählte und festgelegte Bezugsgröße, z. B. Kilogramm, nicht identisch mit der Dimension.
Meßwert einer Meßgröße; Produkt aus Zahlenwert und Einheit.
Abgeleitete Meßgrößenarten, durch Gleichung zwischen Basisgrößen festgelegt mit zugehörigen Einheiten.

Basisgröße		Basiseinheit	
Name	Symbol	Name	Symbol
Länge	*l*	Meter	m
Masse	*m*	Kilogramm	kg
Zeit	*t*	Sekunde	s
elektrische Stromstärke	I	Ampère	A
thermodynamische Temperatur	*T*	Kelvin	K
Lichtstärke	*I*	Candela	cd
Stoffmenge	*n*	Mol	mol

Beispiele für abgeleitete SI-Einheiten, die einen besonderen Namen erhalten:

Meßgröße (Symbol)	SI-Einheit		Definiert durch SI-Basisheiten	Definiert durch Einheiten mit bes. Namen
	Name	Symbol		
Frequenz (ν)	Hertz	Hz	s^{-1}	
Kraft (F)	Newton	N	$m \cdot kg \cdot s^{-2}$	
Druck (P)	Pascal	Pa	$m^{-1} \cdot kg \cdot s^{-2}$	N/m^2
Energie, Arbeit, Wärmemenge (W, Q)	Joule	J	$m^2 \cdot kg \cdot s^{-2}$	$N \cdot m$
Leistung, Energiestrom (P, N)	Watt	W	$m^2 \cdot kg \cdot s^{-3}$	J/s

Kohärente abgeleitete Einheiten: aus Basiseinheiten ohne zusätzlichen Zahlenfaktor abgeleitet.
Nicht kohärente abgeleitete Einheiten: aus Basiseinheiten und Zahlenfaktoren zusammengesetzt.
Beispiele für Meßgrößenarten und ihre Einheiten: (Klass. = Klassifikation als SI-Einheit (B), k = kohärente, n.k. = nicht kohärente abgeleitete Einheiten).

Signifikanz, statistische: Aussagen, die durch Annahme der → Nullhypothese z.B. mit 5% → Irrtumswahrscheinlichkeit getroffen werden, heißen auf diesem Niveau signifikant.

Sink-Bedingung: Bezeichnung für die Bedingung, bei Versuchen zur Bestimmung der Lösungsgeschwindigkeit eines Stoffes, die Lösungsmittelmenge so zu wählen, daß die Konzentration des gelösten Stoffes wesentlich

Meßgrößen Name (Symbol)	Einheit Name	Klass.	Symbole der Einheit und Untereinheiten empfohlen	nicht empfohlen
Stoffmengenkonzentration, Molarität (einer Komponente B) (c_B; B)	Mol pro Liter	n. k.	mol/l mmol/l µmol/l nmol/l	M, m, aeq/l, val/l, N, n mM, maeq/l, mval/l µM, uM, µaeq/l nM, naeq/l
Massenkonzentration (einer Komponente B) (p_n)	Kilogramm pro Liter	n. k.	kg/l g/l mg/l µg/l ng/l	g/ml %, g%, % (w/v), g/100 ml, g/dl ‰, g‰ mg%, mg/100 ml, mg/dl ppm, ppm (w/v) µg%, µg/100 ml, γ% ppb, ppb (w/v) µg/ml
Energie, Arbeit Wärmemenge (W, Q)	Joule	k.	kJ (kN · m) J (N · m)	kcal, Cal cal(1 cal = 4,1868 J) erg(1 erg = 10^{-7} J)
Druck (p)	Pascal (Newton pro Quadratmeter)	k.	MPa (MN/m^2) kPa (kN/m^2) Pa (N/m^2)	atm (1 physikal. atm = 101,3 kPa) bar, b (1 bar = 100,0 kPa) at (1techn. at = 98,1 kPa) mmHg, Torr (Torr = 101,3 Pa) mbar, mb (1mbar = 100 Pa) mmH_2O (1 mm H_2O = 9,81 Pa) µbar, µb (1µbar = 0,1Pa)
Celsius-Temperatur (t, 9)	Grad Celsius	Spez. abgel. k.	°C, K m °C, mK	C, °, C°

kleiner als die Sättigungskonzentration ist (< 10%). Unter Sinkbedingung gilt:

$$\left(\frac{m}{m_0}\right)^{\frac{1}{3}} = 1 - \frac{t}{T} \text{ (Kubikwurzelgesetz von Hixon und Crowell)}$$

T = Gesamtlösezeit
m_0 = Masse zur Zeit $t = 0$
m = Masse zur Zeit t

SM: häufig gebrauchte Abkürzung für das insbesondere tuberkulostatisch wirksame Antibiotikum **S**trepto**m**ycin.

SMP: (**S**ulfa**m**ethoxy**p**yrazin). Sulfonamid mit der längsten → Halbwertszeit.

SMZ: (**S**ulfa**m**ethoxa**z**ol), Chemotherapeutikum, insbesondere aufgrund eines antibakteriellen → Synergismus in fester Kombination mit → TMP verabreicht. (→ INN, Cotrimoxazol).

Solubilisation: In Lösung bringen schwerlöslicher Stoffe mittels grenzflächenaktiver Substanzen. Voraussetzung ist das Vorhandensein von Mizellen der grenzflächenaktiven Verbindungen im Lösungsmittel. In die Mizellen, die sich bei Überschreiten der sogenannten kritischen Mizellkonzentration in der Lösung der grenzflächenaktiven Verbindungen ausbilden, lagern sich Moleküle des schwer löslichen Stoffes ein und werden so in Lösung gehalten. Öllösliche Vitamine und Steroide werden häufig auf diese Weise wasserlöslich gemacht. In der Kosmetik werden z.B. Parfumöle durch grenzflächenaktive Substanzen solubilisiert.

Solvation: (auch Solvatation) Beim Lösen einer polaren Verbindung in einem (polaren) Lösungsmittel lagern sich unter Bildung von → Ion-Dipolbindungen oder Wasserstoffbrücken Lösungsmittelmoleküle an das gelöste Molekül an und hüllen dieses ein, wobei es zu Energiefreisetzung und Zunahme der Entropie kommt.
Dieser Vorgang wird als Solvatation bezeichnet. Bei Solvation in Wasser spricht man von Hydratation oder Hydration.

Sorptionsvermittler: (Penetrationsbeschleuniger, Permeationsbeschleuniger, Vehikel, Carrier) sind Stoffe, die keine therapeutischen Eigenwirkungen entfalten, die Passage pharmakologisch aktiver Stoffe durch biologische Barrieren (Haut, Schleimhäute, Kapillarwände) jedoch fördern. Zu den Sorptionsvermittlern gehören u.a. organische Lösungsmittel (z.B. Dimethylsulfoxid, Dimethylformamid, Propylenglykol), Netzmittel (z.B. Saponine), Gallensalze, Enzyme (z.B. Hyaluronidase), Komplexbildner und Kohlenhydrate (z.B. Glucosamin). Ferner kann bei Arzneimittelkombinationen gelegentlich eine Komponente die Permeation einer anderen beschleunigen. Auch die Anwesenheit von Äthanol im Magen-Darmkanal kann die Resorption oral applizierter Pharmaka fördern.

Spezialität: → Fertigarzneimittel.

Spezialitätenname: → Handelsname.

Spezifische Rezeptoren: → Rezeptoren.

Spiegelbildisomerie: → Optische Isomerie.

Sprengmittel: → Hilfsstoff bei der Herstellung von → Granulaten und → Tabletten, der bei Wasserzutritt quillt und so einen schnellen Zerfall bewirkt. Als Sprengmittel werden → Stärken, modifizierte Stärken, Alginsäure, quervernetztes Polyvinylpyrrolidon u.a. verwendet.

SRDS: (self rating depression scale nach Zung).
Skala zur Bewertung des Schweregrades einer Depression durch den Patienten selbst. Wird häufig zur Eruierung antidepressiver Effekte von Psychopharmaka eingesetzt.

Stabilitätsprüfung: Prüfung eines Arzneimittels auf gleichbleibende Eigenschaften während der Verwendungsdauer bei sachgerechter Lagerung (max. 5 Jahre ab Herstellung).
Man unterscheidet:

a) chemische Stabilität:
   Jeder aktive Bestandteil einer Arzneiform wird innerhalb angegebener Grenzen chemisch nicht verändert und am Ende der Laufzeit (Verwendungsdauer) werden 90% des deklarierten Wirkstoffgehaltes nicht unterschritten.
b) physikalische Stabilität:
   Die ursprünglichen physikalischen Eigenschaften, wie Aussehen, Geschmack, Geruch, Zerfallbarkeit etc. bleiben innerhalb enger Grenzen erhalten.
c) mikrobiologische Stabilität:
   Die Sterilität oder die Widerstandsfähigkeit gegen mikrobielles Wachstum, insbesondere die Wirksamkeit von evtl. vorhandenen Konservierungsmitteln, bleibt innerhalb angegebener Grenzen erhalten.
d) therapeutische Stabilität:
   Die therapeutische Wirksamkeit bleibt unverändert.
e) toxikologische Stabilität:

keine signifikante Zunahme der Toxizität (z.B. durch toxische Abbauprodukte der Wirkstoffe).

Die Stabilitätsprüfung erfolgt häufig bei erhöhten Temperaturen (40–50 °C), sogenannter akzelerierter Stabilitätstest, da chemische und physikalische Veränderungen wesentlich rascher ablaufen und aus den damit erhaltenen Daten Rückschlüsse auf die Haltbarkeitsdauer bei normalen Lagerbedingungen gezogen werden können.

Standardabweichung: Wurzel aus der → Varianz.

Standarddosis: Dosis, bei der bei den meisten Patienten eines großen Kollektivs die gewünschte therapeutische Wirkung erzielt wird. In der Regel entsprechen die von den Arzneimittelherstellern angegebenen Dosen den Standarddosen. Aufgrund der interindividuellen biologischen → Variabilität geben demnach die Standarddosen grundsätzlich keine Gewähr, daß die Dosen für bestimmte Individuen nicht zu gering oder andererseits schon zu hoch sind; s. a. → Dosis-Wirkungs-Beziehung.

Standardnormalverteilung: Jede → Gaußverteilung, charakterisiert durch die Größen Mittelwert $\bar{x}$ und Standardabweichung s, läßt sich durch Normierung in die Standardnormalverteilung überführen. Diese hat definitionsgemäß den Mittelwert Null und die Standardabweichung Eins. Die Transformationsbeziehung zwischen der freien → Zufallsvariablen x und der standardisierten Größe z ist:

$$z = \frac{x - \bar{x}}{s},$$

die standardisierte Wahrscheinlichkeitsdichte lautet damit

$$f(z) = \frac{1}{\sqrt{2\pi}} e^{-\frac{1}{2}z^2}.$$

Die Berechnung der Wahrscheinlichkeit, die einem bestimmten Wert einer normalverteilten → Zufallsvariablen entspricht, ist für praktische Normalverteilungen nicht elementar möglich. Durch Übergang zur Standardnormalverteilung werden jedoch die Wahrscheinlichkeiten nicht verändert. Es gilt allgemein

$$p(x<x_k) = p\left(z < \frac{x_k - \bar{x}}{s}\right) = p(z < z_k).$$

Die Werte der Standardnormalverteilung sind tabelliert und können durch die Beziehung

$$x = \bar{x} + zs$$

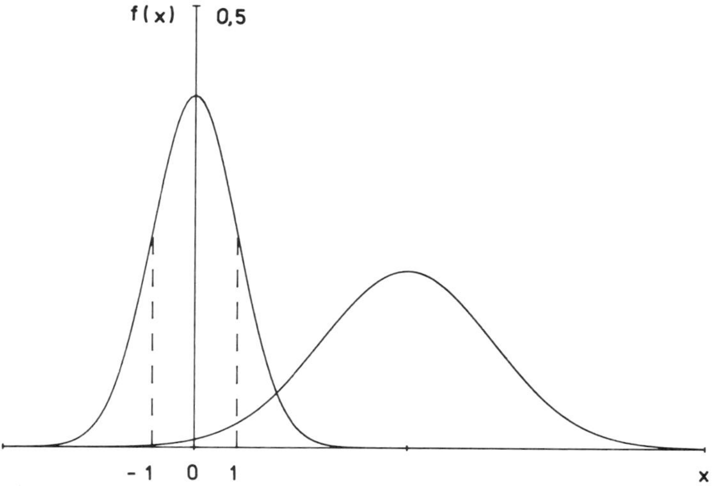

Empirische Gaußverteilung und *Standardnormalverteilung*.

wieder in den originalen Maßstab rücktransformiert werden. (→ Gaußsches Fehlerintegral).

Statistik: 1. Lehre von der Gesamtheit der Methoden, die für Untersuchungen von Massenerscheinungen angewandt werden können.
Massenerscheinungen nennt man solche Erscheinungen, die unkontrollierten oder kontrollierten und unkontrollierten Einflüssen unterliegen und deren wesentliches Merkmal ihre Wiederholung ist.
In dieser umfassenden Definition schließt die Statistik die → deskriptive (beschreibende) Statistik und die → mathematische Statistik ein.
2. Als Statistik wird auch das in Tabellenform dargestellte Ergebnis einer → Erhebung oder eines → Versuches bezeichnet.
3. Aus dem englischen übernommener Begriff für → statistische Maßzahl.

Statistik, deskriptive: Zusammenfassender Begriff der statistischen Methoden, die eine abgegrenzte endliche und eindeutig definierte Menge von Elementen (z.B. Individuen) hinsichtlich eines oder mehrerer Merkmale beschreiben und deren Ergebnis aus allen Elementen der Menge bestimmt wird. Im Gegensatz zur → induktiven Statistik gilt das mit beschreibenden statistischen Methoden gewonnene Ergebnis nicht allgemein. Seine Gültigkeit ist genau örtlich, zeitlich und auf diejenigen Elemente beschränkt, aus denen es bestimmt wurde.

Statistik, induktive: Wichtiges Teilgebiet der → mathematischen Statistik. Umfaßt diejenigen Methoden, die auf der Grundlage der Wahrscheinlichkeitstheorie den Schluß von Eigenschaften der → Stichprobe auf Eigenschaften der → Grundgesamtheit erlauben.

Statistik, mathematische: Oberbegriff der modernen analytischen Statistik. Im Gegensatz zur → deskriptiven (beschreibenden) Statistik arbeitet die mathematische Statistik mit Hypothesen. Bestimmte Annahmen über die → Grundgesamtheit führen zu statistischen Schlüssen (→ induktive Statistik), deren Unsicherheit (Irrtumswahrscheinlichkeit) mittels Schätz- und → Testverfahren abgegrenzt werden.

Statistik, nicht-parametrische: Hierbei wird keine spezielle Verteilung der Meßdaten unterstellt; z.B. demoskopische Meinungsbefragungen in Rangskalen oder Befragen von Patienten bezüglich der Stärke einer analgetischen Wirkung eines Pharmakons. Es wird die Häufigkeit von Ja/Nein-Ereignissen oder die Häufigkeit der Zuordnung von nach Größe geordneten Meßdaten zu den vergleichenden Gruppen nach der erwarteten und tatsächlich beobachteten Wahrscheinlichkeit des Ereignisses geprüft (z.B. Wilcoxon-Test → U-Test).
In Einzelfällen kann man die Verteilung einer erhobenen Meßgröße durch eine mathematische Transformation (Logarithmierung, Wurzelziehen usw.) näherungsweise in eine bekannte stetige oder diskrete Verteilung überführen und dann eine stärkere, parametrische Statistik berechnen. Dies bedarf jedoch zuvor eines Prüftests der transformierten Verteilung.

Statistik, parametrische: Meßdaten, diskrete (z.B. Lebensjahre, Häufigkeit von Miktionen usw.) oder kontinuierliche (z.B. Konzentration eines Pharmakons) folgen bestimmten → Verteilungen, z.B. diskret: der → Binomialverteilung oder der Poissonverteilung (Grenzfall der Binomialverteilung) oder stetig: der Normalverteilung (→ Gauß-Verteilung), der t-Verteilung, der F-Verteilung oder der Chiquadratverteilung, etc. Je nach Verteilung sind für die speziellen Meßdaten nur bestimmte statistische Vergleiche zulässig.

Steady State: Fließgleichgewicht, das sich z.B. bei Dauerinfusionen einstellt. Dann ist die einem → Kompartiment zugeführte Substanzmenge gleich groß wie die in der gleichen Zeit ausgeschiedene Menge, und die Konzentrations-Zeit-Kurve zeigt einen konstanten (linearen) Verlauf. Der Zusammenhang zwischen der Invasionsgeschwindigkeit v und Steady State-Konzentration c ist durch die → totale Clearance gegeben.

$$v = c \cdot Cl_{tot}.$$

Bei → Mehrfachdosierung wird der Gleichgewichtszustand zwischen resorbierter und eliminierter Wirkstoffmenge nach ca. 5 Eliminationshalbwertszeiten erreicht; die Plasmakonzentrationen variieren dann nur noch innerhalb eines konstanten Bereiches (→ Kumulationskurve).

Steal-Phänomen: durch gefäßerweiternde Arzneistoffe bedingte Blutverteilungsstörung zwischen gesunden und atherosklerotisch veränderten Gefäßen.
Die therapeutisch erwünschte Verbesserung der Perfusion bei arterieller Durchblutungsstörung mittels Vasodilatantien führt häufig zu einem umgekehrten Effekt. Da die für die Minderperfusion verantwortlichen atherosklerotisch veränderten Gefäße zum einen lokalreflektorisch bereits maximal erweitert sind, zum anderen kaum noch eine elastische Reserve besitzen, führt die Gabe von gefäßerweiternden Stoffen primär zu einer Erweiterung der noch gesunden, reaktionsfähigen Gefäße und über die Verschiebung des Perfusionsdruckgefälles zu einer verstärkten Umleitung des Blutflusses in gesunde Gewebe. Blut wird somit aus dem bereits ischämisch gefährdeten Areal «gestohlen» und die Ernährungssituation in diesem Bereich noch weiter verschlechtert.

Stellungsisomerie: Form der → Konstitutionsisomerie, bei der die Isomeren das gleiche Gerüst haben, sich aber in der Position einzelner Gruppen innerhalb des Moleküls unterscheiden, z. B. 2-, 3-, 4-Hydroxybenzoesäure. Stellungsisomere Verbindungen können in ihren pharmakokinetischen und pharmakodynamischen Eigenschaften quantitativ und qualitativ erheblich differieren.

o-Hydroxybenzoesäure
= Salicylsäure

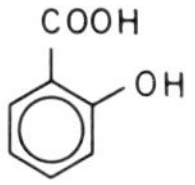

p-Hydroxybenzoesäure

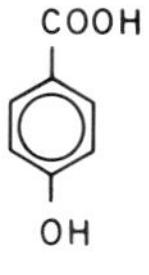

o-Hydroxybenzoesäure = Salicylsäure		p-Hydroxybenzoesäure
3.0	pKa	4.54
0.18 %	Wasserlöslichkeit	0.79 %
50.5 %	Lipidlöslichkeit (Äther)	9.4 %
Analgetisch, antiphlogistisch, antipyretisch	Pharmakol. Wirkung	**Keine therapeutisch verwertbaren Wirkungen.**

Stellungsisomerie: Physikalisch-chemische und pharmakologische Unterschiede zwischen den Stellungsisomeren o- und p-Hydroxybenzoesäure.

Stichprobe: Zufällig zur Untersuchung ausgewählter Teil der → Grundgesamtheit.

Stichprobentest: Untersuchung einer oder mehrerer → Stichproben, um daraus Aufschluß und Aussagen über deren → Grundgesamtheit zu erhalten. Dazu benutzt man die aus Stichproben berechneten Schätzwerte, wie → Mittelwert, → Varianz, usw. und je nach Problemstellung spezielle statistische → Testverfahren.

Stichprobe, unverbundene: Die an einem Versuch teilnehmenden Probanden werden in eine Kontroll- und eine Behandlungsgruppe unterteilt. Die Ergebnisse aus diesen beiden voneinander unabhängigen Gruppen können dann verglichen werden.

Stichprobe, verbundene: Testmethode, bei der auch schon vor Ausführen des interessierenden Versuchs → Stichproben entnommen werden. Diese dienen zum Vergleich mit den eigentlichen Versuchsergebnissen. Die Stichproben vor Versuchsausführung und aus dem Test-Experiment heißen verbundene Stichproben. Die Kontrollgruppe ist identisch mit der Behandlungsgruppe.
Beispiel: Prüfung eines blutdrucksenkenden Medikaments: man mißt den Blutdruck vor Applikation des Medikaments und nach dessen Verabreichung bei jedem Probanden und vergleicht diese Werte.

Stille Rezeptoren: → Rezeptoren.

Störwirkungen: → Nebenwirkungen.

Stoff: chemisch jede Art von Materie, d.h. chemische Elemente oder Verbindungen; Stoffe können in reiner Form vorkommen (Chemikalien) sowie in Naturprodukten (Drogen) oder Verarbeitungsprodukten enthalten sein. Die chemischen und physikalischen Eigenschaften eines Stoffes können biologische Wirkungen bedingen, die den Stoff zum → Pharmakon werden lassen. Im § 3 des Arzneimittelgesetzes vom 24. 8. 1976 ist der Stoffbegriff im Hinblick auf Arzneimittel wie folgt definiert:
Stoffe im Sinne dieses Gesetzes sind

1. Chemische Elemente und chemische Verbindungen sowie deren natürlich vorkommende Gemische und Lösungen,
2. Pflanzen, Pflanzenteile und Pflanzenbestandteile in bearbeitetem oder unbearbeitetem Zustand,
3. Tierkörper, auch lebender Tiere, sowie Körperteile, -bestandteile und Stoffwechselprodukte von Mensch oder Tier in bearbeitetem oder unbearbeitetem Zustand,

4. Mikroorganismen einschließlich Viren sowie deren Bestandteile oder Stoffwechselprodukte.

Stoffwechselstandardgröße, biologische: in der Pharmakologie gewöhnlich auf pharmakokinetische Daten bezogener Begriff, der besagt, daß sich für den gleichen Stoff beim gleichen Probanden unter gleichen äußeren Bedingungen stets gleiche Werte ermitteln lassen. Auf derartige Standardgrößen stützt sich die klinische Dosierungsberechnung, inbesondere bei Langzeittherapie. Ein Beispiel für eine praktisch wichtige Stoffwechselstandardgröße ist die → Eliminationshalbwertzeit. Sie dient u.a. der Dosisfindung und der Ermittlung der Applikationsintervalle bei repetitiver Therapie. Unter dem Einfluß exogener oder endogener Faktoren (z.B. pathologische Zustände, Arzneimittelinteraktionen) können sich pharmakokinetische Standardgrößen verändern.

Stoßdosis: Hohe Anfangsdosis zur schnellen Erreichung einer → Sättigung.

Strukturabhängigkeit: → Wirkung, Strukturabhängigkeit.

Struktur, chemische: → Chemische Struktur.

Strukturisomierie: → Konstitutionsisomerie.

Strukturspezifische Pharmaka: Stoffe, deren pharmakologische Wirkung direkt von ihrer chemischen Struktur abhängig ist. Sie sind reaktionsfreudig, besitzen funktionelle Gruppen und reagieren mit spezifischen → Rezeptoren, denen sie strukturell nach dem Schlüssel-Schloß-Prinzip angepaßt sein müssen. Geringfügige Modifikationen der chemischen Struktur können erhebliche Veränderungen der Wirkungsintensität oder Wirkungsqualität nach sich ziehen.

Strukturunspezifische Pharmaka: Stoffe, deren pharmakologische Wirkung nicht direkt von der chemischen Struktur abhängig ist. Sie besitzen keine funktionellen Gruppen, sind nicht reaktionsfreudig, hochgradig lipophil, wirken über physikalisch-chemische Mechanismen, entfalten vielfach bei erheblichen Unterschieden in der chemischen Struktur ähnliche Wirkungen, erfordern relativ hohe Dosierungen. Beispiele: Stickoxidul, Diäthyläther, Halothan u.a. Inhalationsnarkotika.

Struktur-Wirkungs-Beziehung: → Wirkung, Strukturabhängigkeit.

Student-t-Test: → t-Test.

Subakute Toxizität: → Toxizität.

Subcutane Injektion: → Injektion, subcutan.

Sublinguale Applikation: → Buccale Applikation.

Sublingual-Tablette: → Tabletten, deren Wirkstoffe durch die Mundschleimhaut resorbiert werden. Synonym mit Buccaltablette oder Lingualtablette.

Substanz: pharmakologisch bzw. chemisch nicht eindeutig festgelegter Begriff, der teils synonym mit dem besser definierten Begriff → Stoff, teils als Bezeichnung für eine reine Verbindung verwendet wird.

Substitutionsgrad: chemischer Verbindungen, kann in manchen Fällen für die pharmakodynamische Wirkung (→ Wirkungsbestimmende Eigenschaften) mitverantwortlich sein, wirkt sich in anderen Fällen nur über eine Modifikation der physikalisch-chemischen Eigenschaften auf pharmakokinetische Prozesse aus. In diesem Zusammenhang ist insbesondere der Einfluß hydrophiler oder lipophiler Substituenten auf die Löslichkeitseigenschaften bedeutungsvoll. So unterscheiden sich z. B. die beiden Herzglykoside Digitoxin und g-Strophanthin in ihrer an das Grundmolekül gebundenen cardiotonen Wirkung nicht. Die Substitution des g-Strophanthin-Steroidskeletts mit vier zusätzlichen OH-Gruppen bzw. anderen Zuckerresten bedingt dagegen, daß g-Strophantin im Vergleich zu Digitoxin aus dem Magen-Darmtrakt kaum resorbiert wird und sich auch in anderen pharmakokinetischen Eigenschaften (Verteilungsphänomene, Elimination) deut-

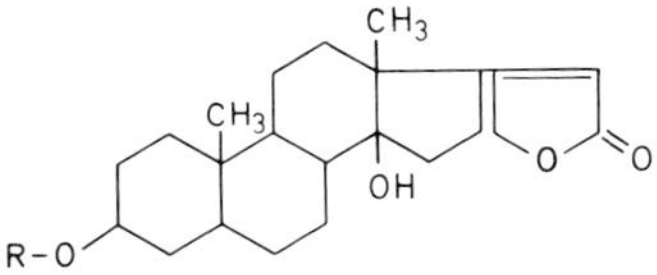

Digitoxin

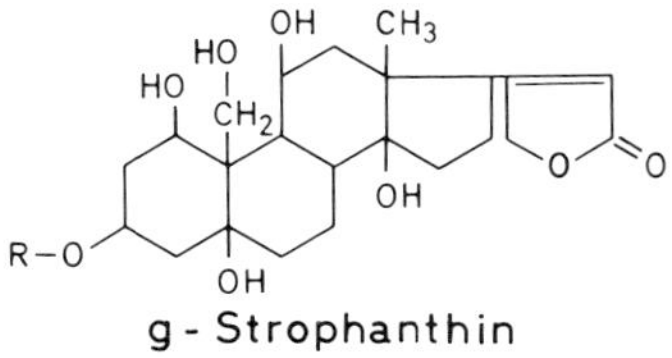

g-Strophanthin

Digitoxin		g-Strophanthin
95 – 100 %	Enterale Resorption	0 – 5 %
90 – 95 %	Plasmaproteinbindung	0
120 h	$t_{1/2}$	21 h
0,01	H_2O - Löslichk. mg/ml	10
0,014	Lipid / Wasserverteilungskoeff.	0,00026

Substitutionsgrad

lich von Digitoxin unterscheidet. Daraus resultieren therapeutische Konsequenzen hinsichtlich der möglichen Applikationswege, der Dosierung, der Applikationsfrequenz, des Wirkungseintritts, der Wirkungsdauer, der Steuerbarkeit usw.

Sucht: → Arzneimittelabhängigkeit.

Sukzession: → Coergismus.

Sulfatkonjugation: ist als → Biotransformationsreaktion den Syntheseprozessen zuzurechnen. Unter dem Einfluß mehrerer in der Leber vorkommender Enzyme wird Sulfat, meist nach vorheriger Aktivierung durch Bindung an Adenosindiphosphat, auf ein Acceptormolekül übertragen. Als Acceptoren kommen Pharmaka mit der Struktur von Phenolen, aliphatischen Alkoholen und aromatischen Aminen in Frage.

$$\text{PAPS} + \text{R} - \text{OH} \xrightarrow{\text{Sulfokinase}} \text{R} - \text{O} - \text{SO}_2 - \text{OH} + \text{PAP}$$

(PAPS = aktiviertes Sulfat, **P**hospho**a**denosin**p**hospho**s**ulfat).

Summenprozentkurve: kann z.B. durch fortlaufende Addition der in Prozent umgerechneten Häufigkeiten gewonnen werden. Sie wird häufig zur graphischen Darstellung von Dosis-Wirkungs- bzw. Konzentrations-Wirkungs-Beziehungen herangezogen. Bei Verwendung einer linearen Skala für die Wirkungshäufigkeit ergibt sich eine S-förmige Kurve, die bei linearen Dosisintervallen häufig asymmetrisch, bei logarithmischen Intervallen dagegen meist symmetrisch gestaltet ist. Aus der Summenprozentkurve lassen sich Mittelwert und Streubreite (Standardabweichung) ablesen. Durch Transformation der linearen Häufigkeitsskala läßt sich die S-förmig geschwungene Summenprozentkurve in eine Gerade überführen (→ Wahrscheinlichkeitsnetz).

Superposition: Addition von Plasmakonzentrationswerten bei multipler Dosierung (→ Mehrfachdosierung) eines Pharmakons. Aus den Einzeldosen in Verbindung mit den Applikationsintervallen und der Eliminationshalbwertszeit kann der zu erwartende Verlauf der Plasmakonzentrationskurve durch Superposition ermittelt werden.

Suppositorien: Suppositorien sind feste Arzneiformen, die in der Regel zylindrisch, konisch oder torpedoförmig geformt und zum Einführen in den Mastdarm oder die Scheide bestimmt sind. Sie bestehen aus einer Suppositorienmasse, unter Umständen zusätzlichen Hilfsstoffen, und einem oder mehreren Wirkstoffen, die in der Suppositorienmasse gelöst, emulgiert oder in feinst gepulverter Form suspendiert sind.

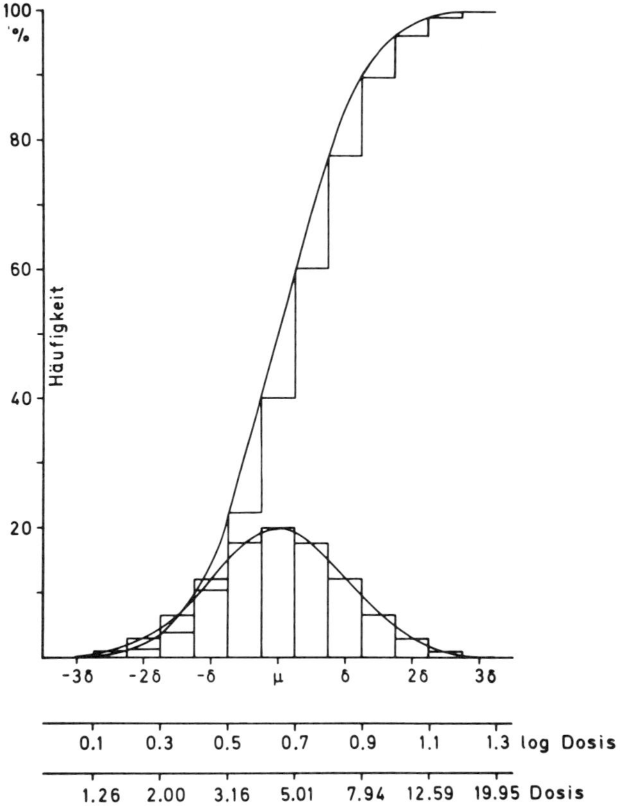

Summenprozentkurve: Ableitung der Summenprozentkurve aus einer normalverteilten Häufigkeitsverteilungskurve. Aus Dosis-Wirkungskurven in Summenprozentform können Mittelwert und Standardabweichung ($\bar{x} \pm 1\sigma$: 15,865 bis 84,135%; $\bar{x} \pm 2\sigma$: 2,275 bis 97,725%) direkt abgelesen werden.

Die Freisetzung der Wirkstoffe erfolgt durch Schmelzen, Auflösen oder Zerfall der Suppositorien.
Geeignete Suppositorienmassen sind z. B. bei Körpertemperatur schmelzende Hartfette oder Polyäthylenglykole, die sich in der am Applikationsort vorhandenen Körperflüssigkeit auflösen.

Suspension: → Disperses System fest in flüssig oder fest in fest (feste Suspension). Teilchengröße: 100–0,1 μm. Suspensionen zur äußeren Anwendung werden als → Lotionen bezeichnet.

Suspension, feste: → Suspension.
Beispiel: Suppositorien mit unlöslichem, meist → mikronisiertem Wirkstoff in der Grundlage.

Suxamethonium-Sensibilität: → Pharmakogenetik.

Synergismus: Zusammenwirken (→ Coergismus) von Pharmaka mit gleichen oder ähnlichen Wirkungsqualitäten im Organismus. Dabei kann es zu einer einfachen Addition der Wirkungen oder zu überadditiven Effekten (= Potenzierung) kommen. Ein unteradditiver Effekt ist dagegen als → Antagonismus einzustufen. Ein Hilfsmittel zur Beurteilung von Synergismen ist das → Isobologramm. Die Art des Synergismus erlaubt Rückschlüsse auf die Angriffspunkte der beteiligten Pharmaka. Einem rein additiven Effekt liegt gewöhnlich ein Angriff an den gleichen Rezeptoren zugrunde, während ein überadditiver Effekt auf unterschiedliche Angriffspunkte hindeutet.

Syntheseprozesse: Darstellung chemischer Verbindungen aus Elementen oder einfacheren Verbindungen; als enzymatisch gesteuerte → Biotransformationsreaktionen an Pharmaka haben sie im allgemeinen den Charakter von → Konjugations- oder Transferreaktionen. Von einem Donatormolekül wird ein Teil, z.B. Glucuronat, Sulfat, Aminogruppe, Hydroxylgruppe, auf das als Acceptor fungierende Pharmakon übertragen. Zu diesem Zweck muß die Transfergruppe häufig in einen aktivierten Zustand überführt werden, Glucuronsäure z.B. durch Bindung an Uridindiphosphat. Syntheseprozesse führen meist zur Entstehung inaktiver und vor allem besser ausscheidungsfähiger Pharmakametabolite. Die verbesserte Ausscheidungsfähigkeit beruht darauf, daß die Metabolite stärker polar und somit besser wasserlöslich und schlechter lipidlöslich sind als die ursprünglichen Verbindungen. Pharmakologisch wichtige Syntheseprozesse sind die → Glucuronsäurekonjugation, → Sulfatkonjugation, → Methylierung, → Acylierung, → Thiocyanatsynthese.

Systemische Therapie: → Therapie, systemische.

T

T_3: Trijodthyronin.

T_4: Tetrajodthyronin.

Tabletten: Tabletten sind feste, verschieden geformte Arzneizubereitungen, die aus feinkristallinen, gepulverten oder granulierten Arzneistoffen, in der Regel unter Zusatz von Füll-, Binde-, Spreng-, Gleitmitteln oder anderen → Hilfsstoffen durch Pressen hergestellt werden.
Nach dem Verwendungszweck unterschfidet man folgende Arten von Tabletten:
1. Zur oralen Applikation
   a) mit Wirkung im oder durch Resorption über den Magen-Darm-Trakt,
   b) mit Wirkung durch Resorption über die Mundhöhle (Lingual-, Sublingual- und Buccal-Tabletten),
   c) mit Wirkung in der Mundhöhle (Lutschtabletten)
2. Zur Herstellung von Lösungen
3. Zur Implantation in Gewebe
4. Zum Einlegen in den Konjunktivalsack des Auges
5. Zum Einbringen in die Vagina oder in den Uterus.

Technisch unterscheidet man → Manteltabletten, → Mehrschichtentabletten, Filmtabletten (→ Tabletten, überzogene).

Tabletten, überzogene: Überzogene Tabletten sind feste Arzneiformen, bei denen feste oder halbfeste Kerne mit einem ein- oder mehrschichtigen gleichmäßigen und lückenlosen Überzug versehen sind. Je nach Herstellungsart werden die überzogenen Tabletten beispielsweise als → Dragée, → Manteltablette, Filmtablette, lackierte Tablette bezeichnet. Die Wirkstoffe sind im allgemeinen im Kern enthalten, können aber teils im Kern, teils im Überzug oder auch nur im Überzug enthalten sein.
Die Hauptgründe für einen Tablettenüberzug sind
1. Schutz der Inhaltsstoffe gegen Luft, Feuchtigkeit oder Lichteinwirkung.
2. Verdeckung schlechten Geschmacks oder Geruches.
3. Verbesserung des Aussehens.
4. Schutz vor Inaktivierung des Wirkstoffes durch die Magensäure.
5. Steuerung der Wirkstoff-Freigabe.
6. Umgehung von Inkompatibilität zwischen Komponenten.

Tachyphylaxie: → Gewöhnung.

Tag-Nacht-Schwankung: → zirkadiane Rhythmik.

Tbl.: → Tablette.

Tct.: (Tinctura), Tinktur.

Tageshöchstverschreibungsmenge: Begriff aus dem Betäubungsmittelrecht, nicht identisch mit Tageshöchstdosis (→ TMD); gibt die Gesamtmenge an, bis zu der ein → BtM für einen Patienten an einem Tag verordnet werden darf. In medizinisch begründeten Fällen ist bei einigen BtM eine bis vierfache Überschreitung der Tageshöchstverschreibungsmenge zulässig, wenn das BtM-Rezept den handschriftlichen Zusatz des verschreibenden Arztes «Menge ärztlich begründet» trägt.

Tagesmaximaldosis: → TMD.

TD: Tagesdosis. Die Menge eines Arzneimittels, welche in Einzeldosen verteilt durchschnittlich an einem Tag gegeben werden soll.

Tenside: → Grenzflächenaktive Verbindungen.

Teratogenität: Mißbildungen auslösende Wirkung von Pharmaka, und zwar durch deren Einfluß auf Zygote, Embryo oder Fetus. Teratogenität ist somit von → Mutagenität abzugrenzen; Teratogene verursachen definitionsgemäß Keimschädigungen, die im Phänotypus zum Ausdruck kommen und, sofern die mißgebildeten Individuen lebens- und vermehrungsfähig sind, *nicht* vererbt werden. Erschwert wird die Abgrenzung allerdings dadurch, daß manche teratogen aktiven Stoffe auch mutagene Effekte entfalten können. In der Frühphase, d.h. auf Zygote oder während der Blastogenese, erfolgende Einwirkung von Teratogenen bedingt meist Fruchttod und Abort. Teratogeneinwirkung während des ersten Teils der Organogenese (2. bis einschließlich 7. Schwangerschaftswoche; Anlage von Hirn, Herz, Auge, Extremitäten) führt zu schweren, während der anschließenden Phase (bis zur 12. Woche) zu minder schweren Mißbildungen und während des 4.–9. Monats zu funktionellen Anomalien. Als potentiell teratogen sind insbesondere die folgenden Gruppen von Pharmaka anzusehen: Vitaminantagonisten (z.B. Aminopterin), Aminosäureantagonisten (z.B. Azaserin), Nucleinsäureantagonisten (z.B. 6-Mercaptopurin), Hormone (z.B. Androgene, Progesteron), Cytostatica (z.B. Colchicin, Actinomycin-D, Myleran), bestimmte Antibiotica (z.B. Streptomycin, Tetracyclin) sowie verschiedenen anderen Gruppen zuzuordnende Stoffe (z.B. Chloroquin, Aflatoxine). Mit Sicherheit teratogen wirken beim Menschen Thalidomid und Chinin.

Teratologie: Lehre von den Mißbildungen. Diese können genetisch bedingt sein (→ Mutagenität) oder während der vorgeburtlichen Entwicklung durch die Einwirkung physikalischer (z.B. ionisierende Strahlen, Hyperthermie), infektiöser (z.B. Röteln) oder chemischer (→ Teratogenität) Noxen auf Zygote, Embryo oder Fetus zustande kommen.

Testverfahren, statistische: Methoden der → mathematischen Statistik. Grundlage jedes statistischen Testverfahrens ist der Vergleich, z.B. der Vergleich von Schätzwerten zweier Stichproben (Signifikanztests), der

Kenngrößen einer Stichprobe mit den entsprechenden Maßzahlen der Grundgesamtheit (Parametertests) oder ob eine beobachtete Verteilung mit einer hypothetischen verträglich ist (Anpassungstests). Bei allen Prüfverfahren geht man von der Annahme aus, daß dem Vergleich dieselbe Grundgesamtheit zugrunde liegt und alle Unterschiede nur zufällig sind. Diese Annahme wird als → Nullhypothese bezeichnet. Mit den Testverfahren wird i. a. nur entschieden, ob die Nullhypothese verworfen wird.
Weiß man von einer Verteilung, daß nur Werte, die größer (kleiner) als der Mittelwert sind, zu einer anderen Grundgesamtheit gehören können, so genügt es, sich bei der Hypothesenprüfung auf nur die hinteren (vorderen) Kurvenwerte zu beschränken. Dieses Verfahren wird als einseitiger Test bezeichnet.
Beispiel: Prüfung auf Unterschiedlichkeit von Mittelwerten $\bar{x} < \mu$ oder $\bar{x} > \mu$. Können Daten aus beiden Verteilungsästen zu anderen Kollektiven gehören, so testet man zweiseitig; Beispiel: → t-Test, zweiseitiger. Die → Irrtumswahrscheinlichkeit bei zweiseitigem Test vergrößert sich dabei auf den doppelten Wert einer entsprechenden einseitigen Fragestellung.
Beispiele: → Zwei-Stichproben-Tests, → Varianzanalyse, → Multivarianzanalyse, → Sequenzanalyse.

Therapeutische Breite: Maß für die kurative Sicherheit eines Arzneimittels, charakterisiert durch die Spanne zwischen therapeutischer und letaler (bzw. toxischer) Dosis. Zur numerischen Kennzeichnung der therapeutischen Breite können verschiedene, aus der Vielzahl der möglichen → Letal- bzw. → Effektivdosen gebildete Quotienten herangezogen werden: z. B.

$$\frac{\text{LD } 50}{\text{ED } 50}, \frac{\text{LD } 5}{\text{ED } 95}.$$

In der deutschsprachigen Literatur wird der Begriff «Therapeutische Breite» häufig auf den Quotienten

$$\frac{\text{LD } 50}{\text{ED } 50},$$

bezogen, während der Quotient

$$\frac{\text{LD } 5}{\text{ED } 95}$$

gelegentlich als «Therapeutischer Index» (nach Brock) bezeichnet wird. Da mit dem Begriff therapeutischer Index im Ausland und gelegentlich im Inland auch andere Verhältniswerte, u. a. der Quotient $\frac{\text{LD } 50}{\text{ED } 50}$, belegt werden, ist es zweckmäßig, stets die zugrundeliegenden Zahlenwerte anzugeben.
Unter klinischen Bedinhungen werden der therapeutischen Breite gewöhn-

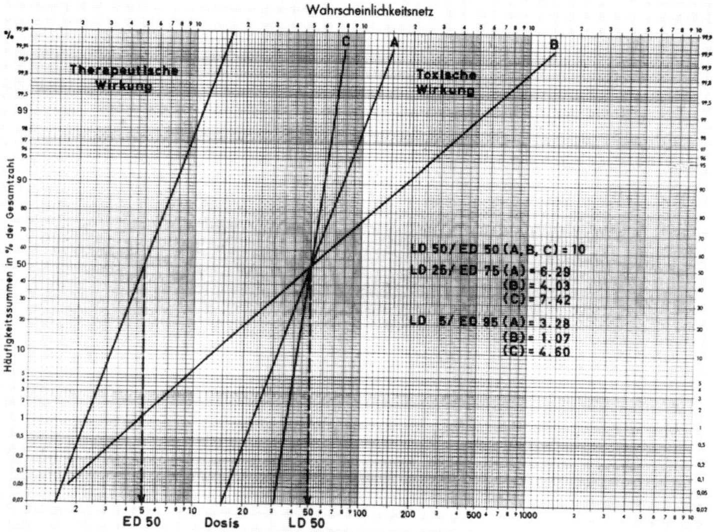

Therapeutische Breite: Hypothetische Dosis-Wirkungs-Geraden für therapeutische und toxische Pharmakawirkungen; Einfluß der Neigung der Dosis-Wirkungs-Geraden auf die Größe einiger therapeutischer Quotienten. Der Quotient $\frac{\text{LD 50}}{\text{ED 50}}$ fällt in den statistisch sichersten Bereich der Geraden (geringste Streuung), berücksichtigt jedoch die Neigung der Geraden nicht. Je weiter dezentrale Werte gewählt werden, desto größer wird die statistische Unsicherheit, während – insbesondere bei nichtparallelem Verlauf der Dosis-Wirkungs-Geraden – die kurative Sicherheit zuverlässiger beurteilt werden kann.

lich andere Dosenrelationen zugrundegelegt, z. B. die maximal noch verträgliche zur minimal wirksamen Dosis in Beziehung gesetzt:

$$\frac{\text{Dosis maxima tolerata}}{\text{Dosis minima efficax}}.$$

Die mit verschiedenen Indexwerten verbundene Problematik bei der Beurteilung der kurativen Sicherheit geht aus der Abbildung hervor.

Therapeutische Inkompatibilität: → Kompatibilität, → Interaktionen.

Therapeutischer Index: Kenngröße für die kurative Sicherheit von Arzneimitteln, charakterisiert durch den Quotienten aus einer Letaldosis (→ LD)

und einer Effektdosis (→ ED), im engeren Sinn (therapeutischer Index nach Brock) der Quotient $\frac{LD5}{ED\ 95}$.
Häufig (z. B. im angloamerikanischen Schrifttum) synonym mit dem Begriff → therapeutische Breite gebraucht.

Therapeutischer Quotient: Relation von letaler (bzw. toxischer) Dosis eines Arzneimittels zur therapeutisch wirksamen Dosis; ohne zusätzliche numerische Kennzeichnung ist gewöhnlich der Quotient: $\frac{LD\ 50}{ED\ 50}$ gemeint. (→ Therapeutische Breite).

Therapeutische Systeme: Ein therapeutisches System ist ein Arzneistoff enthaltendes technisches System, das einen oder mehrere Arzneistoffe mit vorausbestimmter, pro Zeiteinheit konstanter Rate über einen festgelegten Zeitraum an ein ausgewähltes Zielorgan oder in den systemischen Kreislauf abgibt. Die durch Membranen kontrollierte Freigabe des Arzneistoffs soll dabei technologisch in der Weise erfolgen, daß der Freigabeprozeß einer → Kinetik nullter Ordnung folgt, somit kontinuierliche Gewebespiegel unter Dosiereinsparung erreicht werden. Anwendbar auch bei Stoffen mit kurzer Halbwertszeit. In der Regel besitzen derartige therapeutische Systeme vier Komponenten:
Arzneistoff – Arzneiabgabeeinheit – Plattform – therapeutisches Programm. Dabei ist die Arzneiabgabeeinheit in der als Trägerkomponente dienenden Plattform lokalisiert. Die Arzneiabgabeeinheit ihrerseits besitzt vier Elemente: Arzneireservoir – Abgabekontrollelement – Energiequelle –

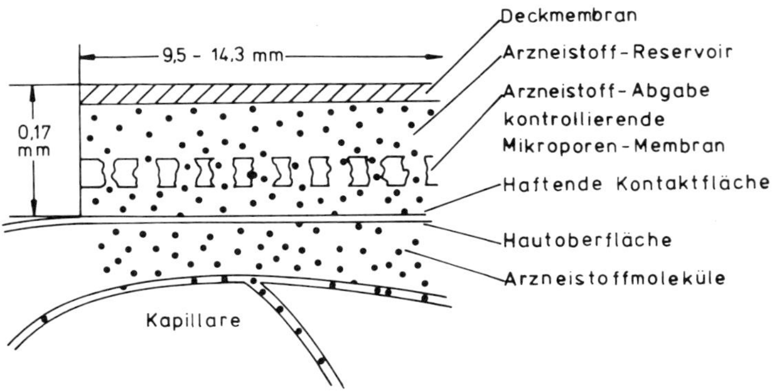

Therapeutische Systeme: Schema eines transdermalen therapeutischen Systems. (n. Heilmann, 1977)

Abgabeöffnung, und ist in der Regel aus synthetischen polymeren Membranen mit guter Gewebeverträglichkeit hergestellt.
Anwendungen: Diffusionseinheiten und osmotische Einheiten für z.B. Pilocarpingaben bei Glaukom (werden in Konjunktivalsack eingesetzt). Kontrazeptive Intrauterinpessare mit Progesteron ohne systemische Effekte (Das abgegebene Progesteron wird direkt im Endometrium metabolisiert), Transdermales therapeutisches System (Pflasterähnlich ausgebildete Membransysteme zur perkutanen Applikation von z.B. Skopolamin bei Kinetosen).

Therapeutische Vergleichbarkeit: von Pharmaka mit gleichem oder ähnlichem Wirkungsspektrum hinsichtlich ihrer kurativen Effizienz bzw. Sicherheit basiert in erster Linie auf der → therapeutischen Breite der Stoffe, muß daneben aber weitere quantitative Faktoren, z.B. den Verlauf der → Dosis- und → Zeit-Wirkungskurven für die therapeutischen und toxischen Effekte sowie qualitative Faktoren, z.B. zusätzliche (unerwünschte oder therapeutisch verwertbare) Wirkungskomponenten, berücksichtigen (weitere Aspekte der therapeutischen Vergleichbarkeit: → Klinische Prüfung).

Therapiegerechte Packungsgröße: Arzneimittel sollen in Packungsgrößen in den Verkehr gebracht werden, die den Anwendungsgebieten und der vorgesehenen Dauer der Anwendung aogemessen sind (§ 28 → Arzneimittelgesetz).
Die Verbände der Ärzte, Apotheker, Krankenversicherungen und der pharmazeutischen Industrie haben indikationsbezogene Richtwerte für den Inhalt der Packungen von → Spezialitäten erarbeitet, die sich an der Therapiedauer orientieren. Die Kürzel N1, N2 bzw. N3 stehen für bestimmte Stückzahlen. Z.B. enthält eine mit N1 gekennzeichnete Packung die für eine kurzfristige Therapie notwendige Anzahl von Einzeldosen, N3-Packungen werden bei Dauertherapie oder langfristiger Therapie eingesetzt.

Therapie, lokale: Behandlungsform, bei der Applikations- und Wirkort identisch sind; dies bedingt, daß im Vergleich zur → Allgemeintherapie nur geringe Wirkstoffmengen erforderlich sind, die wirksame Konzentration am Krankheitsort leicht erreichbar ist, Resorptions- und Verteilungsvorgänge entfallen, der übrige Organismus somit nicht oder nur geringfügig belastet wird und die Nebenwirkungsfrequenz daher niedrig ist. Die unbestreitbaren Vorteile der Lokaltherapie können jedoch nur bei einer beschränkten Zahl von Krankheitszuständen genutzt werden, weil der Krankheitsherd häufig nicht ohne weiteres von außen direkt erreichbar ist.
Die lokale Applikation von Arzneimitteln eignet sich vor allem zur Behandlung von Haut- und Schleimhauterkrankungen (→ Topische Therapie), zur Wundbehandlung, zur Therapie von Krankheitszuständen in vorgebildeten Körperhöhlen (Gelenkhöhlen, Pleura-, Peritonealhöhle) und wird wegen

der Aggressivität der antineoplastischen Chemotherapeutica wenn irgend möglich zur Tumortherapie herangezogen (→ Regionale Chemotherapie).

Therapie, systemische: Allgemeintherapie, Behandlungsform, bei der das Arzneimittel nach → Applikation und ggf. erfolgter Resorption im Organismus verteilt wird, um hierbei *auch* an den gewünschten Wirkort zu gelangen. Im Vergleich zur → Lokaltherapie ist die systemische Therapie mit Nachteilen behaftet, insbesondere in Form einer höheren Nebenwirkungsfrequenz; sie stellt aber den weitaus häufigeren Behandlungstyp dar, weil zahlreiche Organe oder Krankheitsherde der Lokaltherapie nicht ohne weiteres zugänglich sind.

Thiocyanatsynthese: den → Syntheseprozessen zugehörige → Biotransformationsreaktion, die der Cyanidentgiftung dient. Das die Reaktion katalysierende Enzym Thiosulfattransferase (Rhodanase) kommt in zahlreichen Organen vor und überführt Cyanid in Thiocynat.

$$CN^- + Na_2S_2O_3 \xrightarrow[\text{transferase}]{\text{Thiosulfat-}} SCN^- + Na_2SO_3$$

t.i.d.: (three in day), 3mal täglich, Rezeptanweisung.

Titrationsperiode: Testperiode bei → klinischen Arzneimittelprüfungen, welche der individuellen Einstellung der Patienten auf deren optimale Dosis dient. Hierbei wird die Dosis stufenweise gesteigert, bis ein vorgegebenes therapeutisches Ziel bei dem entsprechenden Patienten erreicht ist, z.B. Einstellung eines Hypertonikers auf einen diastolischen Blutdruck von 90 mm Hg. Die Titrationsperiode in der klinischen Prüfung entspricht der → Dosistitration im praktischen und klinischen Bereich mit bereits eingeführten Arzneimitteln (z.B. individuelle Einstellung der Insulindosis oder der Therapie mit Herzglykosiden) und ist sprachlich sowie methodisch synonym. Demgegenüber ist die → Dosisfindung in der klinischen Pharmakologie abzugrenzen, welche der Ermittlung der → Standarddosis dient.
Der Titrationsperiode schließt sich bei der klinischen Prüfung in der Regel eine Untersuchungsperiode mit Erhaltungsdosen (→ Erhaltungsperiode) an.

t_{max}: Zeit nach Applikation eines Pharmakons, zu der dieses seine maximale Plasmakonzentration (→ c_{max}) erreicht. t_{max} ist sowohl von der Resorptions- als auch von der Eliminationsgeschwindigkeit abhängig und errechnet sich im Falle des → Ein-Kompartiment-Modelles nach

$$t_{max} = \frac{1}{k_a - k_e} \ln \frac{k_a}{k_e}$$

k_a = Resorptionskonstante
k_e = Eliminationskonstante

Da in der Mehrzahl der Fälle die Resorptionsgeschwindigkeit der vorherrschende Faktor ist, d.h. die Eliminationsgeschwindigkeit übersteigt, dient t_{max} vor allem als quantitatives Maß zur Charakterisierung der Resorptionsgeschwindigkeit.

TMD: Tages**m**aximal**d**osis, amtlich festgelegte, im → DAB aufgeführte Tageshöchstgaben (Tageshöchstdosen) für bestimmte Arzneimittel. Der Apotheker darf ein Rezept, auf dem die Tageshöchstdosis, die sich aus der Einzeldosis in Verbindung mit der Applikationshäufigkeit ergibt, überschritten ist, nur dann beliefern, wenn das Rezept entsprechend gekennzeichnet ist, und zwar durch ein Ausrufungszeichen hinter der entscheidenden Zahlenangabe und Wiederholung der Zahl in Worten.

TMP: (**T**ri**m**etho**p**rim), Chemotherapeutikum, welches aufgrund eines antibakteriellen Synergismus in der Regel in fester Kombination mit → SMZ verabreicht wird (als → INN Cotrimoxazol).

Toleranzsteigerung: → Gewöhnung.

Topische Therapie: örtliche, → lokale Therapie, insbesondere in bezug auf die externe Therapie an der Körperoberfläche gebrauchter Begriff.

Toxikologie: Lehre von den Giften, kann je nach Standpunkt als Teilgebiet der Pharmakologie oder als der Pharmakologie nahe verwandte eigenständige Wissenschaft angesehen werden. Die Toxikologie beschäftigt sich in der gleichen Weise wie die → Pharmakologie mit der Wirkung von → Stoffen auf biologische Organismen, beschränkt sich jedoch auf Schadwirkungen und richtet ihr besonderes Augenmerk auf die Erkennung, Verhütung und Behandlung stoffbedingter Schadwirkungen (= Vergiftungen).
Wichtige Teilgebiete sind die → Arzneimitteltoxikologie, → klinische Toxikologie, → Gewerbetoxikologie, Nahrungsmitteltoxikologie (Schadwirkungen durch natürliche oder synthetische Nahrungsinhaltsstoffe, wie z.B. Pesticidrückstände, Schwermetalle, Farbstoffe, Konservierungsmittel, Mykotoxine) und Umwelttoxikologie (Schadwirkungen chemischer Stoffe auf Luft, Boden, Wasser und biologische Organismen, wie Pflanze, Tier, Mensch).
Die forensische Toxikologie als Teilgebiet der Rechtsmedizin (Gerichtliche Medizin) beschäftigt sich speziell mit der analytischen Klärung juristisch relevanter Vergiftungen.

Toxizität: (Giftigkeit) für biologische Organismen kommt nahezu allen chemischen Stoffen zu, ist jedoch weitgehend von quantitativen Faktoren abhängig, insbesondere von der applizierten Dosis bzw. von der auf das betreffende Biosystem einwirkenden Konzentration des Stoffes. Die Toxizität von Arzneimitteln ist für das mit jeder medikamentösen Therapie verbundene Risiko mitverantwortlich. Zur Beurteilung des kurativen Risikos bzw. der kurativen Sicherheit eines Arzneimittels dient dessen → Therapeutischer Quotient, in den die Toxizität des Stoffes als mitbestimmender Faktor eingeht.
Die Toxizität eines Pharmakons kann tierexperimentell relativ exakt an Hand der Letaldosis (z.B. → LD 50) ermittelt bzw. definiert werden; unter klinischen Bedingungen kann sie dagegen nur aufgrund der empirischen Erfassung von → Nebenwirkungen oder Intoxikationssymptomen während der Therapie oder bei akzidentellen Vergiftungen mit dem Stoff beurteilt werden.
Tierexperimentell ermittelte Toxizitätsdaten sind zwar nicht direkt auf den Menschen übertragbar, stellen aber eine brauchbare und unverzichtbare Grundlage für die Bewertung von Arzneimitteln dar. Für potentielle neue Arzneimittel sind tierexperimentelle Toxizitätsuntersuchungen während der präklinischen Prüfphase gesetzlich vorgeschrieben. Hierbei wird in Abhängigkeit von der Anwendungsdauer des Stoffes zwischen akuter, subakuter und chronischer Toxizität unterschieden; darüber hinaus wird erforderlichenfalls auf Toxizität für Embryo oder Fetus geprüft (→ Gestationspharmakologie, → Teratogenität).
Unter akuter Toxizität versteht man die durch Applikation einer Einzeldosis eines Stoffes hervorgerufenen toxischen Effekte. Als numerischer Bewertungsmaßstab dient die mittlere Letaldosis (→ LD 50), deren Größe einerseits stoffabhängig ist, daneben aber durch zahlreiche Faktoren, wie Applikationsweg und sonstige Applikationsmodalitäten, verwendete Tierspecies, Alter, Geschlecht, Haltung der Tiere usw., mitbestimmt wird. Die Beobachtungszeitspanne bei der akuten Toxizitätsprüfung beträgt eine, maximal zwei Wochen.
Bei der Prüfung der subakuten Toxizität wird das Pharmakon während einer Spanne von 14–28 Tagen wiederholt appliziert, wobei die Modalitäten von Fall zu Fall unterschiedlich sein werden. Diese Prüfphase dient einer weiteren Abgrenzung der toxischen bzw. noch verträglichen Dosenbereiche und der Erkennung spezifischer Phänomene, wie z.B. Kumulation oder Toleranzentwicklung.
Die chronische Toxizitätsprüfung erstreckt sich über Zeiträume von 3, 12, 18 oder 24 Monaten, wobei manche Autoren ein Prüfungsintervall von 3 Monaten als subchronische oder subakute Prüfung bezeichnen. Der Prüfstoff wird permanent gewöhnlich in drei verschiedenen Dosierungen zugeführt. Die Dosiswahl richtet sich einerseits nach den tierexperimentell ermittelten Effektiv- und Letaldosen, andrerseits naci der beabsichtigten

therapeutischen Anwendung beim Menschen. Die höchste Dosis sollte so gewählt werden, daß eindeutige Schadwirkungen auftreten, während zumindest eine der anderen Dosen keine physiologischen, biochemischen oder morphologischen Schadeffekte auslösen soll. In der Regel werden Tiere zweier verschiedener Species (z.B. Ratten und Hunde) eingesetzt, die zu Versuchsbeginn noch nicht ausgewachsen sind. Während der gesamten Versuchsphase werden in regelmäßigen Intervallen der Allgemeinzustand der Tiere, ihr Verhalten, die Nahrungsaufnahme usw. begutachtet, Körpergewichtsentwicklung und evtl. auftretende Symptome oder Mortalitätsfälle werden registriert, physiologische (z.B. Elektrokardiogramm) und biochemische (Blut, Harn, Faeces) sowie hämatologische Untersuchungen vorgenommen. Am Ende der vorgesehenen Applikationsperiode werden die überlebenden Tiere geopfert und ihre Organe makroskopischen und mikroskopischen sowie biochemischen (z.B. Prüfstoffkonzentrationen im Organ) Untersuchungen unterzogen.
Wesentlicher Zweck der Toxizitätsstudien ist es, die mit der Anwendung von Arzneimitteln bzw. der Einwirkung sonstiger Fremdstoffe verbundenen potentiellen Gefahren (z.B. Cancerogenität) zu erkennen, sichere Dosen- oder Konzentrationsbereiche von toxischen Bereichen abzugrenzen und somit in Verbindung mit anderen Befunden (z.B. pharmakodynamischen, pharmakokinetischen Daten) eine Basis für die Beurteilung des Nutzen/Risiko-Verhältnisses eines Pharmakons zu schaffen.

Tr.: Tropfen.

Träger: Vehikel, → Carrier, → Sorptionsvermittler.

Transcelluläre Flüssigkeit: → Flüssigkeit, transcellulär.

Transdermale Resorption: → cutane Resorption.

Transfer: → Gesetz der korrespondierenden Teilflächen.

Transit: → Gesetz der korrespondierenden Teilflächen.

Transitzeit: → Verweilzeit.

Translaktale Passage: Übertritt von Fremdstoffen in die Milch, speziell Muttermilch. Das Epithel der Brustdrüse verhält sich grundsätzlich wie eine Barriere mit Lipidcharakter. Dementsprechend können lipophile und kleine hydrophile Verbindungen aus dem Blut in die Milch übertreten. Aufgrund der abweichenden pH-Werte (Blut 7,4, Muttermilch ca. 7,0) werden sich Stoffe mit Basencharakter bei entsprechendem pK_a-Wert ($> 5,0$) in der Milch anreichern, Stoffe mit Säurecharakter und einem $pK_a < 8,0$ dagegen

in der Milch relativ zum Blut eine niedrigere Konzentration aufweisen. Bei schwach sauren ($pK_a > 8,0$) und schwach basischen ($pK_a < 5,0$) sowie lipidlöslichen neutralen Verbindungen (z.B. Äthylalkohol) ist eine Gleichverteilung zwischen beiden Kompartimenten zu erwarten, wobei sich die Austauschvorgänge auf die freien nicht proteingebundenen Anteile der Stoffe beschränken. Andererseits kann auch eine Bindung von Fremdstoffen an Milchproteine erfolgen.
Ob das brustgestillte Kind mit der Muttermilch pharmakologisch wirksame oder toxisch bedenkliche Mengen eines Stoffes aufnimmt, muß von Fall zu Fall erwogen werden; neben qualitativen sind auch quantitative Faktoren,

Medikamente	Wirkung beim Säugling	Anmerkungen
Äthylalkohol	Sedierung	Wirkung beim Genuß großer Mengen (z. B. ⅕ l Wein in 24 Stunden)
Diazepam	Sedierung	Wirkung bei hohen Dosen nachgewiesen
Heroin	Abhängigkeit	Wirkung bei ständiger Einnahme durch süchtige Mütter beobachtet
Jodide	Kropf	Wirkung bei therapeutischen Dosen beobachtet
Laxantien (Anthrachinon-Derivate)	vermehrte Darmtätigkeit	Wirkung bei normalen bis hohen Dosen beobachtet
Morphin	Sedierung, Abhängigkeit	Sedierung bei wiederholten Dosen beobachtet: Abhängigkeit bei ständiger Anwendung
Nikotin	Tachykardie, Unruhe, Übelkeit und Erbrechen	Wirkung bei mehr als 20 Zigaretten täglich
Phenobarbital	Sedierung	Wirkung bei hypnotischen Dosen (100 mg)
Propylthiouracil	Schilddrüsen-suppression	Wirkung bei normalen Dosen beobachtet
Reserpin	verlegte Nase	Wirkung bei Dosen von 500 µg beobachtet
Thiouracil	Schilddrüsen-suppression	Wirkung bei normalen Dosen beobachtet

Translactale Passage: Wirkungen einiger mit der Muttermilch ausgeschiedener Medikamente und Drogen (n. Arena, J.M., Ped. Ann. 2 [1980] 15–25) wie z. B. applizierte Dosis bzw. aufgenommene Menge des Stoffes, Applikationshäufigkeit, Eliminationskapazität der Mutter und des Kindes, pro Zeiteinheit zugeführte Milchmenge in Relation zum Körpergewicht des Kindes etc., hierfür verantwortlich.

Transport: Bewegung von Pharmaka im Organismus, z. B. bei deren Aufnahme, Verteilung und Elimination, ist eine wesentliche Vorausetzung für die Auslösung bzw. das Abklingen biologischer Wirkungen. Besondere Bedeutung kommt dem Stofftransport durch biologische → Barrieren und den dabei wirksamen → Transportmechanismen sowie dem Transport in oder mit Hilfe von Körperflüssigkeiten zu.
Es wird zwischen passiven und aktiven (besser: spezifischen) Transportprozessen unterschieden. Die passiven Vorgänge folgen physikalisch-chemischen Gesetzmäßigkeiten (→ Diffusion, → Osmose usw.), wobei ein Ausgleich bestehender Konzentrations-, Druck-, Potentialunterschiede angestrebt wird. Aktive Prozesse sind dagegen an intakte biologische Systeme und deren Stoffwechselleistungen gebunden, wobei der Transport auch gegen Konzentrations-, Druck- oder Potentialgradienten ablaufen kann. An der Bewegung eines definierten Stoffes in einem umschriebenen Flüssigkeitskompartiment oder durch eine Trennschicht hindurch können gleichzeitig passive und aktive Vorgänge mitwirken, in einer Flüssigkeit z. B. neben rein passiver Diffusion die durch aktive Leistungen des Organismus hervorgebrachte Flüssigkeitsströmung, beim Stoffdurchtritt durch hydrophile Poren der Kapillarwand neben passiven Kräften der aktiv erzeugte hämodynamische Druck; ein weiteres Beispiel ist die sog. → erleichterte Diffusion bei der Passage biologischer Barrieren.

Transportmechanismen: alle Vorgänge, die der Stoffbeförderung im Organismus dienen, im engeren Sinn die Mechanismen, die den Stoffdurchtritt durch biologische → Barrieren bewerkstelligen (→ Transport, → Verteilung). Für den Transfer von Pharmaka durch biologische Trennschichten sind nachstehende Mechanismen von Bedeutung:

Transportmechanismen:

1. Intercellulär
1.1 Persorption
1.2 Diffusion durch intercelluläre Poren
1.3. Filtration durch intercelluläre Poren

2. Transcellulär
2.1. Passiv
2.1.1. Membrandiffusion
2.1.2. Duffusion durch Membranporen
2.2. Spezifisch
2.2.1. Carriertransport

2.2.1.1. Aktiver Transport
2.2.1.2. Erlichterte Diffusion
2.2.2.3. Austauschdiffusion
2.2.2. Endocytose, Exocytose
2.2.2.1. Phagocytose
2.2.2.2. Pinocytose
2.2.2.3. Cytopempsis

Trapezformel: Mathematisches Näherungsverfahren zur Berechnung der Fläche unter einer Kurve. Dazu wird der Berechnungsbereich in k gleichgroße Intervalle der Breite h unterteilt. Die Fläche ergibt sich dann aus der Summe der einzelnen Trapezflächen. Formelmäßig läßt sich dies für eine Funktion f(x) mit den Ordinatenwerten y(x) folgendermaßen darstellen

$$\int_a^b f(x)\,dx \approx \frac{h}{2}\{y(a) + 2y(a+h) + 2y(a+2h) + \ldots + 2y(a+(k-1)\,h) + y(b)\}$$

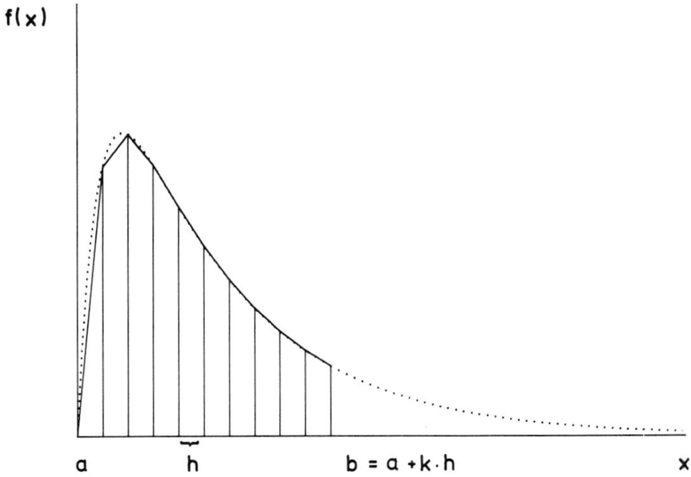

Trapezformel: Darstellung zur näherungsweisen Flächenbestimmung unter einer Kurve in den Grenzen a und b nach der Trapezformel.

Tröpfchengröße: Zur Beurteilung der Qualität von → Aerosolen wird u. a. die Größe der versprühten Tröpfchen gemessen, da z. B. nur Teilchen < 5 µm inhalierfähig sind und unter 0,1 µm überwiegend abgeatmet werden.

ttd: (three times in day), dreimal täglich, Rezeptanweisung, Synonym mit → t.i.d.

t-Test: (synonym: Student-t-Test), statistisches → Testverfahren zum Vergleich von → Mittelwerten. Voraussetzung für den t-Test ist eine normalverteilte → Grundgesamtheit.
Vergleich des Mittelwertes $\bar{x}$ einer Stichprobe mit dem Mittelwert μ der Grundgesamtheit: Die → Nullhypothese $H_0 : \bar{x} = \mu$, daß sich der Mittelwert $\bar{x}$ einer Stichprobe vom Umfang n und der → Varianz s^2 nicht signifikant vom Mittelwert μ der Grundgesamtheit unterscheidet, wird angenommen, wenn die Prüfgröße

$$t = \frac{|\bar{x} - \mu|}{s/\sqrt{n}} \overset{!}{<} t_T$$

kleiner als der Tabellenwert t_T für die t-Verteilung ist. Der Wert t_T hängt dabei ausschließlich von der angenommenen → Irrtumswahrscheinlichkeit und der Zahl der Freiheitsgrade n – 1 ab.
Vergleich der Mittelwerte $\bar{x}_1$ und $\bar{x}_2$ aus zwei → unverbundenen Stichproben: Die Nullpypothese $H_0 : \bar{x}_1 = \bar{x}_2 = \mu$, daß zwei Stichproben mit den Mittelwerten $\bar{x}_1$ und $\bar{x}_2$, den Varianzen s_1^2 und s_2^2 und dem Umfang n_1 bzw. n_2 derselben Grundgesamtheit entstammen, läßt sich analog dem vorherbeschriebenen Verfahren mittels der Testgröße

$$t = \frac{|\bar{x}_1 - \bar{x}_2|}{s} \sqrt{\frac{n_1 \cdot n_2}{n_1 + n_2}} \overset{!}{<} t_T$$

mit

$$s = \sqrt{\frac{s_1^2(n_1 - 1) + s_2^2(n_2 - 1)}{n_1 + n_2 - 2}}$$

untersuchen. Auch hierbei hängt der Tabellenwert t_T nur von der betrachteten Irrtumswahrscheinlichkeit und den Freiheitsgraden $n_1 + n_2 - 2$ ab.
t-Test für → verbundene Stichproben: Um die Statistik für verbundene Stichproben zu bestimmen, werden die erhaltenen Zahlenwerte der Zufallsvariablen zuerst aufgearbeitet. Für jeden Meßpunkt wird die Differenz: Ergebnis bei Versuchsausführung minus Wert vor Versuchsausführung gebildet und als Stichprobendaten neu übernommen. Deren Mittelwert sei $\bar{x}$ und die Standardabweichung s. Der Testquotient zur Überprüfung der Mittelwerte ist dann

$$t = \frac{|\bar{x}|}{s/\sqrt{n}}$$

bei einem Stichprobenumfang von nunmehr n Daten. Vergleichswerte sind auch hierfür tabelliert in Abhängigkeit der Irrtumswahrscheinlichkeit und der n – 1 Freiheitsgrade.

t-Test, einseitiger: Prüfung mittels des → t-Tests, ob nur Werte kleiner (größer) als der Mittelwert einer Stichprobe bei normalverteilter Grundgesamtheit (→ Chi-Quadrat-Test) signifikant einer anderen Verteilung angehören. Die Vergleichswerte t_T zur Beurteilung des Prüfquotienten t ergeben sich aus Tabellenwerten für den einseitigen Test. → Testverfahren, statistische.

t-Test, zweiseitiger: → t-Test zur Überprüfung der Nullhypothese $H_0 : \bar{x} = \mu$, daß sich der Mittelwert $\bar{x}$ einer Stichprobe nicht signifikant vom Mittelwert μ der Grundgesamtheit unterscheidet. Die Tabellenwerte t_T zur Beurteilung der Nullhypothese sind Tafelwerken für den zweiseitigen Test zu entnehmen.

TTS: Transdermales Therapeutisches System (→ Therapeutische Systeme).

Tubuläre Rückresorption: (Reabsorption), erneute Aufnahme glomerulär filtrierter oder tubulär sezernierter Stoffe aus dem Tubulusharn in den Organismus. Bei der Rückresorption von Pharmaka, die vorwiegend im distalen Teil des Tubulussystems lokalisiert ist, handelt es sich vorwiegend um passive Transportvorgänge, die den Gesetzen der → Membrandiffusion gehorchen. Die Rückresorption ist dementsprechend vor allem vom Konzentrationsgradienten des Stoffes zwischen den durch die Tubuluswand getrennten → Kompartimenten, von den Löslichkeitseigenschaften und vom Lipid/Wasser-Verteilungskoeffizienten des Stoffes, bei organischen Elektrolyten vom Ionisationsgrad und den pH-Werten des Milieus in den Kompartimenten abhängig.
Die Menge eines Stoffes, die pro Zeiteinheit tubulär rückresorbiert wird, ergibt sich aus der Formel:

$$TR = Cl_{Cr} \cdot C_p \frac{100 - p}{100} - c_u V_u$$

TR = Tubuläre Rückresorption des Stoffes (mg/min)
Cl_{Cr} = Endogene Creatinin-Clearance (ml/min)
C_p = Stoffkonzentration im Plasma (mg/ml)
p = Plasmaproteinbindung des Stoffes (%)
c_u = Stoffkonzentration im Urin (mg/ml)
V_u = Ausgeschiedenes Urinvolumen pro Zeiteinheit (ml/min)

Aktive Transportvorgänge, die für die tubuläre Rückresorption endogener Stoffe Bedeutung haben, dürften bei der Rückresorption von Pharmaka nur in Ausnahmefällen eine Rolle spielen. Die tubuläre Rückresorption lipophiler Pharmaka bedingt, daß diese in unveränderter Form renal nur sehr langsam ausgeschieden werden können. Bei solchen Stoffen muß die Ausscheidungsfähigkeit zunächst durch Biotransformation zu stärker polaren, hydrophilen und somit schlechter rückresorbierbaren Metaboliten verbessert werden.

Bei Pharmaka mit dem Charakter organischer Elektrolyte kann deren tubuläre Rückresorption durch Veränderungen des pH-Wertes des Tubulusharns beeinflußt werden. Auf dieser Basis können pharmakokinetisch bedingte Interaktionen bei Applikation von Stoffen auftreten, die den Harn ansäuern (z.B. Antacida, Diuretica), wodurch die tubuläre Rückresorption anderer Stoffe gehemmt oder gefördert werden kann. Dieses Prinzip wird ferner zur Therapie von Intoxikationen mit Stoffen genutzt, die einer vom Urin-pH abhängigen Elimination unterliegen. Die Exkretion von Stoffen mit basischem Charakter (z.B. Ampetamin, Chinin, Codein, Morphin, Nicotin, Procain) wird durch eine Ansäuerung des Urins, diejenige von Stoffen mit saurem Charakter (z.B. Barbiturate, Phenylbutazon, Salicylsäure, Sulfonamide) durch eine Alkalisierung des Urins beschleunigt.

Tubuläre Sekretion: Transportmechanismus, der die renale Exkretion von Pharmaka und endogenen Stoffen mitbestimmen kann. Es handelt sich um einen → aktiven Transportvorgang, der im proximalen Teil der Tubuli lokalisiert ist, sich vorwiegend auf Stoffe mit dem Charakter organischer Säuren (z.B. Furosemid, Penicillin, Phenylbutazon, Probenecid, Salicylate) oder organischer Basen (z.B. Chinin, Histamin, Neostigmin) erstreckt und deren → Clearance ratio auf Werte > 1 anheben kann.
Die Menge eines durch aktive tubuläre Sekretion pro Zeiteinheit in den Tubulusharn ausgeschiedenen Pharmakons kann mit Hilfe folgender Gleichung berechnet werden:

$$TS = c_u V_u - c_p \cdot \frac{100 - p}{100} - Cl_{Cr}$$

TS = Tubuläre Sekrektion des Stoffes (mg/min)
c_u = Stoffkonzentration im Urin (mg/ml)
V_u = Ausgeschiedenes Urinvolumen pro Zeiteinheit (ml/min)
Cl_{Cr} = Endogene Creatinin-Clearance (ml/min)
(entspricht glomerulärer Filtrationsrate)
c_p = Stoffkonzentration im Plasma (mg/ml)
p = Plasmaproteinbindung des Stoffes (%)

Die maximale Transportkapazität der Niere für die aktive tubuläre Sekretion (das Transportmaximum T_m) kann aufgrund der Tatsache, daß p-Aminohippursäure (PAH) bei einmaliger Passage der Niere nahezu quantitativ in den Harn ausgeschieden wird, nach folgender Gleichung errechnet werden:

$$T_m = (Cl_{PAH} - Cl_{Cr}) \cdot c_p$$

T_m = Transportmaximum der aktiven Sekretion (mg/min)
Cl_{PAH} = PAH-Clearance (ml/min)

c_p = PAH-Plasmakonzentration zur Halbzeit der Clearancebestimmung (mg/min)
Cl_{Cr} = endogene Creatinin-Clearance (ml/min)

Die maximale tubuläre Transportkapazität für verschiedene Stoffe übertrifft die Exkretionsleistung durch glomeruläre Filtration um etwa das Fünffache (→ Clearance ratio).
Steigt die Plasmakonzentration eines tubulär sezernierten Stoffes auf einen Wert, bei dem das Transportmaximum der tubulären Sekretion überschritten wird, kommt es zum Phänomen der → Clearance-Selbstdepression.
Da die tubuläre Sekretion auf einem aktiven → Carriertransport beruht, kann es aufgrund einer Kompetition um den Transportmechanismus zur → Clearance-Depression, d.h. zu → Arzneimittelinteraktionen von Stoffen, die mit Hilfe des gleichen Systems sezerniert werden, kommen. So hemmt Probenecid wegen seiner höheren Affinität zum Carrier z.B. die Exkretion von Chlorothiazid, Indomethacin und Penicillin, während Salicylat diejenige von Phenylbutazon, Probenecid und Sulfonamiden reduziert, was sich in einer Wirkungsverstärkung oder Wirkungsverlängerung niederschlägt.

U

U: (**u**nits), Einheiten.

Überdosierung: führt zur Überschreitung der therapeutischen Blut- bzw. Gewebekonzentration eines Pharmakons und kann unerwünschte Nebenwirkungen bzw. toxische oder letale Effekte zur Folge haben. Sie kann unter anderem aus unzureichender Beachtung des Verhältnisses von Eliminationsgeschwindigkeit und verabreichter Dosis bzw. Applikationshäufigkeit resultieren. Besondere Bedeutung kommt in diesem Zusammenhang Erkrankungen der Eliminationsorgane zu (z.B. Leberinsuffizienz, Niereninsuffizienz). Bei einer Kombinationstherapie können Überdosierungseffekte bei scheinbar korrekter Dosiswahl durch pharmakokinetische Interferenzen (z.B. Resorptionsbeschleunigung, Verdrängung aus Plasmaproteinbindung, Eliminationsverzögerung) bedingt sein.

Überhang-Effekt: → Hang-over-Effect.

Überkreuzverabreichung: → Cross-over Technik.

Überschußsymptomatik: kann nach pharmakabedingter Enzyminhibition auftreten, wenn diese sich auf katabole Enzyme erstreckt, z.B. Enzyme, die physiologische Mediatoren inaktivieren; der hierdurch hervorgerufene Substratstau bewirkt die Überschußsymptomatik. So führen Cholinesterasehemmstoffe beispielsweise infolge ausbleibender Acetylcholininaktivierung zu einem Acetylcholinstau an den verschiedenen cholinergen Rezeptoren im Organismus mit der entsprechenden Überschußsymptomatik (vgl. → Mangelsymptomatik).

Übertragungseffekt: → Carry-over-Efekt.

Überzüge: → Granulate, aber auch Drageekerne, können z.B. magensaftresistente Überzüge zum Zweck der gesteuerten Wirkstofffreigabe erhalten.

UFA: (**u**nesterified **f**atty **a**cids), Nichtveresterte Fettsäuren.

U.I.P.M.: **U**nion **I**nternationale de la **P**resse **M**edicale.

Umhüllung: → Dragee, → Mehrschichtentabletten.

Umverteilung: (Rückverteilung), Abtransport eines Pharmakons vom primären Wirkort in andere Gewebe oder Organe, wo in der Regel keine Wirkung ausgelöst wird. Die Umverteilung ist der → Elimination zuzurechnen. Sie kann dementsprechend insbesondere die Wirkungsdauer mitbestimmen. So beruht z.B. die kurze narkotische Wirkungsdauer einiger i.v. applizierter Barbiturate auf einer Umverteilung aus dem Zentralnervensystem ins Fettgewebe (→ Fettdepots).

Umwelttoxikologie: → Toxikologie.

Unbedenklichkeit: Kriterium für ein in der Therapie einsetzbares Arzneimittel, daß die mit seiner Applikation verbundenen potentiellen Risiken unerwünschter Effekte in einem zur Indikation und therapeutischen Nutzen angemessenen und vertretbaren Verhältnis stehen. Weitgehend synonym mit dem angloamerikanischen Begriff «Safety».

Unerwünschte Wirkungen: → Nebenwirkungen.

ungt.: (**ung**uentum) Salbe.

Unit membrane: → Einheitsmembran.

Unterdosierung: bedingt, daß die therapeutisch wirksame Konzentration am Wirkort nicht erreicht und der erwünschte Effekt somit nicht ausgelöst wird. Sie kann u.a. daraus resultieren, daß von der Norm abweichende

Resorptions-, Verteilungs- oder Eliminationsverhältnisse nicht berücksichtigt werden. Bei gleichzeitiger Applikation von zwei oder mehreren Arzneimitteln kann Unterdosierung die Folge nicht erkannter pharmakokinetischer Interferenzen oder pharmakodynamischer Antagonismen sein.

Urinsammlung: erfolgt zur Beurteilung pharmakokinetischer Prozesse aufgrund der Exkretion von Pharmaka oder ihrer Metabolite über die Niere sowie zur Ermittlung der Exkretionskapazität der Niere. Voraussetzung für eine zuverlässige Ermittlung pharmakokinetischer Parameter ist eine quantitative Harnsammlung. Je nach Fragestellung sind in diesem Zusammenhang insbesondere folgende Punkte zu beachten:

1. Einzeldosisapplikation
   a) Komplette Blasenentleerung während jedes Sammelintervalls;
   b) Ausreichend kurze Sammelintervalle, um die Zeit-Konzentrationsverläufe hinreichend genau erfassen zu können;
   c) Vollständige Sammlung, d.h., daß keine Harnprobe (z.B. auch nicht bei gleichzeitiger Defäkation) verlorengehen darf;
   d) Fortsetzung der Urinsammlung bis zur Beendigung der Exkretion des Pharmakons.
2. Multiple Dosierung
   a) Urinsammlung erfolgt nach Erreichen des Fließgleichgewichtes;
   b) Vollständige Blasenentleerung vor Applikation einer Dosis.
   c) Vollständige Urinsammlung während eines Applikationsintervalls.

Die Bestimmung pharmakokinetischer Parameter aufgrund der Harnausscheidung kommt nicht für alle Arzneimittel in Frage. Hinsichtlich mancher Parameter (z.B. Beurteilung der Bioverfügbarkeit) steht sie in Konkurrenz zur Blutspiegelbestimmung und bietet dieser gegenüber in geeigneten Fällen gewisse Vorteile. Bei der Urinsammlung zum Zweck der Ermittlung der Exkretionskapazität der Niere ist insbesondere auf vollständige Sammlung während definierter Zeitabschnitte Wert zu legen.

USP: (United States Pharmacopoeia). Arzneibuch der USA mit den amtlichen Vorschriften über Zubereitung, Beschaffenheit, Prüfung und Aufbewahrung der dortigen Arzneimittel.

U-Test: (synonym: Test von Wilcoxon, Mann und Whitney), statistisches → Testverfahren zum Vergleich der Mittelwerte zweier unabhängiger, nicht notwendigerweise normalverteilter Stichproben. Die beiden Stichproben müssen jedoch derselben Verteilung gehorchen. Die Nullhypothese für diese Testmethode lautet $H_0 : \bar{x}_1 = \bar{x}_2 = \mu$. Besitzt die eine Stichprobe den Umfang n_1 und die zweite Stichprobe den Umfang n_2, dann sind die Prüfgrößen

$$U_1 = n_1 \cdot n_2 + \frac{n_1 (n_1 + 1)}{2} - R_1$$

und

$$U_2 = n_1 \cdot n_2 + \frac{n_2 (n_2 + 1)}{2} - R_2.$$

Die Ranggrößen R_1 und R_2 bestimmen sich dabei nach folgendem Modus: Die Daten aus den beiden Stichproben werden gemeinsam in aufsteigender Reihenfolge angeordnet und entsprechend ihres Platzes in dieser Folge numeriert. Diesen Rang behalten alle nur einfach auftretenden Ergebniswerte. Kommt eine Zahl mehrfach vor, so erhalten alle gleichen Stichprobenelemente einen neuen Rang zugewiesen. Dieser ist gleich dem Mittelwert aus den ihnen zuvor einzeln zugeteilten Rangplätzen. Addiert man anschließend wieder getrennt nach den Daten aus beiden Stichproben die einzelnen Ränge auf, so resultieren die Rangsummen R_1 und R_2. Zur Diskussion der Nullhypothese wird nun die kleinere der beiden Prüfgrößen U_1 und U_2 herangezogen. Ist diese größer als der zu den Stichprobenumfängen n_1 und n_2 und der betrachteten Irrtumswahrscheinlichkeit gehörende Tabellenwert U_T, so zeigt die Nullhypothese keinen signifikanten Unterschied an.
Der U-Test ist vielseitiger als der → t-Test, da hierbei nicht zwingend eine normalverteilte Grundgesamtheit vorausgesetzt wird. Er ist jedoch, da er mit Rangzahlen an Stelle der Meßwerte arbeitet, nicht so effektiv wie der → Student-t-Test.

V

VAPM: cytostatische Kombinationstherapie bei akuten Leukosen im Kindesalter, bestehend aus **V**incristin – **A**methopterin – **M**ercaptopurin – **P**rednisolon.

Van-der-Waals-Kräfte: intermolekulare (zwischen-molekulare) bzw. interatomare Kräfte, die sich bei Annäherung von 2 Atomen oder Molekülen infolge Verformung der Elektronenhüllen und daraus resultierender gegenseitiger Induzierung von Dipolmomenten ausbilden können. Van-der-Waals-Kräfte können Pharmakon-Rezeptor-Wechselwirkungen zugrunde liegen; sie bewirken Bindungen mit relativ geringer Bindungsfestigkeit (→ apolare Bindung).

Variabilität, biologische: Individuelle physiologische Schwankungsbreite; im Rahmen der medikamentösen Therapie individuelle Abweichung in der Reaktion auf Pharmaka.

Gleiche Dosen gleicher Arzneimittel zeigen bei verschiedenen Individuen, in der Regel, zum Teil erhebliche, unterschiedliche Blutspiegelwerte und/oder unterschiedlich ausgeprägte pharmakologische Effekte (Abb.). Im Umkehrschluß läßt sich nachweisen, daß zur Auslösung eines gleichartigen, pharmakologisch definierten, Effektes innerhalb eines Kollektivs bei den einzelnen Individuen unterschiedliche Dosen erforderlich sind (→ Dosis-Wirkung-Kurve). Die Ausprägung dieser individuellen Schwankungen ist bei den einzelnen Pharmaka unterschiedlich, besonders hoch z. B. bei Herzglykosiden und Antiepileptika.
Die individuelle Reaktionsweise ist Folge einer *genetischen* Determination (→ Pharmakogenetik), oder/und durch Änderungen des pharmakokinetischen Verhaltens der Arzneistoffe durch äußerliche Faktoren bewirkt.

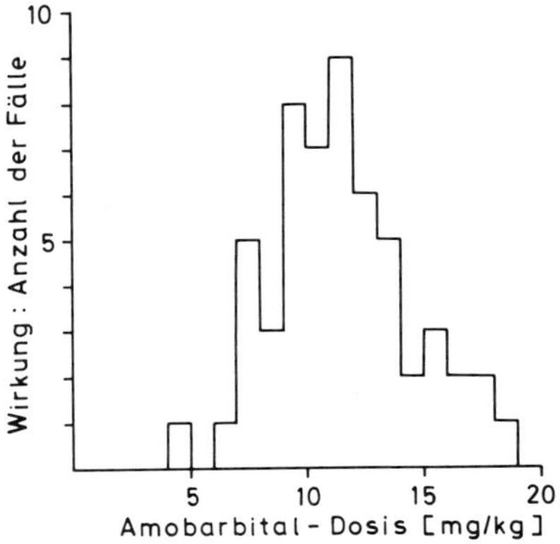

Biologische Variabilität (I): Benötigte Dosis von Amobarbital (in mg/kg) zur Erzeugung von Somnolenz nach langsamer i. v.-Injektion bei 55 geburtshilflichen Patientinnen.
(modif. n. Wilson, A., Schild, H. O.: Applied Pharmacology, Churchill, London 1968)

Im Bereich der *nichtgenetischen* Einflüsse modifizieren dabei Faktoren wie Alter, Geschlecht und vegetative Konstitution die Reaktion. So finden sich z. B. altersabhängig unterschiedliche Aktivitäten der → Biotransformation (z. B. ontogenetische Enzymunreife der Neugeborenen, Reduktion der Biotransformationskapazität im Alter), Änderungen im Verteilungsverhalten durch unterschiedliche Proportionen der → Verteilungsräume (z. B. beträgt das Gesamtkörperwasser bei Neugeborenen ca. 75%, bei Erwachsenen über 50 Jahren ca. 50–60%, differente → Plasmaproteinbindungskapzität, geschlechtsabhängig unterschiedliche Ausprägung der Fettdepots) und unterschiedliches Ausscheidungsverhalten. Vegetativ konstitutionsmäßig ist

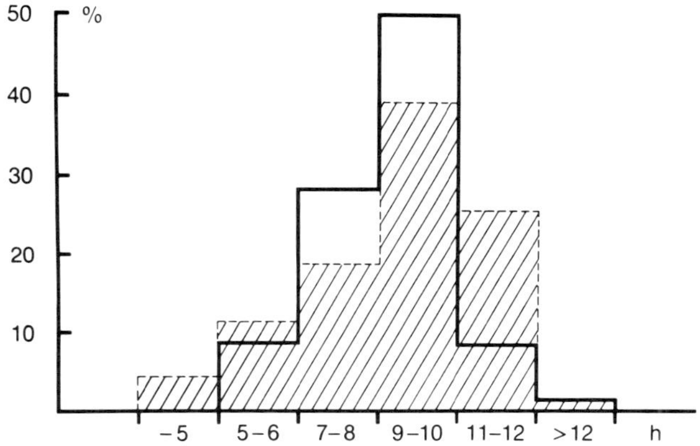

Biologische Variabilität (II): Zeitpunkt des Wirkungseintritts nach oraler Verabreichung eines Laxativums, an jeweils 50 Patienten, in Tropfenform (——) und als Dragee (---) (h = Stunden).
(n. Liedtke, R. K., 1974)

die Beeinflußbarkeit des Patienten (→ Placebo) zu berücksichtigen. Weiterhin bewirken Milieufaktoren wie klimatische Schwankungen, situativer Streß und unterschiedliche Tageszeiten bei der Verabreichung (→ zirkadiane Rhythmen), hämodynamische und endokrinologische Änderungen, die ihrerseits die Pharmakoniketik beeinflussen können. Das gleiche trifft auch auf den Ausprägungsgrad der vorhandenen Erkrankung zu, welche zusätzlich zu den schon angegebenen Änderungen, auch noch morphologische Veränderungen beinhalten kann, die ihrerseits Resorptions- oder Ausscheidungshindernisse darstellen können (z.B. Gastrointestinale Erkrankungen, Nieren- und Leberparenchymerkrankungen). Zudem ist in diesen Fällen auch noch mit → Interaktionen durch Begleittherapien oder diätetische Maßnahmen zu rechnen.
Die biologische Variabilität als Resultante der vorab geschilderten zahlreichen Einflußgrößen, ist letztlich Ursache dafür, daß die eindeutig gesicherte Ermittlung eines Pharmakoneffektes, in der Regel, nicht über individuell-empirische Beobachtungen möglich ist, sondern die Anwendung eines statistisch-kontrollierbaren Verfahrens vorausetzt. Erst hierdurch können auch die äußerlich bereits erkennbaren Störgrößen nivelliert oder teilweise ausgeschaltet werden und, unter Berücksichtigung der summierten individuellen Schwankungen, statistisch-induktive Aussagen erstellt werden.
Es ist jedoch auch bei diesen Ergebnissen zu berücksichtigen, daß es sich nur um quantifizierte Wahrscheinlichkeitsaussagen mittels Standardwerten, Standarddosen etc. handelt, welche allerdings für die Mehrheit der Patien-

ten zutreffen. Eine Aussage, welche speziellen Patienten des Kollektivs unter die Voraussage fallen, läßt sich jedoch nicht erstellen, so daß stets damit gerechnet werden muß, daß sich unter den gerade in Behandlung befindlichen Patienten Individuen befinden, für welche die eingesetzten Dosen noch zu gering oder bereits zu hoch sind. Die Schlußfolgerung, daß das Medikament in diesen Fällen unwirksam oder toxisch sei, ist aus der Einzelbeobachtung nicht möglich. In diesen Fällen muß erst, ausgehend von den bekannten Standardwerten, eine individuelle → Dosistitration vorgenommen werden.

Variable, zufällige: Variable, deren Realisation zwar nicht vorhersehbar ist, deren verschiedenen Werten jedoch → Wahrscheinlichkeiten zugeordnet werden können. Durch sie werden die Merkmale der untersuchten → Grundgesamtheit beschrieben.

Varianz: → Erwartungswert des Abweichungsquadrates der Zufallsvariablen von ihrem Mittelwert

$$s^2 = E\,[(x - \bar{x})^2]$$

Für normalverteilte Zufallsgrößen bestimmt sich die Varianz gemäß

$$s^2 = \frac{1}{n-1} \sum_{i=1}^{n} (x_i - \bar{x})^2$$

für die Binomialverteilung ist

$$s^2 = n \cdot p \cdot q,$$

wobei n die Anzahl der Versuche, p die Wahrscheinlichkeit für das Eintreten des gewünschten Ereignisses und $q = 1 - p$ die Wahrscheinlichkeit für das Nichtauftreten dieses Ereignisses bezeichnen.

Varianzanalyse, einfache: statistisches → Testverfahren zur Prüfung mehrerer Stichproben normalverteilter Grundgesamtheiten mit gleicher → Varianz auf Gleichheit der Mittelwerte. Die Nullhypothese, daß sich die Mittelwerte aus k Stichproben nicht signifikant unterscheiden, wird geprüft mittels des Testausdrucks

$$F = \frac{(N-k) \sum_i n_i(\bar{x}_i - \bar{x})^2}{(k-1) \sum_i s_i^2\,(n_i - 1)}$$

wobei n_i der Umfang der i-ten Stichprobe, $\bar{x}_i$ deren Mittelwert und s_i^2 die Varianz bedeuten. N ist dann gleich der Summe aller n_i, also der Gesamtumfang der Stichprobenwerte und $\bar{x}$ der Mittelwert aus allen N Daten. Der Tafelwert zur Beurteilung der Nullhypothese hängt von der Irrtumswahrscheinlichkeit ab und den beiden Freiheitsgraden $k-1$ und $N-k$.

Variationskoeffizient: Auch als relative Standardabweichung bezeichnet. Relative Angabe der Streuung des Mittelwertes

$$V = \frac{\text{Standardabweichung}}{\text{Mittelwert}} = \frac{s}{\bar{x}}.$$

Wird V noch mit dem Faktor 100 multipliziert, so drückt dies die prozentuale Streuung des Mittelwertes aus

$$V_{\%} = \frac{s}{\bar{x}} \cdot 100\ [\%].$$

Vasculäre Resorption: → Resorption aus dem Extracellulärraum.

VDP: cytostatische Kombinationstherapie bei akuten Leukosen mit Vincristin – Daunomycin – Prednison.

Vehikel: → Carrier, Sorptionsvermittler.

Verfügbarkeit: → Bioverfügbarkeit, → pharmazeutische Verfügbarkeit.

Verfügbarkeitsgeschwindigkeit: → Freigabegeschwindigkeit.

Vergleich, therapeutischer: Verfahren zur Bewertung von Arzneimitteln (→ Klinische Prüfung).

Verschreibungspflicht: Nach § 48 → AMG dürfen bestimmte Arzneimittel nur nach Vorlage einer ärztlichen (bzw. zahn- oder tierärztlichen) Verschreibung an Verbraucher abgegeben werden. Die der Verschreibungspflicht unterliegenden Arzneimittel bzw. Stoffe sind in einer Anlage zur Rechtsverordnung zu § 48 AMG aufgeführt. In Klinik und Praxis wird in der Regel auf die Angaben der «Roten Liste» zurückgegriffen, in der verschreibungspflichtige Arzneimittel durch den Zusatz «Rp» hinter dem Spezialitätennamen gekennzeichnet sind. Die Verschreibung (→ Rezept) muß gewisse Voraussetzungen erfüllen, die in § 2 der Rechtsverordnung zu § 48 AMG über verschreibungspflichtige Arzneimittel definiert sind.

Verschreibungspflicht, automatische: Nach § 49 → AMG unterliegen alle Arzneimittel, «die Stoffe in der Medizinischen Wissenschaft nicht allgemein bekannter Wirkungen . . . enthalten», zunächst für eine Frist von fünf Jahren der automatischen → Verschreibungspflicht.

Versuch: Induktives Verfahren zur Beantwortung einer vorgegebenen Fragestellung, welches unter geplanten und festgelegten Bedingungen nach geplanten und festgelegten Vorschriften ausgeführt wird. Im engeren Sinne

unterscheidet man zwischen dem vergleichenden Versuch und der → Erhebung. Beim vergleichenden Versuch werden die Einflußgrößen den Versuchseinheiten frei zugeordnet, bei der Erhebung sind die Finflußgrößen an die Versuchseinheiten gebunden. Der Unterschied der beiden Verfahren sei am nachfolgenden Beispiel demonstriert:
Es soll bei gesunden Kindern bis zum 5. Lebensjahr die Abhängigkeit des Immunglobulins IGM vom Alter untersucht werden. Hierfür stehen zwei Versuchspläne zur Verfügung.:
Versuch: Es werden gesunde neugeborene Kinder mit definierter Anamnese der Eltern sowie definiertem Schwangerschafts- und Geburtsverlauf zufällig ausgewählt. In festgelegten Zeitintervallen sind bis zum 5. Lebensjahr der Kinder Untersuchungen angesetzt, bei denen die IGM bestimmt werden. Die Ausprägungen der Einflußgröße «Alter» sind den Beobachtungseinheiten «Kinder» frei zugeteilt.
Erhebung: Kinder im Alter bis zu 5 Jahren mit definierter eigener und Familienanamnese werden zufällig ausgewählt. Bei jedem Kind werden Alter und IGM bestimmt. Die Ausprägungen der Einflußgröße «Alter» sind nicht frei gewählt, sondern an die Beobachtungseinheiten «Kinder» gebunden.

Verteilung: 1. (Distribution), Ausbreitung eines i.v. verabreichten oder extravasculär applizierten und resorbierten Pharmakons über einzelne oder mehrere → Verteilungsräume bzw. den Gesamtorganismus. Die Verteilung erfolgt bevorzugt über die Blutbahn und nur in begrenztem Ausmaß bzw. in Sonderfällen zunächst über die Lymphwege und erst nach deren Einmündung in die Vena cava weiter mit dem Blut. Wichtigster Transfermechanismus bei der Verteilung von Pharmaka ist die Diffusion, während andere Prozesse, z.B. Filtration und aktiver Transport, eine untergeordnete Rolle spielen. Die Verteilungsgeschwindigkeit und die erreichten Verteilungsräume sind für Wirkungseintritt, -dauer und u.U. auch die Wirkungsintensität mitbestimmend. Diese Faktoren ihrerseits sind vor allem von der Herzförderleistung, der Durchblutungsgröße von Geweben bzw. Organen, dem Blutweg vom Applikationsort, den Permeabilitätseigenschaften zu passierender biologischer Barrieren sowie von den physikalisch-chemischen Eigenschaften des Stoffes in Relation zu denjenigen des Milieus abhängig. Dementsprechend kann sich das Verteilungsmuster zeitbedingt ändern. Ebenso können pathologische Zustände das → Verteilungsverhalten von Pharmaka beeinflussen.
2. Verteilung, statistisch, → Häufigkeitsverteilung.

Verteilungsgleichgewicht: Einstellung eines in sich stabilen Konzentrationsverhältnisses eines Wirkstoffes in den verschiedenen fiktiven → Verteilungsräumen des Körpers, meist aufgrund von freier Diffusion durch die biologischen Membranen der Verteilungsräume (Kompartimente). Das

Verhältnis der Konzentrationen und damit die absoluten Konzentrationen in den Verteilungsräumen hängt ab von der Polarität, Hydrophilie bzw. Lipophilie des Wirkstoffes sowie von der absoluten Konzentration im Zentralkompartiment. Man kann i. a. annehmen, daß sich ein Verteilungsgleichgewicht (→ steady state) bei kontinuierlicher Zufuhr oder regelmäßiger Gabe des Arzneistoffes in kürzeren Intervallen als der Plasmahalbwertzeit der Substanz ungefähr nach 4–5 Halbwertzeiten eingestellt hat.

Verteilungskoeffizient: 1. (Distributionskoeffizient), pharmakokinetische, für die meisten Pharmaka fiktive Rechengröße, die sich aus dem Verhältnis des Verteilungsvolumens eines Stoffes zum Körpergewicht ergibt:

$$\Delta' = \frac{V_d}{KG}$$

Δ' = Verteilungskoffizient (ml/g)
V_d = Verteilungsvolumen (ml)
KG = Körpergewicht (g)

Der Verteilungskoeffizient ermöglicht demnach die Übertragung der sich aus dem Verteilungsvolumen eines Stoffes ergebenden Dosierungskonsequenzen auf den individuellen Patienten.
2. → Lipid-/Wasser-Verteilungskoeffizient.

Verteilungsphasen: → Verteilungsräume.

Verteilungsräume: (Verteilungsphasen); Körperkompartimente, in denen sich applizierte Pharmaka ausbreiten können. In Abhängigkeit von den physikalisch-chemischen Eigenschaften des verabreichten Stoffes und von körpereigenen Faktoren (z.B. Blutweg, Blutversorgung, → Schrankenmechanismen, Affinität von Zellen, Geweben, Organen zu bestimmten chemischen Strukturen) kann sich dieser über einzelne oder mehrere Körperräume verteilen. Als Verteilungsräume kommen in Frage: 1. das → Plasmavolumen; 2. die → extracelluläre Flüssigkeitsphase, zusammengesetzt aus a) Plasmavolumen, b) leicht diffusibler interstitieller Flüssigkeitsphase, c) schwer diffusibler interstitieller Flüssigkeitsphase, d) transcellulärer Flüssigkeitsphase; 3. das → Gesamtkörperwasser; 4. einzelne Zell- oder Gewebearten.

Verteilungsverhalten von Pharmaka, ist von deren physikalischen und chemischen Eigenschaften abhängig, insbesondere von der → Molekül- bzw. Partikelgröße und den Löslichkeitseigenschaften bzw. dem → Lipid/Wasser-Verteilungskoeffizienten, ggf. von den Säure/Basen-Eigenschaften und der → Dissoziationskonstante, von ihrer Affinität zu Proteinen bzw.

sonstigen Körperbestandteilen. Unter pathologischen Bedingungen kann sich das Verteilungsverhalten verändern. Acidosen bzw. Alkalosen können z.B. die Gewebeverteilung vor allem solcher organischen Elektrolyte, deren pK_a-Wert nahe bei 7,4 liegt, beeinflussen. Herzinsuffizienz mit verminderter Durchblutung peripherer Gewebebezirke kann mit einer Reduktion des scheinbaren → Verteilungsvolumens und entsprechend höheren Blutkonzentrationen bestimmter Pharmaka einhergehen. Ebenso können Veränderungen der Plasmaproteinbindungskapazität (z.B. bei Nephrose, Lebercirrhose) Rückwirkungen auf das Verteilungsverhalten haben. Faktoren von seiten des Organismus, die das Verteilungsverhalten mitbestimmen, s. unter → Verteilung.

Verteilungsvolumen: (V_d), fiktive Größe, welche das scheinbare Volumen der Verteilung eines Stoffes im Organismus kennzeichnet. Es handelt sich um eine Proportionalitätskonstante, welche die Stoffmenge im gesamten Organismus relativ zu derjenigen im Plasma angibt. Im einfachsten Fall (i.v. Applikation; → Ein-Kompartiment-Modell, d.h. Verteilung nur im Plasmavolumen) errechnet sich das Verteilungsvolumen nach der Gleichung:

$$V_d = \frac{D}{c_o}$$

V_d = Verteilungsvolumen (ml)
D = i.v. applizierte Dosis (mg)
c_o = fiktive Plasma-Anfangskonzentration (mg/ml)

Das Verteilungsvolumen beläuft sich in diesem Fall auf ca. 4,3% des Körpergewichtes. Da sich Pharmaka jedoch meist über mehrere Kompartimente (→ Verteilungsräume) ausbreiten und ihre Plasmakonzentration zudem von Eliminationsprozessen mitbestimmt wird, sind für die Berechnung von V_d Verfahren erarbeitet worden, welche von → Konzentrations-Zeitkurven ausgehen und Eliminationsparameter berücksichtigen. Das Verteilungsvolumen eines Pharmakons ist neben der Dosis für die Konzentration am Wirkort mitbestimmend. Die Kenntnis der Größe des Verteilungsvolumens ist somit eine wesentliche Voraussetzung für eine exakte Dosierung. Das Verteilungsvolumen ist eine individuell relativ konstante Größe, weist aber interindividuelle Variationen auf und kann sich insbesondere unter pathologischen Bedingungen und u.U. unter dem Einfluß pharmakotherapeutischer Maßnahmen verändern.

Vertrauensbereich: bei einseitiger Fragestellung umfaßt der Vertrauensbereich die Werte der zufälligen Variablen von der linken → Vertrauensgrenze bis Unendlich bzw. von minus Unendlich bis zur rechten Vertrauensgrenze. Bei zweiseitigen Tests enthält der Vertrauensbereich alle Werte zwischen den beiden Vertrauensgrenzen.

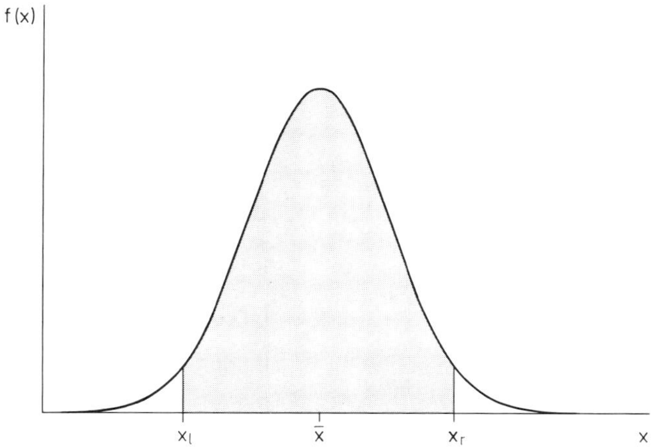

Vertrauensbereich: Die grau unterlegte Fläche repräsentiert 95% der Stichprobenwerte.

Vertrauensgrenzen: (synonym: Signifikanzschranken), bei einseitiger Fragestellung sind die Vertrauensgrenzen so definiert, daß die Wahrscheinlichkeit

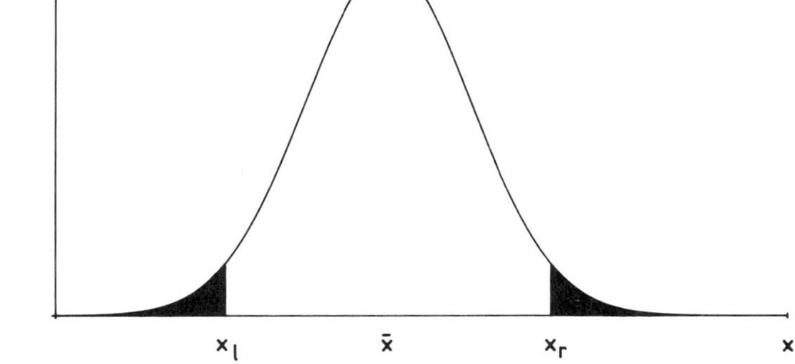

Linksseitige und rechtsseitige *Vertrauensgrenzen:* Die schwarz unterlegte Fläche entspricht der angenommenen Irrtumswahrscheinlichkeit, in diesem Falle 5% bzw. 0,05.

$$p\,(x < \text{linke Grenze}) = \text{Irrtumswahrscheinlichkeit}$$

bzw.

$$p\,(x > \text{rechte Grenze}) = \text{Irrtumswahrscheinlichkeit}$$

gilt. Bei zweiseitiger Fragestellung gilt analog

$$p\,(x < \text{linke Grenze}) + p\,(x > \text{rechte Grenze}) = \text{Irrtumswahrscheinlichkeit}$$

Dabei ist zu beachten, daß sich die angenommene Irrtumswahrscheinlichkeit je zur Hälfte auf die beiden Flügel verteilt.

Verum: Arzneimittelformulierung, welche im Rahmen der → klinischen Prüfung den zu prüfenden Arzneistoff beinhaltet.

Verweilzeit, gastrointestinale: Die Resorptionsrate oral verabreichter Arzneimittel hängt u. a. auch stark von deren Verweilzeit im Gastrointestinaltrakt ab. Pathologische Zustände z. B. Diarrhoe oder artefizielle pharmakologische Maßnahmen, welche diese beeinflussen, führen zu deutlich nachweisbaren Änderungen der → Bioverfügbarkeit.
Pharmakologisch von besonderem Interesse ist die Passage des Magens, (→ Magenpassage), dessen Motilität, somit die Verweilzeit der enthaltenen Stoffe, durch verschiedene Pharmaka hemmend oder beschleunigend beeinflußt werden kann. Hemmend wirken z. B. verschiedene Anästhetika, Analgetika (Morphin) und Hypnotika, beschleunigend z. B. Äthanol und Coffein. → Interaktionen von Arzneimitteln auf dieser Ebene sind nicht selten. Bei Gabe des Analgetikums Paracetamol in Kombination mit dem motilitätsfördernden Metoclopramid finden sich so gegenüber der alleinigen Verabreichung deutlich erhöhte und schneller erreichte Blutspiegel. Wird Paracetamol demgegenüber in Kombination mit dem motilitätshemmenden Parasympatholytikum Propanthelin verabreicht, kommt es zu deutlich verzögerten und erniedrigten Blutspiegeln.

Vier-Felder-Tafel: Einfachste Form einer → Kontingenztafel zur Analyse einer → bivariablen Häufigkeitsverteilung. Dabei werden die Häufigkeiten des ersten Merkmals, z. B. herkömmliche Behandlungsmethode/neue Therapie, männlich/weiblich usw. in Tabellenform gegen die Merkmalsausprägungen des zweiten Alternativmerkmals wie Erfolg/Mißerfolg, öfter krank/weniger oft krank usw. aufgetragen.
Die Zeilensummen und Spaltensummen werden ebenfalls miteingetragen und ergeben jeweils wieder aufaddiert die Gesamtsumme N aller Beobachtungen. Mit dem → Chi-Quadrat-Test lassen sich dann die beiden Stichproben von Alternativdaten untersuchen, ob sie als Zufallsstichproben aus einer durch die vier Randsummen repräsentierten Grundgesamtheit stammen. Dies geschieht für größere Stichprobenumfänge mittels der Prüfgröße die nur einen Freiheitsgrad hat.

Beispiel: Vergleich der Heilungserfolge zweier Präparate

Merkmal 2: Heilerfolg / Merkmal 1: Präparat	krank	gesund	Zeilensummen
Präparat 1	$n_{11} = 10$	$n_{12} = 63$	$n_{11} + n_{12} = 73$
Präparat 2	$n_{21} = 4$	$n_{22} = 55$	$n_{21} + n_{22} = 59$
Spaltensummen	$n_{11} + n_{21} = 14$	$n_{12} + n_{22} = 118$	$N = n_{11} + n_{12} + n_{21} + n_{22} = 132$

$$\chi^2 = \frac{N(n_{11}n_{22} - n_{12}n_{21})^2}{(n_{11}+n_{21})(n_{12}+n_{22})(n_{11}+n_{12})(n_{21}+n_{22})}$$

VMA: (**V**anillyl **m**andelic **a**cid). Vanillinmandelsäure, Abbauprodukt der → Catecholamine.

Vollwirkdosis: Insbesondere im Rahmen der Therapie mit Herzglykosiden jene Menge, welche sich, unabhängig von der Applikationsweise, zum Zeitpunkt der vollen Rekompensation, herzwirksam im Körper befindet. Entsprechend dieser systemisch orientierten Definition gibt es also keine unterschiedlich orale oder parenterale Vollwirkdosis. Die Vollwirkdosis für Herzglykoside unterliegt dabei erheblichen individuellen Schwankungen und richtet sich nach den individuellen pathophysiologischen und allgemeinen körperlichen Faktoren.

Vorzeichentest: Statistisches → Testverfahren für zwei nicht notwendigerweise derselben Grundgesamtheit angehörende Stichproben. Die Nullhypothese lautet hierfür H_0: die Differenzen → verbundener Stichproben unterscheiden sich im Durchschnitt nicht von Null. D. h. der Vorzeichentest prüft die beiden Stichproben auf den → Median Null der Differenzen. Der Prüfausdruck ergibt sich durch Subtraktion der Differenzen mit negativem Vorzeichen minus der positiven Differenzen. Stichprobenwerte, deren Differenz Null ergab, werden nicht berücksichtigt. Um deren Anzahl reduziert sich jedoch die Zahl der Freiheitsgrade, die ansonsten mit dem Stichprobenumfang identisch sind. Die Vergleichsdaten zur Beurteilung der Nullhypothese sind in Tafelwerken als Toleranzintervall mit oberer und unterer Schranke angegeben.
Beim Test zweier unabhängiger Stichproben paart man die Stichproben-

werte in zufälliger Reihenfolge und testet wie bei verbundenen Stichproben. Beim Test auf Zugehörigkeit einer Stichprobe zu einer hypothetischen Grundgesamtheit bildet man die Differenzen in bezug auf den theoretischen Mittelwert. Die Testbeurteilung erfolgt auch hier nach dem beschriebenen Verfahren.
Allgemein zu beachten ist, daß die Effektivität des Tests mit zunehmendem Stichprobenumfang sinkt.

W

Wahrscheinlichkeit: Grundlagenbegriff für die Anwendung statistischer Aussagen zur Zuverlässigkeit eines Versuchsergebnisses.
Im wesentlichen unterscheidet man 3 Definitionen:

1. «Klassische» Definition (Bernouilli und Laplace 1812).
   Die Wahrscheinlichkeit P (X) eines Ereignisses X bei einem Zufallsexperiment ist gleich dem Verhältnis aus der Anzahl der günstigen Fälle und der Anzahl der gleichmöglichen Fälle

   $$P(X) = \frac{n(X)}{n(I)} = \frac{\text{Anzahl der günstigen Fälle}}{\text{Anzahl der gleichmöglichen Fälle}}$$

   Laplace verwandte dabei für seine Definition das sogenannte «Prinzip des unzureichenden Grundes», womit ausgedrückt werden soll, daß im Falle der fehlenden Basis für die Bevorzugung von irgendeinem der möglichen Ereignisse gegenüber allen anderen Ereignissen sämtliche Ereignisse so behandelt werden sollten, als sei ihr Auftreten gleich wahrscheinlich. Damit wird eine → Homogenität der Beobachtungseinheiten angenommen.
2. «Statistische» Definition (R. v. Mises):
   Bei einem Zufallsexperiment, das aus einer langen Folge unabhängiger Wiederholungen besteht, versteht man unter der Wahrscheinlichkeit P (X) eines Ereignisses X den Grenzwert für dessen relative Häufigkeit

   $$P(X) = \lim_{n \to \infty} \frac{n(X)}{n}$$

   wobei n (X) die absolute Häufigkeit des Ereignisses X und n die Anzahl der Versuchswiederholungen bedeuten.
3. «Axiomatische» Definition (Kolmogoroff 1933):
   a) Die Wahrscheinlichkeit P (X) eines Ereignisses X bei einem Experi-

ment ist eine eindeutig bestimmte, reelle, nicht negative Zahl, die höchstens gleich 1 sein kann

$$0 \leq P(X) \leq 1$$

b) Die Wahrscheinlichkeit des sicheren Ereignisses ist Eins:

$$P(I) = 1$$

c) Schließen die endlich oder abzählbar vielen Ereignisse X_1, $X_2 \ldots X_n$ paarweise einander aus, so ist die Wahrscheinlichkeit für ihre Summe gleich der Summe der Einzelwahrscheinlichkeiten der Ereignisse.

$$P(X_1 + X_2 + \ldots + X_n) = P(X_1) + P(X_2) + \ldots + P(X_n)$$

Dies ist die umfassendste Definition, da sie nicht die Wahrscheinlichkeit selbst, sondern nur die Relation zwischen den Wahrscheinlichkeiten und die Normierung P (I) = 1 festlegt.

Wahrscheinlichkeitsdichte: Stetige Funktion, mit f(x) bezeichnet, die bei kontinuierlichen Zufallsvariablen aus der Häufigkeitsverteilung hervorgeht. Z.B. stellt die Kurve der Gaußschen → Normalverteilung eine Dichtefunktion dar. Ihren Sinn hat die Wahrscheinlichkeitsdichte in der graphischen Veranschaulichung einer stetigen statistischen Verteilung und zur Berechnung der Wahrscheinlichkeit, daß ein Wert der Zufallsvariablen genau in einem bestimmten Intervall dx liegt. Diese bestimmt sich aus dem Produkt $f(x) \cdot dx$ und entspricht der Fläche unter der Dichtefunktion in dem interessierenden Intervall dx. Die Gesamtfläche der Wahrscheinlichkeitsdichte ist auf Eins normiert!

Wahrscheinlichkeitsfunktion: → Häufigkeitsverteilungskurve einer diskreten Zufallsvariablen.

Wahrscheinlichkeitsnetz: rechtwinklig geradliniges Koordinatensystem, bei dem die Abszisse als Dosis- oder Konzentrationsskala logarithmisch (oder linear), die Ordinatenachse als Häufigkeitsskala nach dem Gaußschen Integral, d.h. nach der Verteilungsfunktion der Normalverteilung, aufgeteilt ist (Abb.). Wenn man die Zahlenwerte einer (glockenförmigen) Gauß-Verteilungskurve als → Summenhäufigkeitsprozente in das Wahrscheinlichkeitsnetz einträgt, erhält man anstatt der sich in einem linearen Netz ergebenden S-förmigen Kurve eine Gerade. Das Wahrscheinlichkeitsnetz hat vor allem zur graphischen Darstellung von Dosis-Wirkungsbeziehungen, zur Ermittlung pharmakologischer Kenngrößen, wie z.B. ED 50 u. LD 50, sowie zur Beurteilung der → therapeutischen Breite Bedeutung. Aus Dosis-Wirkungs-Geraden im Wahrscheinlichkeitsnetz gehen direkt Mittelwert (z.B. ED 50) und Streubreite der Verteilung hervor (Abb.).

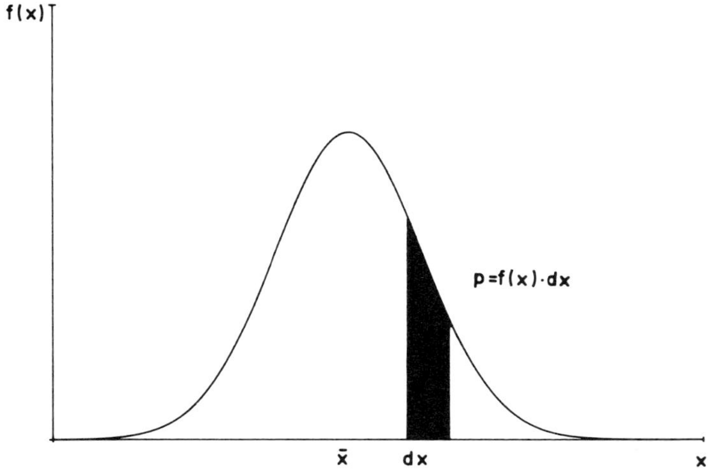

Wahrscheinlichkeitsdichte einer stetigen Zufallsvariablen.

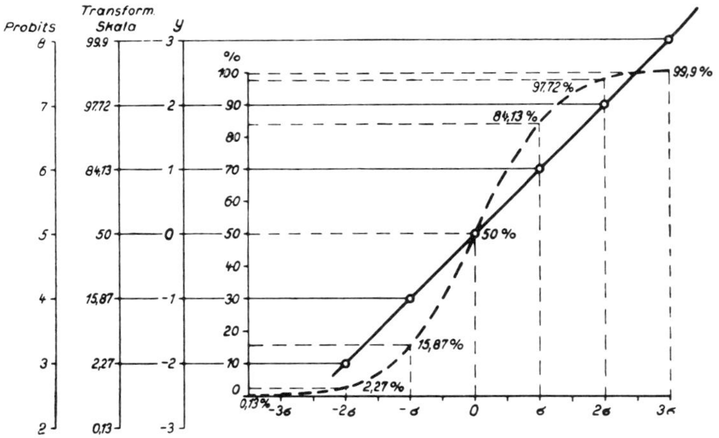

Wahrscheinlichkeitsnetz: Ableitung des Gauß-Integrals bzw. der transformierten Ordinatenachse des Wahrscheinlichkeitsnetzes aus einer normalverteilten Summenprozentkurve.
(nach E. Weber: Grundriß der Biologischen Statistik, 7. Aufl. Fischer Jena 1972)

Warnhinweise: → Kontraindikationen.

Wash-out-period: Auswasch- oder Neutralisationsperiode. Testzeitraum bei → klinischen Prüfungen, welcher der vollständigen Elimination einer vorhergegangenen Medikation dient und bei der die Patienten keine Therapie erhalten. Eine Wash-out-Periode kann bei Beginn einer Prüfung durchgeführt werden, um den basalen Krankheitsstatus zu ermitteln (hier häufig auch als kombinierte → Placebo-run-in-wash-out-Periode durchgeführt) oder bei Untersuchungen mit → Cross-over-Technik, nach Wechsel der Therapie, zur Beseitigung der Effekte der vorangegangenen Behandlung. Auch bei → Pharmakokinetik-Untersuchungen ist bei Verabreichung verschiedener Dosen eines gleichen Pharmakons an ein gleiches Kollektiv zwischen die einzelnen Untersuchungstermine eine ausreichend lange Wash-out-Periode einzuschalten.

Wasserlöslichkeit: bzw. Löslichkeit in wäßrigen biologischen Flüssigkeiten (wie z.B. Darminhalt, Extracellulärflüssigkeit) stellt eine Voraussetzung für das Wirksamwerden der meisten Pharmaka dar. Von der Wasserlöslichkeit ist die Verteilung in der jeweiligen Körperflüssigkeit und damit ein hinreichender Kontakt mit den verfügbaren Permeationsflächen abhängig. So werden aus dem Magen-Darmtrakt z.B. Stoffe mit einer Wasserlöslichkeit von $> 1{,}5$ mg/ml im allgemeinen gut und rasch resorbiert, während eine Wasserlöslichkeit von $< 0{,}15$ mg/ml häufig eine schlechte Resorption, niedrige Blutkonzentrationen und unzureichende Wirkungen bedingt, wobei natürlich vorausgesetzt wird, daß andere resorptionsbestimmende Faktoren erfüllt sind. Die Wasserlöslichkeit einer Verbindung ist vor allem von ihrer physikalischen und chemischen Zustandsform (z.B. kristallin, amorph; ionisiert, nicht-ionisiert), der chemischen Grundstruktur, der Molekülgröße sowie der Art und Anzahl der Substituenten abhängig. Pharmaka mit dem Charakter organischer Elektrolyte sind z.B. in der Salzform bzw. Ionenform besser wasserlöslich als in Form der freien Base oder Säure; mit zunehmender Molekülgröße nimmt die Wasserlöslichkeit gewöhnlich ab, während sie mit wachsender Zahl hydrophiler Substituenten (wie z.B. —COOH, $—NH_2$, —OH) ansteigt. Die Wasserlöslichkeit wird außerdem von Milieufaktoren bestimmt, wie z.B. Temperatur oder pH-Wert des Lösungsmittels. Bei Arzneizubereitungen kann ferner die pharmazeutische Formgebung eine wesentliche Rolle spielen.

Wasserstoffbrückenbindung: Form der Nebenvalenzbindung, die sich zwischen einem an ein elektronegatives Element kovalent gebundenen Wasserstoffatom (X—H) und dem einsamen Elektronenpaar eines anderen elektronegativen Atoms nach dem allgemeinen Schema X—H···Y bilden kann.
Intermolekulare Wasserstoffbrückenbindungen spielen bei Reaktionen

zwischen Pharmaka und biologischen Partnern (Rezeptoren) eine Rolle. Die Bindungsfestigkeit dieser Bindungsart ist relativ gering, so daß daraus resultierende Wirkungen in der Regel leicht reversibel sind. Ferner können intramolekulare H-Brückenbindungen für die physikalisch-chemischen und pharmakologischen Eigenschaften chemischer Verbindungen mitbestimmend sein.

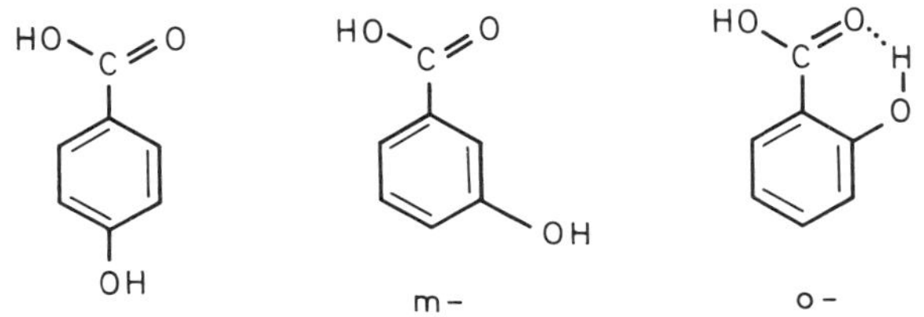

p- m- o-

Hydroxybenzoesäure

(intramolekulare) *Wasserstoffbrückenbindung:* Nur beim o-Isomer (der Salicylsäure) ist eine intramolekulare H-Bindung, mit Konsequenzen für die biologische Aktivität möglich.

Wechselwirkungen: → Interaktionen.

WHO: (**W**orld **H**ealth **O**rganisation), Weltgesundheitsbehörde, Sektion der UN.

Wilcoxon-Test: (Synonym: Paardifferenzentest). Verteilungsunabhängiges statistisches → Testverfahren zur Überprüfung der Mittelwerte → verbundener Stichproben. Dabei bildet man zuerst die Paardifferenzen: Wert bei Versuchsausführung minus Wert vor Versuchsausführung, ordnet sie ohne Berücksichtigung des Vorzeichens in aufsteigender Reihenfolge und streicht alle Differenzen, die sich zu Null ergeben haben. Dadurch reduziert sich natürlich der zur Verfügung stehende Stichprobenumfang. Den verbleibenden Paardifferenzen werden dann Rangzahlen von Eins bis N entsprechend der Reihenfolge in der Tabelle zugeordnet. Treten (Absolutbeträge von) Differenzen mehrfach auf, so wird diesen Werten schließlich der arithmetische → Mittelwert aus ihren ursprünglichen Rangzahlen neu zugeteilt. Als Testgröße nimmt man die kleinere Zahl aus der Summe der Rangzahlen aller positiven Differenzen W_+ und der Summe aller Rangzahlen von negativen Paardifferenzen W_-.
Die Nullhypothese $H_0 : \bar{x}_1 = \bar{x} = \mu$ wird zurückgewiesen, wenn die Prüfgröße Minimum (W_+, W_-) kleiner als der kritische Tabellenwert ausfällt.

Wilcoxon-Rang-Test: → U-Test.

Window-Effekt: verschiedentlich angewandter Ausdruck für fehlende oder reduzierte enterale Absorption von Arzneistoffen in bestimmten Darmabschnitten.
Der Effekt tritt auf, wenn durch eine Beschleunigung der Darmpassage, z.B. durch Laxantien oder Parasympathomimetika, der Zeitraum für eine ausreichende → Absorption in geeigneten Darmabschnitten, wie dem oberen Dünndarm («Resorptionsfenster»), zu kurz wird.

Wirkaktivität: → Intrinsic activity, → Rezeptorhypothese.

Wirksamer Bestandteil: Komponente eines Arzneimittels, die den therapeutischen Effekt hervorruft.
Das → Arzneimittelgesetz unterscheidet dabei nicht mehr zwischen arzneilich (therapeutisch) wirksam und wirksamen → Hilfsstoffen wie z.B. Konservierungsmitteln in Augentropfen. Synonym: aktiver Bestandteil.

Wirksamkeit: vom Standpunkt der therapeutischen Nützlichkeit ausgehende und auf eine bestimmte Indikation bezogene Bewertung der → Wirkungen eines Arzneimittels. Die Wirksamkeit stellt somit einen Begriff mit normativem Charakter dar und bewertet den Erfolgsgrad in bezug auf Kriterien wie Heilung, Besserung des Zustandes oder Befindens, Verhinderung einer Reaktion oder Komplikation.

Wirkstoff: primär Bezeichnung für körpereigene (z.B. Hormone, Enzyme) oder mit der Nahrung zugeführte (z.B. Vitamine) Stoffe, die physiologische Prozesse oder biochemische Reaktionen im Organismus steuern; in erweitertem Sinn jeder endogene oder applizierte → Stoff, der auf ein biologisches System bzw. in einem solchen oder an dessen Oberfläche eine → Wirkung ausübt. In diesem Sinn werden die Begriffe Wirkstoff und → Pharmakon (in seiner weitestmöglichen Auslegung) weitgehend synonym gebraucht.

Wirkstoffkombination: → Kombinationspräparat.

Wirkstoffkomplex: Verbindung zwischen einem Wirkstoff (z.B. Arzneistoff) und körpereigenen Partnern (z.B. Plasmaproteinen) oder zwischen zwei Wirkstoffen oder zwischen einem Arzneistoff und einem Adjuvans. Bei Komplexen handelt es sich um Verbindungen höherer Ordnung, die durch den Zusammenschluß von Molekülen entstehen (→ Komplexbildung), im Gegensatz zu den durch Atomzusammentritt gebildeten Verbindungen 1. Ordnung.
Auf der Bildung von Pharmakon-Rezeptor-Komplexen basiert die biologi-

sche Wirkung von Pharmaka. Andererseits kann die unbeabsichtigte Entstehung von Arzneistoffkomplexen die Arzneiwirkung ungünstig beeinflussen, z.B. indem die Resorption aus dem Magen-Darmtrakt beeinträchtigt wird. Komplexbildung wird weiterhin genutzt, um die physikalisch-chemischen Eigenschaften bzw. das pharmakokinetische Verhalten von Wirkstoffen zu beeinflussen. Therapeutisch bzw. biopharmazeutisch wichtig sind insbesondere Metallkomplexe (→ Chelatbildung) und molekulare Komplexe, wie sie u.a. zur Lösungsvermittlung dienen (z.B. Coffein-Natriumbenzoat).

Wirkung, dosisabhängige: Begriff, der die quantitativen Aspekte von Pharmakawirkungen charakterisiert und besagt, daß bei reversibel wirkenden Pharmaka die Wirkungsintensität eine Funktion der applizierten Dosis bzw. der Pharmakonkonzentration am Wirkort ist. Die Dosisabhängigkeit kann hinsichtlich eines bei einem individuellen Versuchsobjekt ausgelösten Effektes demnach in einer mit der Pharmakondosis bzw. -konzentration zunehmenden Intensität dieses Effektes zum Ausdruck kommen, z.B. in einer dosisabhängigen Veränderung des Blutdruckes, d.h. der Veränderung einer meßbaren Größe, die bis zu einem Maximum gehen kann. Bei einem Kollektiv von Individuen wird die Dosisabhängigkeit durch die Häufigkeit des durch das Pharmakon bewirkten Ereignisses charakterisiert. Bedingt durch die → biologische Variabilität tritt, beginnend mit einer Schwellendosis, der Effekt zunächst bei Einzelindividuen und mit steigender Dosis bei einem zunehmend größer werdenden Prozentsatz der Population auf, bis schließlich sämtliche Individuen reagiert haben (→ Dosis-Wirkungskurve). Dosis-Wirkungsbeziehungen haben insofern auch einen qualitativen Aspekt, als in Abhängigkeit von der Dosierung unterschiedliche Wirkungskomponenten des Pharmakons aufeinanderfolgen können, bei den Barbituraten z.B. mit steigender Dosis die Komponenten: sedativ, hypnotisch, narkotisch, toxisch, letal.

Wirkung, pharmakologische: die durch ein → Pharmakon ausgelösten Veränderungen eines biologischen Systems; unter therapeutischen Gesichtspunkten das Auftreten oder die Änderung klinischer Symptome. Art und Ausmaß der unter dem Einfluß eines Pharmakons auftretenden Wirkungen werden sowohl von quantitativen (→ Dosisabhängigkeit) als auch von qualitativen (→ Strukturabhängigkeit) stofflichen Faktoren sowie vom Ausgangszustand des Organismus bzw. den Eigenschaften des jeweiligen Reaktionspartners (Rezeptor) im Organismus bestimmt.

Wirkungsdauer: ist bei reversibel wirksamen Pharmaka abhängig von einer effektiven Mindestkonzentration am Wirkort bzw. von der hiermit meist korrespondierenden effektiven Mindestkonzentration im Blut, d.h., daß im Verteilungsgleichgewicht der effektiven Konzentration am Wirkort

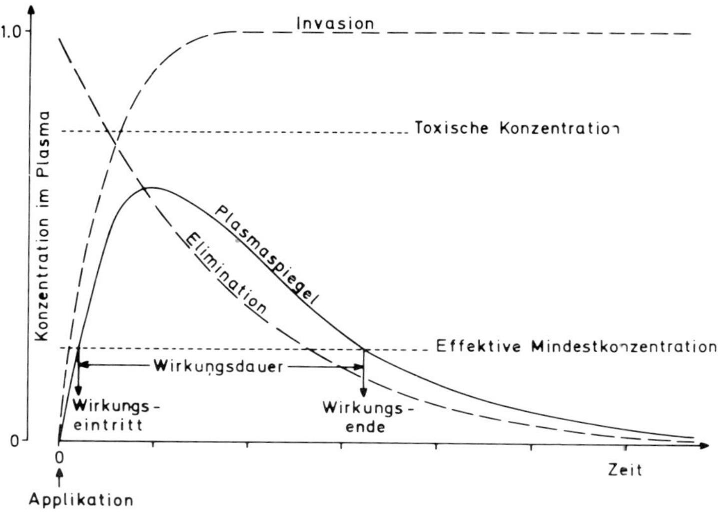

Wirkungsdauer: Die Dauer der Wirkung von Pharmaka steht in Korrelation zu deren Konzentration im Plasma. Sie beginnt, wenn der Plasmaspiegel eine effektive Mindestkonzentration überschreitet, sie ist in der Regel beendet, wenn er diese unterschreitet.

in der Regel eine definierte Blutkonzentration entspricht. Die Wirkung tritt ein bei Erreichen, sie verschwindet bei Unterschreiten der Schwellenkonzentration im Blut. Der Teil der Plasmakonzentrationskurve, der über dem minimal effektiven Plasmaspiegel liegt, ist demnach ein Maß für die Stärke und Dauer der Wirkung. Wirkungsdauer und -intensität werden bestimmt von der verabreichten Dosis, von der Invasions- und Evasionskonstante bzw. Halbwertszeit des Stoffes, von all jenen Faktoren, die diese beeinflussen können, z. B. Stoff-Faktoren (Löslichkeitseigenschaften, chemische Zustandsform usw.), Formulierungsfaktoren (pharmazeutische Formgebung, Adjuvantien usw.), körpereigene Faktoren (Alter, genetische Abweichungen, pathologische Zustände der Resorptions- oder Eliminationsorgane usw.). Eine → Wirkungsverlängerung durch Dosiserhöhung ist nur bis zu einem gewissen Grad möglich, da dies auch eine Anhebung der maximalen Plasmakonzentration bedingt, was je nach Sachlage mit einer Zunahme der Wirkungsintensität oder Überschreiten des toxischen Plasmaniveaus verbunden sein kann.

Wirkungsbestimmende Eigenschaften: die für die Auslösung spezifischer oder unspezifischer Pharmakawirkungen verantwortlichen Stoffeigenschaften.

Strukturunspezifische Pharmaka entfalten ihre Effekte überwiegend aufgrund ihrer physikalisch-chemischen Eigenschaften. Sie sind erst in relativ hohen Dosen bzw. Konzentrationen wirksam, üben trotz unterschiedlicher Struktur häufig ähnliche biologische Wirkungen aus, die sich an einfachen (Einzellern) und komplexen Organismen in ähnlicher Weise (häufig als Schadwirkung) äußern. Es handelt sich meist um kleinmolekulare Verbindungen, bei denen leichte Modifikationen der chemischen Struktur kaum zu Veränderungen der biologischen Wirkung führen.
Die Wirkung strukturspezifischer Pharmaka wird dagegen durch deren dreidimensionale Struktur bestimmt, die derjenigen ihres biologischen Reaktionspartners komplementär sein muß. Dementsprechend kommt vor allem der Größe, Form und stereochemischen Anordnung des Moleküls, der Verteilung funktioneller Gruppen, der chemischen Reaktions- bzw. Bindungsfähigkeit Bedeutung zu. Daneben spielen physikalisch-chemische Eigenschaften wie Säure-Basen-Charakter, Löslichkeit, Lipid/Wasser-Verteilungskoeffizient, Dissoziationsgrad, Oberflächenaktivität eine Rolle, indem sie direkt auf die Pharmakon-Rezeptor-Wechselbeziehungen Einfluß ausüben oder indirekt über die pharmakokinetischen Prozesse die Wirkungsvoraussetzungen mitbestimmen. Strukturspezifische Pharmaka wirken in der Regel in wesentlich niedrigeren Konzentrationen als strukturunspezifische Stoffe. Entsprechend der Strukturabhängigkeit ihrer Wirkung kann diese bereits durch leichte Strukturmodifikationen verändert werden.

Wirkungsstärke (engl. potency): Relation zwischen den äquieffektiven Dosen eines Pharmakons und einer Bezugsverbindung (Standardpharmakon).

Wirkung, Strukturabhängigkeit: besagt, daß spezifische Wirkungen von Pharmaka durch deren → chemische Struktur bestimmt werden; Struktur von Pharmakon und biologischem Reaktionspartner (→ Rezeptor) müssen in enger Beziehung zueinander stehen, wenn über den Rezeptor eine strukturspezifische Wirkung ausgelöst werden soll (→ Affinität, → Wirkaktivität). Bedeutungsvoll sind vor allem Größe, Form und stereochemischer Aufbau des Moleküls sowie die Verteilung funktioneller Gruppen. So können z.B. bestimmten Ringsystemen spezielle biologische Wirkungen zugeordnet werden; Isomere (→ Isomerie) einer Verbindung können erhebliche Wirkungsunterschiede aufweisen; durch Anlagerung oder Entfernung von Substituenten kann die Wirkung beträchtlich modifiziert werden (→ Substitutionsgrad).

Wirkungsverlängerung: Verlängerung der → Wirkungsdauer eines Pharmakons; kann bei einmaliger Gabe insbesondere durch folgende Maßnahmen erreicht werden:
1. Bis zu einem gewissen Grad durch Dosiserhöhung; da hierdurch auch das

Maximum der Plasmakonzentration des Stoffes angehoben wird, setzt der toxische Spiegel diesem Vorgehen Grenzen.

2. Verzögerung der Eliminationsgeschwindigkeit (Eliminationsdepot), was ebenfalls mit einem (begrenzten) Anstieg des maximalen Plasmaspiegels einhergeht. Eine Verlängerung der Eliminationshalbwertzeit kann bewirkt werden durch geeignete Modifikation der chemischen Struktur mit konsekutiv verlangsamter metabolischer Inaktivierung (z.B. Procain/Tetracain; Hydrolyserate 4:1), Verzögerung der metabolischen Inaktivierung (z.B. durch Enzyminhibitoren) oder Reduktion der Exkretion (z.B. durch Beeinflussung der aktiven tubulären Sekretion oder der passiven tubulären Rückresorption in der Niere).
3. Verzögerung der Invasionsgeschwindigkeit (Resorptionsdepot), die in der Regel allerdings eine Dosiserhöhung verlangt. Dieser Effekt kann vor allem durch entsprechende pharmazeutische Zubereitungsformen (→ Depotpräparate), aber auch durch Einflußnahme auf die Resorptionsvorgänge selbst (z.B. über die Durchblutungsgröße des Resorptionsareals), erzielt werden.

Wirkung, unerwünschte: zunehmend an Stelle seines Synonyms → Nebenwirkung gebrauchter Ausdruck.

W/O: Wasser-in-Öl- → Emulsionen, z.B. Butter. Gegensatz → O/W = Öl-in-Wasser-Emulsionen, z.B. Rahm. → Emulgatoren.

X

Xenobiotica: Bezeichnung für körperfremde Stoffe aller Art sowie für endogene Stoffe in nicht-physiologischen Dosen.

Z

Zeitkonstante: Parameter, der die Rate des Pharmakontransfers von einem in ein anderees → Kompartiment in Zeiteinheiten charakterisiert, z.B. die Zeitkonstanten für die Elimination, Verteilung usw. Die Zeitkonstante steht in reziprokem Verhältnis zur Geschwindigkeitskonstante.

Zeit-Konzentrationskurve: Zeitverlaufskurve der Konzentration eines applizierten Pharmakons in einem Körperkompartiment, in der Regel auf die Blut- bzw. Plasmakonzentration bezogen. Der Verlauf der Zeit-Konzentrationskurve eines Stoffes steht in Beziehung zu Wirkungseintritt, Wirkungsdauer und Wirkungsintensität. Die Zeit-Konzentrationskurve ihrerseits kann von allen Komponenten des → ADME-Systems mitbestimmt werden, d.h. von der Freisetzung des Wirkstoffes aus der pharmazeutischen Zubereitungsform, der Resorption, Verteilung, Metabolisierung und Exkretion. Unter pathologischen Bedingungen kann es infolge von Abweichungen dieser Faktoren von der Norm zu Veränderungen des Verlaufs von Zeit-Konzentrationskurven kommen.
In der Mathematik wird sie als → Konzentrations-Zeitkurve bezeichnet.

Zeit-Wirkungskurve: charakterisiert den zeitlichen Verlauf der Wirkung nach einmaliger bzw. wiederholter Applikation einer definierten Dosis eines Pharmakons. Die Zeit-Wirkungskurve ist eine Resultante des Zusammenspiels zwischen Applikationsmodus, bzw. Applikationshäufigkeit, Resorptions-, Verteilungs- und Eliminationsprozessen, sowie Empfindlichkeit des Zielorgans. Zeit-Wirkungskurven stehen dementsprechend in enger Korrelation zu Konzentrations-Wirkungskurven.

Zellmembran: (Plasmamembran, Plasmalemm), 7–10 nm dicke Grenzschicht zwischen Zellraum und extracellulärem Milieu, die zahlreiche physiologische Funktionen ausübt. Sie dient manchen Pharmaka als Angriffs- bzw. Wirkort (z.B. Lokalanästhetica) und spielt eine entscheidende Rolle bei der Regulation des Ein- und Austritts von Stoffen in den bzw. aus dem Mikro- oder Makroorganismus. Hinsichtlich der Fremdstoffpassage kann die Zellmembran ein entscheidendes Permeationshindernis (biologische → Barrieren) darstellen; andererseits kann sie Sitz spezifischer Transportmechanismen sein und somit spezielle Transportleistungen erbringen.
Es existieren zahlreiche Modellvorstellungen zur Membranmorphologie (vgl. → Einheitsmembran, → Lipidmembran, → Membranen, künstliche), doch kann die molekulare Struktur der Zellmembran keineswegs als definitiv geklärt gelten. Gegenwärtig stehen statt des Konzeptes der Einheitsmembran bzw. der Lipid-Porenmembran, Mosaik-Membranmodelle bzw. Flüssig-Mosaik-Membranmodelle im Mittelpunkt der Diskussion. Auch bei diesen Membranmodellen spielen Lipdschichten eine tragende Rolle. Die Lipidschichten werden von Proteinen und anderen nicht lipiden Bestandteilen begrenzt bzw. partiell oder in ihrer vollen Dicke durchsetzt. Den Lipid- wie auch den Nicht-Lipid-Bestandteilen der Membran wird ein erhebliches Maß an Dynamik zugesprochen.
Der Membran im engeren Sinne können an ihrer Außenseite Glycoproteine, Glycolipide und andere polysaccharidhaltige Moleküle aufgelagert sein. Während die Lipidschicht das Substrat für die Permeation lipophiler Stoffe

darstellt, sollen die sie durchsetzenden Proteinpartikel das strukturelle Substrat für hydrophile → Poren bilden sowie Sitz der → Carrier sein. Mit Hilfe derartiger Membranmodelle lassen sich die wichtigsten Mechanismen der Permeation von Pharmaka durch Zellmembranen (→ Membrandiffusion → Diffusion und → Filtration durch Poren, → Carriertransport) theoretisch erklären.

Zerfall: → Desintegration.

Zielgröße: → zufällige Variable. Der bei einer Untersuchung interessierende Parameter, z. B. Körpergröße, Reinheit eines Produkts, Wirksamkeit eines Medikamentes, usw.

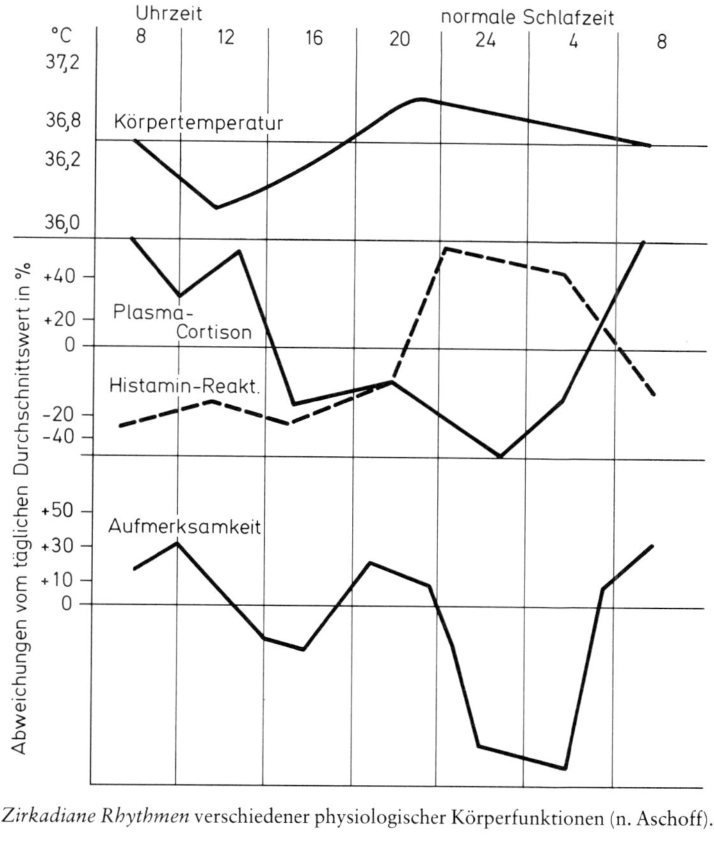

Zirkadiane Rhythmen verschiedener physiologischer Körperfunktionen (n. Aschoff).

Zirkadiane Rhythmen: Zyklische Variationen physiologischer Körperaktivitäten. Im engeren Sinne alle physiologischen Veränderungen, welche innerhalb eines 24-Stunden-Turnus auftreten, z.B. morgendliche Cortisolsekretionsmaxima, Tag-Nacht-Schwankungen des Blutdruckes und der Pulsfrequenz etc. Diese Variationen sind gegebenenfalls sowohl bei der Erstellung der Basisdiagnostik (z.B. Differenzen der morgendlichen und abendlichen Blutdruckwerte bei Hypertonikern) als auch bei der Therapie zu berücksichtigen. So empfiehlt sich z.B. die systemische Verabreichung von Glukokortikoiden während der Cortisolsekretionsmaxima zwischen 6^{00} und 8^{00} morgens, da während dieses Zeitraumes der Einfluß eines negativen feedbacks auf die endogene Cortisolproduktion am geringsten ist.
Eine physiologische Variation im größeren Zeitintervall ist der Menstruationszyklus mit sequentiell unterschiedlicher Östrogen/Gestagenaktivität und conkomitanter Änderung der Basistemperatur. Dieser zyklischen Rhythmik sind z.B. verschiedene Antikonzeptiva, die sogenannten Sequentialpräparate, mit unterschiedlichem Östrogen/Gestagen-Verhältnis angepaßt.

Zufällige Anordnung: Beispiele: Die Reihenfolge der Ergebniswerte bei Versuchen ist zufällig angeordnet oder bei Versuchsplanungen wird die Wahl der Probanden (aus derselben Grundgesamtheit) zu den einzelnen → Stichproben durch → Randomisierung bestimmt.

Zufall: Alles, was sich außerhalb einer bestimmten oder jeder erkennbaren Gesetzmäßigkeit ereignet (Wahrscheinlichkeit).

Zufallsexperiment: Beliebig oft wiederholbarer → Versuch, bei welchem das Ergebnis einer konkreten Wiederholung nicht sicher vorhergesagt werden kann, dessen verschiedenen Ergebnissen aber Wahrscheinlichkeiten zugeordnet werden können.

Zufallszahlen: (engl. random numbers), → zufällig angeordnete Zahlenwerte. Groß- und auch Klein-(Tisch)rechenanlagen haben Zufallsgeneratoren vorprogrammiert, so daß mit einer einfachen Rechenanweisung automatisch zufällig verteilte Zahlen (i.a. auf den Bereich zwischen Null und Eins normiert) erhalten werden können. Beispiele für Zufallszahlen stellen auf wissenschaftlichem Sektor die Reihenfolge von Versuchsergebnissen dar oder allgemein Lotterieverfahren.

Zulassungsverfahren: Prüfungsverfahren des → BGA nach einem formalen Antrag des Arzneimittelherstellers zur öffentlichen Ausbietung einer Arzneimittelspezialität. Der Antrag des Herstellers beinhaltet allgemein den Nachweis der → Wirksamkeit und → Unbedenklichkeit und besteht aus

Angaben zur Zusammensetzung, Indikation, Dosierung, Art der Anwendung, Packungsgrößen, → Nebenwirkungen, → Interaktionen, → Kontraindikationen, → Rezeptur und Herstellungsverfahren, analytischer Prüfung einschließlich Kontrollverfahren und Haltbarkeitsdaten (→ Stabilitätsprüfung), Art, Umfang und Ergebnissen der pharmakologisch-toxikologischen und → klinischen Prüfung sowie letztlich dem Nachweis zur Berechtigung der Herstellung.

Zus.: → Zusammensetzung.

Zwei-Kompartiment-Modell: → Kompartiment-Modell, das zur Beschreibung der Konzentrationsverhältnisse eines Pharmakons in einem biologischen System von zwei Verteilungsräumen ausgeht. Die schematische Beschreibung ist:

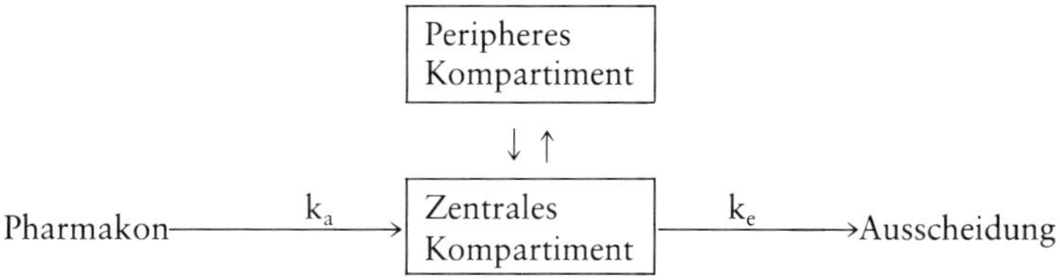

Dabei wird ein wechselseitiger Austausch von Substanzmenge zwischen zentralem und peripherem → Kompartiment berücksichtigt. Die pharmakokinetischen Parameter α und β sind → Hybridkonstanten und beinhalten bei ausführlicher mathematischer Darstellung die Geschwindigkeitskonstanten der → Verteilung und der → Elimination. Für die intravasale Applikation lautet die Beziehung des Wirkstoffkonzentrations-Zeit-Verhaltens

$$c = A\,e^{-\alpha t} + B\,e^{-\beta t},$$

wobei A und B freie Konstanten mit der Dimension einer Konzentration bezeichnen. Die Summe aus A und B entspricht der → fiktiven Anfangskonzentration. Im extravasalen Fall wird diese Beziehung noch um einen exponentiellen Term zur Beschreibung der → Invasionsphase erweitert.

$$c = A\,e^{-\alpha t} + B\,e^{-\beta t} - (A+B)\,e^{-k_a t}$$

Auch hierbei errechnet sich die fiktive Anfangskonzentration aus der Summe von A und B. k_a ist die → Invasionsgeschwindigkeitskonstante.
Beispiel: Ein Pharmakon wird aus dem Gastrointestinaltrakt in die Blutbahn aufgenommen und verteilt sich von dort in das periphere Kompartiment Fettgewebe, Zentralnervensystem usw., diffundiert zurück in die Blutbahn und wird von dort über die Niere und/oder biliär exkretiert.

Zwei-Stichproben-Test: Allgemeine Bezeichnung für ein statistisches → Testverfahren zur Beurteilung zweier Stichproben. Beispiele für Zwei-Stichproben-Tests sind bei normalverteilter Grundgesamtheit der → t-Test für den Vergleich der Mittelwerte oder der → F-Test für den Vergleich von Varianzen. Verteilungsunabhängige Tests sind der → Chi-Quadrat-Test zur Beurteilung von Verteilungsirregularitäten und der → Kolmogoroff-Smirnoff-Test für Abweichungen in der Verteilungsform, der → U-Test und der → Wilcoxon-Test für Mittelwerte, der → Vorzeichentest, die → Kontingenztafel zur Bewertung von Alternativdaten.

Zwischenmolekulare Rezeptoren: → Rezeptoren.

Literatur

Klinische Pharmakologie

AMA Drug Evaluations (2nd edition), Publ. Sciences Group Inc., Acton/Mass. USA 1973

Avery, G. S. (Ed.): Drug Treatment, Principles and Practice of Clinical Pharmacology and Therapeutics. Adis Press, Sydney 2. Aufl. 1980

Cluff, L. E., J. C. Petrie (Eds.): Clinical effects of interaction between drugs, Excerpta Medica, Amsterdam 1974

Cohen, St. N., M. F. Armstrong: Drug interactions, Williams & Wilkins Com., Baltimore 1974

Fülgraff, G., D. Palm (Herausgeber): Pharmakotherapie – Klinische Pharmakologie, 5. Aufl., G. Fischer, Stuttgart 1984

Garb, S.: Undesirable drug interaction 1974–75, Rev. Edit. Harvey Miller and Medcalfe, London 1975

Gesetz zur Neuordnung des Arzneimittelrechts v. 24. 8. 1976, Bundesgesetzblatt, Teil I, Nr. 110, ausgegeb. z. 1. 9. 1976, Bonn

Griffin, J. P., D'Arcy, P. F.: Handbuch der Arzneimittelinteraktionen, R. Oldenbourg Verlag, München/Wien, 1981

Haas, H., H. Find, G. Härtefelder: Das Placeboproblem, Fortschr. Arzneimittelforsch. 1. 297 (1959)

Hansten, P. D.: Arzneimittelinteraktionen, Hippokrates-Verlag, Stuttgart 1974

Harris, F. L., J. D. Fitzgerald (Eds.): The principles and practice of clinical trials, Livingstone, Edinburgh/London 1970

Hartshorn, E. A.: Leitfaden der Arzneimittelwechselwirkungen, Marseille, München, 1973

Hasskarl, H., H. Kleinsorge: Arzneimittelprüfung – Arzneimittelrecht, 2. Aufl., G. Fischer, Stuttgart 1979

Hoigné, R.: Arzneimittelallergien, Huber, Bern 1965

Hussar, D. A.: Drug interactions, Am. J. Pharm 145 (1973) 65

James, J. D., Braunstein, M. L., Karig, A. W., Hartshorn, E. A.: Arzneimittel-Wechselwirkungen, G. Fischer, Stuttgart 1981

Kaiser, H.: Techniken der Injektion. Selecta-Verlag, Planegg 1970

Klinger, W.: Arzneimittelnebenwirkungen, G. Fischer, Stuttgart 1971

Klinische Arzneimittelprüfung (1. Symp. f. Klinische Pharmakologie des Bundesgesundheitsamtes Berlin in Zusammenarbeit mit der Ärztekammer Berlin), von Eickstedt, K. W., F. Gross (Hrsg.): G. Fischer, Stuttgart 1975

Kuemmerle, H. P., E. R. Garret, K. H. Spitzy: Klinische Pharmakologie und Pharmakotherapie, Urban & Schwarzenberg, München 1976

Kuemmerle, H. P., N. Goossens: Klinik und Therapie der Nebenwirkungen, Thieme, Stuttgart, 3. Aufl. 1984

Kuemmerle, H. P. (Hrsg.): Methoden der Klinischen Pharmakologie. Urban & Schwarzenberg, München 1978

Kuemmerle, H. P., T. K. Shibuya, E. Kimura (Eds.): Problems of Clinical Pharmacology in Therapeutic Research: Phase I, Urban & Schwarzenberg, München/Wien/Baltimore 1977

Laurence, D. R.- Clinical pharmacology, Churchill, Edinburgh, 1973
Lewandowski, G., B. Schnieders: Grundzüge der Zulassung und Registrierung von Arzneimitteln in der Bundesrepublik Deutschland, Aesopus, München 1977
Martini, P., G. Oberhoffer, E. Welte: Methodenlehre der therapeutisch-klinischen Forschung, Springer, Berlin/Heidelberg/New York, 4. Aufl. 1968
Morselli, P. L., S. N. Cohen, S. Garattini (Eds.): Drug interactions, North-Holland Publ., Amsterdam 1974
Pharma Kodex: Gesetze, Richtlinien, Empfehlungen, Herausgegeben vom Bundesverband der Pharmazeutischen Industrie, Frankfurt a. M. 1973
Pietsch, P.: Pathologie und Klinik medikamentöser Schäden des Verdauungskanals, VEB Fischer, Jena 1965
Richards, R. K.: Clinical Pharmacology, Pergamon Press, Oxford 1968
Schindel, L.: Placebo und Placebo-Effekte in Klinik und Forschung, Arzneimittelforschung (Drug Res.) 17, 892 (1967)
Swidler, G.: Handbook of drug interactions, Wiley, New York 1971
Taber, B. Z.: Proving New Drugs, Geron-X, Inc. Los Altos, Calif. 1969
Täschner, K. L.: Therapie der Drogenabhängigkeit, Kohlhammer, Stuttgart 1983
Weber, E., (Hrsg.): Taschenbuch der unerwünschten Arzneiwirkungen G. Fischer, Stuttgart 1983
Werner, M., W. Gronemeyer: Arzneimittelallergie, G. Fischer, Stuttgart 1974
WHO Technical Report Series No. 273, Expert Committee on addiction-producing drugs
WHO Technical Report Series No. 563, «Guidelines for evaluation of drugs for use in Man»

Grundlagen

Ariens, E. J. (Hrsg.): Molecular pharmacology Vol. 1/2, Acad. Press, New York 1964
Ariens, E. J., E. Mutschler, A. M. Simonis: Allgemeine Toxikologie. Thieme, Stuttgart 1978
Beyer, V. H.: Biotransformation der Arzneimittel, Wiss. Verlagsgesellschaft, Stuttgart/New York 1975
Brodie, B. B., J. R. Gillette (Eds.): Concepts in Biochemical Pharmacology, Handbuch der experimentellen Pharmakologie, Vol. XXVIII/1, 2. Springer, Berlin 1971
Gilette, J. R., J. R. Mitchell (Eds.): Concepts in Biochemical Pharmacology, Handbuch der experimentellen Pharmakologie, Vol. XXVIII/3. Springer, Berlin 1975
Goldstein, A., L. Aronow, S. M. Kalman: Principles of drug action, John Wiley, New York/London 1974
Hölzl-Wallach, D.-F., H. Fischer (Eds.): The Dynamic Structure of Cell Membranes. Springer, Berlin 1971
Karzel, K., R. K. Liedtke: Einführung in die Arzneimitteltherapie, G. Fischer, Stuttgart/New York, 2. Aufl. 1985
Korolkovas, A.: Grundlagen der molekularen Pharmakologie, Thieme, Stuttgart 1974
La Du, B. N., H.-G. Mandel, E. L. Way: Fundamentals of Drug Metabolism and Drug Disposition, The Williams and Wilkins Company, Baltimore 1971
Loewe, S.: The Problem of Synergism and Antagonism of Combined Drugs, Arzneim.-Forsch. 3, 285–290 (1953)

Loomis, T. A.: Essentials of Toxicology, Lea & Febinger, Philadelphia 1974
Membranfunktion (6. Deidesheimer Gespräch), Arzneim.-Forsch. 22, 1013–2057 (1972)
Meyer, M., Schädlich, M.: Allgemeine Anästhesie, G. Fischer, Stuttgart 1983
Paget, G. E.: Methods in Toxicology. Blackwell, Oxford 1970
Smith, R. L.: The excretory function of bile, Chapman and Hall, London 1973
Transfermechanismen (8. Deidesheimer Gespräch). Arzneimittelforschung (Drug Res.) 25 (1975) 459
Van Rossum, J. M.- Kinetics of Drug Action. Handbuch der experimentellen Pharmakologie, Vol. 47, Springer, Berlin 1977
Scheler, W.- Grundlagen der Allgemeinen Pharmakologie. 2. Aufl., G. Fischer, Stuttgart, 1980
Semenza, G., E. Carafoli (Eds.): Biochemistry of Membrane Transport. Springer, Berlin 1977
Vesell, E. S. (Ed.): Drug metabolism in man, Ann. N. Y. Acad Sci Vol. 179, 1971
Zipf, H.: Praktische Gesichtspunkte für Kombinationsversuche mit 2 Stoffen. Arzneim.-Forschung. 3, 398–403 (1953)

Biometrie/Pharmakokinetik

Armitage, P.: Sequential Medical Trials, 2nd. Edition, Blackwell, Oxford/London 1975
Campbell, R. C.: Statistische Methoden für Biologie und Medizin, Thieme, Stuttgart 1971
Cavalli-Sforza, L.: Biometrie, G. Fischer, Stuttgart, 3. Aufl. 1972
Documenta Geigy, Wissenschaftliche Tabellen 7. Aufl., Ciba-Geigy, Basel 1974
Dost, F.: Grundlagen der Pharmakokinetik, 2. Aufl., Thieme, Stuttgart 1968
Freerksen, E. (Hrsg.): Pharmakokinetik und Arzneimitteldosierung, Karger, Basel/New York 1964
Gladtke, E., H. M. von Hattingberg: Pharmakokinetik, Springer Berlin/Heidelberg/New York 1973
Glaser, E., Surmann, P.: Praktische Mathematik in der Pharmazie, G. Thieme Verlag, Stuttgart/New York (1981)
Immich, H.: Medizinische Statistik, Schattauer, Stuttgart/New York 1974
Klotz, U.: Klinische Pharmakokinetik, G. Fischer, Stuttgart, 2. Aufl. 1984
Lippert, H.: SI-Einheiten in der Medizin, Urban & Schwarzenberg, München 1976
Pharmakokinetik (5. Deidesheimer Gespräch) Arzneim.-Forsch. 21, 283–329 (1972)
Ramm, B., G. Hoffmann: Biomathematik, Enke Verlag, Stuttgart 1976
Ritschel, W. A.- Grundlagen der Pharmakokinetik, in: Kuemmerle, H. P. (Hrsg.): Methoden der klinischen Pharmakologie, p. 133–166; Urban & Schwarzenberg, München 1978
Ritschel, W. A.- Handbook of Basic Pharmacokinetics, Drug Intelligence Publications, Hamilton 1976
Sachs, L.: Angewandte Statistik, Springer-Verlag, Berlin/Heidelberg/New York, 1973
Wagner, I. G.: Fundamentals of Clincal Pharmacokinetics, Drug Intelligence Publ., Hamilton 1975
Weber, E.: Grundriß der Biologischen Statistik, 7. Aufl., Fischer, Jena 1972

Pharmazeutische Aspekte der klinischen Pharmakologie

Bioverfügbarkeit von Arzneistoffen, Schriftenreihe der Medizinisch-Pharmameztischen Studiengesellschaft e. V., Umschau-Verlag, Frankfurt a. M. 1974

Böhme, H., K. Hartke: Europäisches Arzneibuch Band I und II Kommentar, Wissenschaftl. Verlagsgesellschaft Stuttgart, Govi-Verlag GmbH, Frankfurt 1976

Böhme, H., K. Hartke: Deutsches Arzneibuch 7. Ausgabe Kommentar, Wissenschaftl. Verlagsgesellschaft Stuttgart, Govi-Verlag GmbH, Frankfurt 1969

Brodie, B. B., W. M. Heller: Bioavailability of drugs, Karger, Basel 1972

Gibaldi, M.: Introduction to Biopharmaceutics, Lea and Febinger, Philadelphia 1971

Gstirner, F.: Einführung in die Verfahrenstechnik der Arzneiformung, Wiss. Verlagsgesellschaft, Stuttgart 1972

Hagers Handbuch der Pharmazeutischen Praxis, 4. Neuausgabe, Hrsg.: P. H. List, L. Hörhammer, 7. Band, Teil B: Hilfsstoffe, Springer-Verlag, Berlin/Heidelberg/New York 1977

Lippold, B. C.: Einführung in die Biopharmazie, Deutscher Apother-Verlag, Stuttgart 1974

List, P. H.: Arzneiformenlehre, Wissenschaft. Verlagsgesellschaft Stuttgart 1980

Martin, A. N., J. Swarbrick, A. Cammarata: Physikalische Pharmazie, Wissenschaftliche Verlagsges. Stuttgart (1975)

Münzel, K.: Der Einfluß der Formgebung auf die Wirkung eines Arzneimittels. Progr. Drug Res. 10 (1966) 204

Münzel, K.: Galenische Formgebung und Arzneimittelwirkung, Progr. Drug Res. 14 (1970) 269

Notari, R. E.: Biopharmaceutics and Pharmacokinetics, An Introduction, Marcel Dekker, New York 1971

Probleme der Bioverfügbarkeit und des Wirkungsnachweises (9. Deidesheimer Gespräch), Arzneimittelforschung (Drug Res.) 26 (1976) 103

Ritschel, W. A.: Angewandte Biopharmazie, Wiss. Verlagsgesellschaft, Stuttgart 1973

Ritschel, W. A.: Grundlagen der Biopharmazie und Bioverfügbarkeit, in: H. P. Kuemmerle (Hrsg.): Methoden der klinischen Pharmakologie, p. 167–210. Urban & Schwarzenberg, München 1978

Sucker, H., P. Fuchs, P. Speiser: Pharmazeutische Technologie, Georg Thieme Verlag, Stuttgart 1978

Wagner, I. G.: Biopharmaceutics and Relevant Pharmacokinetics, Drug Intelligence Pub., Hamilton 1971

WHO Technical Report Series No. 536, «Bioavailability of Drugs: Principles and Problems»